JN234500

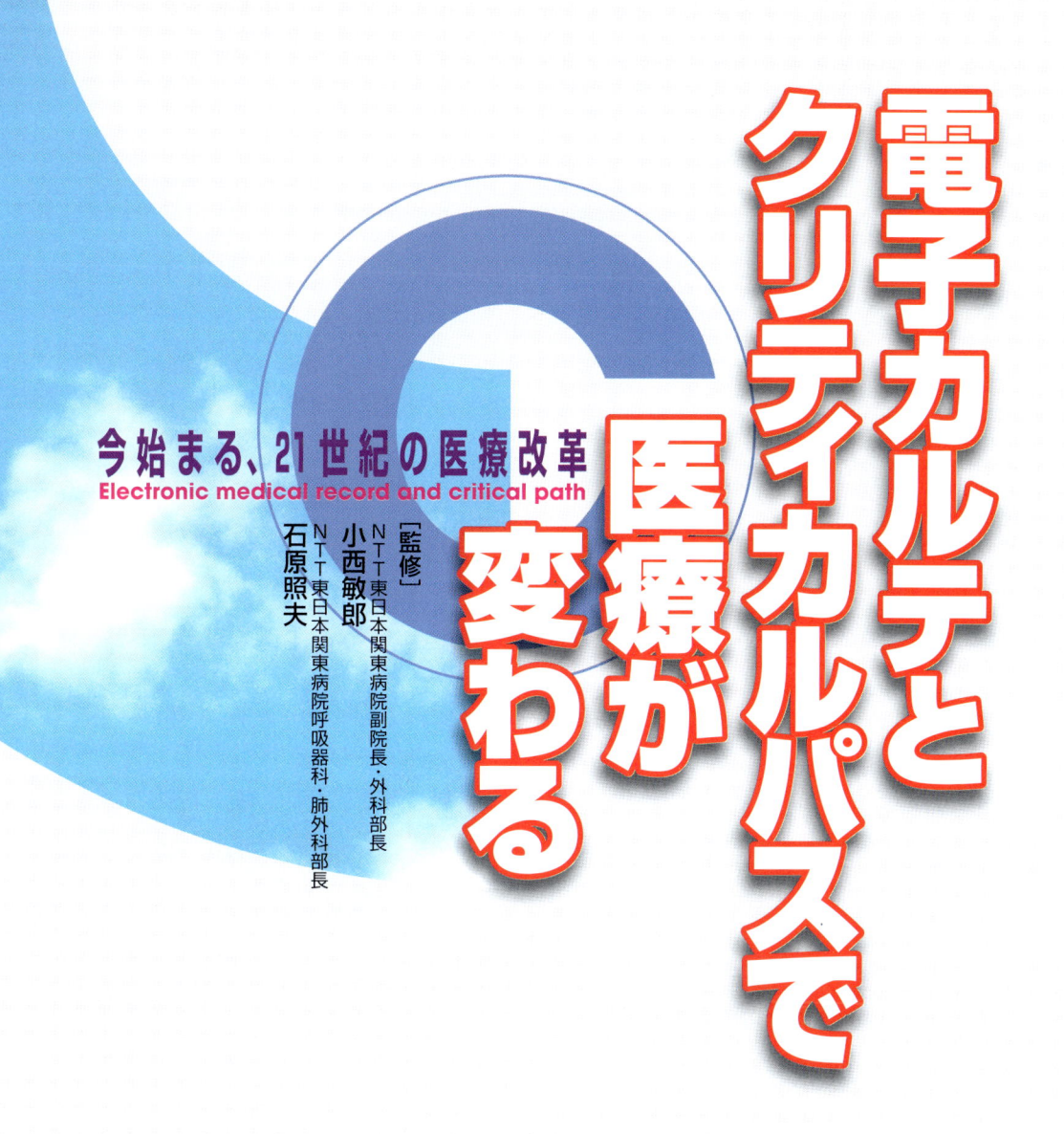

電子カルテとクリティカルパスで医療が変わる

今始まる、21世紀の医療改革
Electronic medical record and critical path

［監修］
小西敏郎　NTT東日本関東病院副院長・外科部長
石原照夫　NTT東日本関東病院呼吸器科・肺外科部長

インターメディカ

| 電子カルテとクリティカルパスで医療が変わる | Electronic medical record and critical path |

序文

NTT東日本関東病院
副院長・外科部長　小西敏郎

NTT東日本関東病院
呼吸器科・肺外科部長　石原照夫

　わが国は高齢化社会へと急速に移行しており、国民総医療費は急増している。また医療におけるリスク管理と安全対策が強く求められている。したがって、医療費の適正化や医療内容の効率化を検討することは緊急の課題となっている。このような背景から、電子カルテとクリティカルパスの果たす役割は今後ますます大きくなると思われる。

　厚生労働省は、2006年までに400床以上の病院の60％の施設に電子カルテ（Electronic Medical Record：EMR）を導入する方針であり、現在わが国で電子カルテは急速に注目されつつある。しかし一般には、電子カルテによる診療では医師がキーボード操作にとらわれてモニター画面ばかりみてしまうので、患者を丹念に診察できなくなり、医師と患者間で人間関係不在の医療になると危惧する声が多いようである。

　2000年12月に「世界に冠たるマルチメディア病院」を目指して電子カルテシステムを導入し、新病院をオープンしたNTT東日本関東病院（旧名　関東逓信病院）では、従来の紙カルテとレントゲンフィルムをまったく使用しないペーパーレス・フィルムレスの新システムKHIS-21（**K**anto Medical Center **H**ospital **I**nformation **S**ystem 21世紀）による診療が始まった。

　私どもの経験では、電子カルテにより明らかに診療が迅速となり、医療効率も向上した。抗癌剤治療でも複雑な多剤併用療法も、きわめて短時間の操作で、書き間違いや読み間違いのない正しい薬剤名で、正確な投与量や投与法・投与間隔の

指示となって瞬時に薬剤部に伝えられる。電子カルテシステムは、リスク管理上きわめて優れているといえる。改ざんすることがまったく不可能なカルテ内容をモニター画面でリアルタイムに患者に紹介でき、またカルテ内容を希望に応じて随時にプリントアウトできるので、医師と患者の信頼関係はきわめて良好となる。まさに電子カルテは、21世紀に求められる患者様中心の医療体制（patient centered medicine）への変革において必要不可欠なものであるといえる。

一方、クリティカルパスにより、医療従事者の全体のチームワークが展開し、リスク管理対策、標準的治療の提供、術前・術後管理のシステム化、医療資源の節約など、質の高い医療を提供することが可能になり、患者の満足度を大きく向上することができる。まさに電子カルテとクリティカルパスは、21世紀に求められるわが国の医療の構造改革と医療者の意識変革において必要不可欠なものであるといえる。そしてこれからはクリティカルパスを組み込んだ電子カルテが普及するであろう。クリティカルパスを電子カルテに取り込むことによって、医師が指示の入力にかかる時間は大幅に短縮され、かつ正確性も増すことになる。

しかし、実際に臨床現場で使用されている電子カルテに組み込まれたパスはまだ少ない。本書には電子カルテ版クリティカルパスが詳しく紹介されているが、まだまだ改善すべき点は多い。電子カルテシステムは、21世紀の医療に求められているインフォームド・コンセントの実践や診療録開示、EBMに基づいた治療方針の策定、リスク管理の向上には欠くことのできない重要なツールである。またクリティカルパスも患者中心の医療の展開、チーム医療の推進、効率的な医療の提供、在院期間の短縮や医療費の適正化、医療資源の節約、そして質の高い医療へと発展するためには必須となっている。本書が電子カルテおよび電子カルテ版クリティカルパスの今後の普及と進歩に大きく貢献することを期待している。

平成14年10月18日

Electronic medical record and critical path

電子カルテの世界

まったく新しい医療環境が出現
NTT東日本関東病院の総合医療情報システム（KHIS-21）

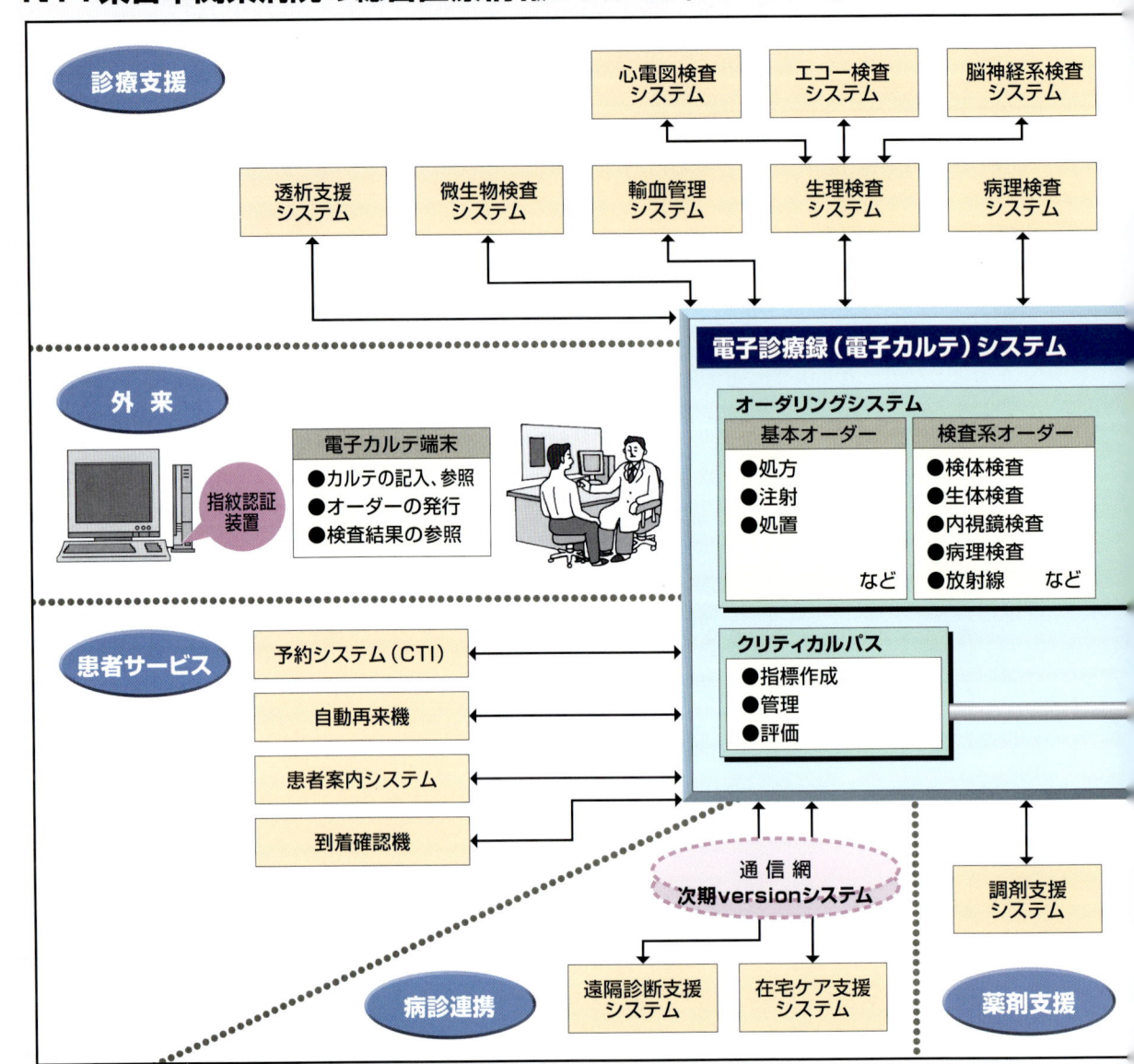

診療支援: 心電図検査システム、エコー検査システム、脳神経系検査システム、透析支援システム、微生物検査システム、輸血管理システム、生理検査システム、病理検査システム

外来: 電子カルテ端末
- カルテの記入、参照
- オーダーの発行
- 検査結果の参照

指紋認証装置

電子診療録（電子カルテ）システム

オーダリングシステム
- 基本オーダー
  - ●処方
  - ●注射
  - ●処置
  など
- 検査系オーダー
  - ●検体検査
  - ●生体検査
  - ●内視鏡検査
  - ●病理検査
  - ●放射線
  など

クリティカルパス
- ●指標作成
- ●管理
- ●評価

患者サービス: 予約システム（CTI）、自動再来機、患者案内システム、到着確認機

通信網 次期versionシステム

病診連携: 遠隔診断支援システム、在宅ケア支援システム

薬剤支援: 調剤支援システム

■中核システム+部門システムを構築

オーダリングシステム、診療録、クリティカルパスなどからなる中核システム（電子カルテシステム）を中心に、約30の部門システムからなる。高機能低価格を追求し、マルチベンダー注1)によるシステム構成になっている。指紋認証システムを採用し、PACS（Picture Archiving and Communication System：医用画像蓄積通信システム）もHIS（Hospital Information System：病院情報システム）、RIS（Radiology Information System：放射線情報管理システム）と連携させ、ほぼ完全なフィルムレス環境を実現している。

NTT東日本関東病院の総合医療情報システム

| システム構成図 |

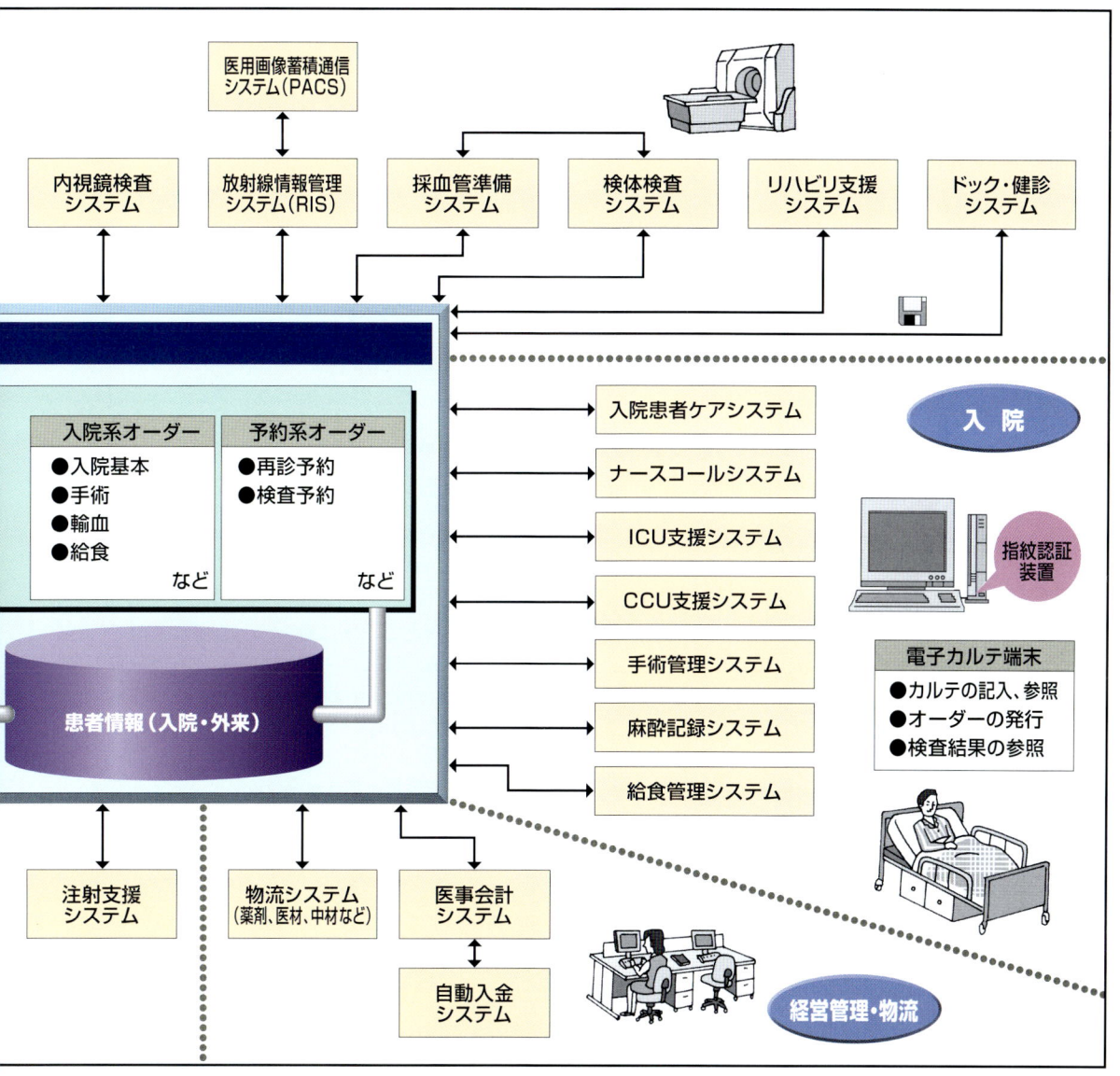

- 医用画像蓄積通信システム（PACS）
- 内視鏡検査システム
- 放射線情報管理システム（RIS）
- 採血管準備システム
- 検体検査システム
- リハビリ支援システム
- ドック・健診システム

入院系オーダー
- 入院基本
- 手術
- 輸血
- 給食
など

予約系オーダー
- 再診予約
- 検査予約
など

患者情報（入院・外来）

- 入院患者ケアシステム
- ナースコールシステム
- ICU支援システム
- CCU支援システム
- 手術管理システム
- 麻酔記録システム
- 給食管理システム

入院

指紋認証装置

電子カルテ端末
- カルテの記入、参照
- オーダーの発行
- 検査結果の参照

- 注射支援システム
- 物流システム（薬剤、医材、中材など）
- 医事会計システム
- 自動入金システム

経営管理・物流

注1）マルチベンダー：いくつかの異なる製造業者や販売納入業者による製品を用いて、情報処理システムを構築すること。

Electronic medical record and critical path
SPECIAL EDITION
電子カルテの世界

システム接続形態

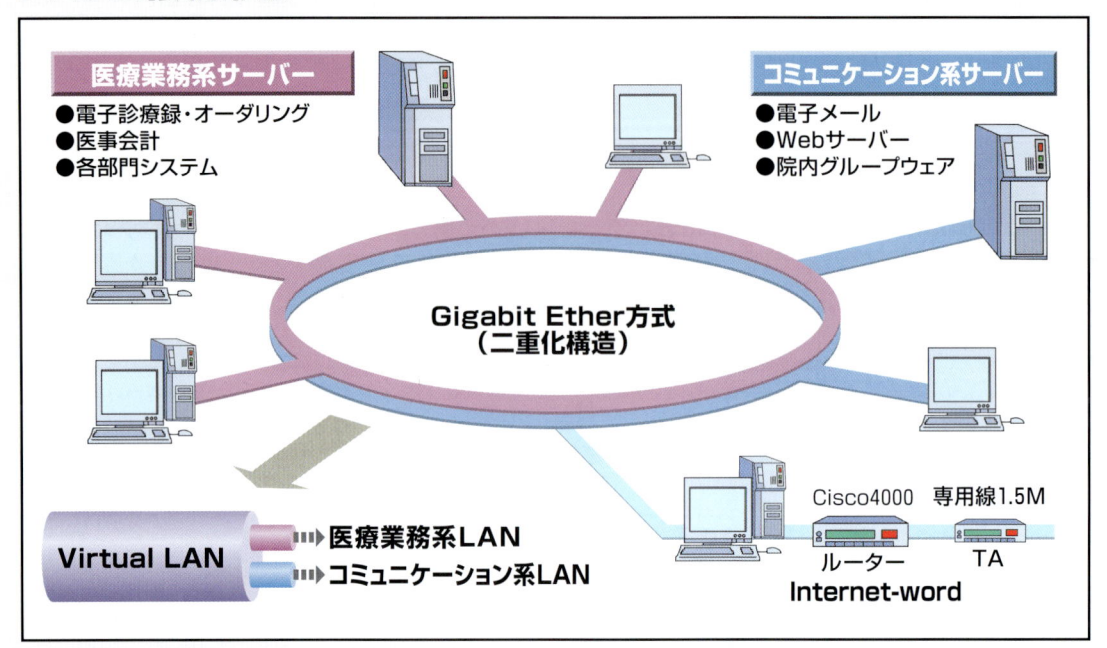

医療業務系サーバー
- 電子診療録・オーダリング
- 医事会計
- 各部門システム

コミュニケーション系サーバー
- 電子メール
- Webサーバー
- 院内グループウェア

Gigabit Ether方式（二重化構造）

Virtual LAN
▶ 医療業務系LAN
▶ コミュニケーション系LAN

Cisco4000　専用線1.5M
ルーター　TA
Internet-word

従来の紙カルテ保管状況

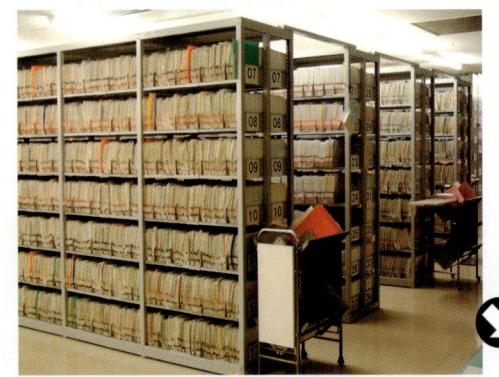

■サーバーによる保管で、省スペース
右の写真はKHIS-21の中核システムのサーバーで、バックアップのサーバーも含まれている。原本の診療録が保管されている部分は、扉の開いた機器（写真右奥）の半分にすぎない。上の写真は、従来の紙カルテ（外来カルテ）の保管状況の一部である。膨大な省スペースになっていることがわかる。

■医療業務系LANとコミュニケーション系LAN
総合医療情報システム（KHIS-21）のネットワーク（医療業務系LAN）と、院内メール・フォーラムやインターネット接続などのネットワーク（コミュニケーション系LAN）とは論理的に別構成になっている。
将来的には、医療業務系データベースと外部との間接的な接続が可能な形態を考えているが、現状では、外部からのKHIS-21データベースへのアクセスは不可能である。

電子カルテシステムのサーバー

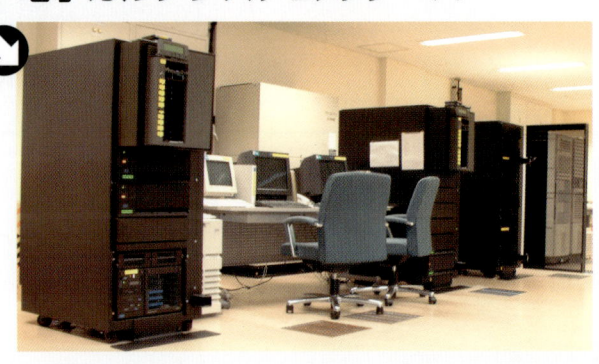

NTT東日本関東病院の総合医療情報システム

患者データをリアルタイムに共有できる
電子カルテの構造

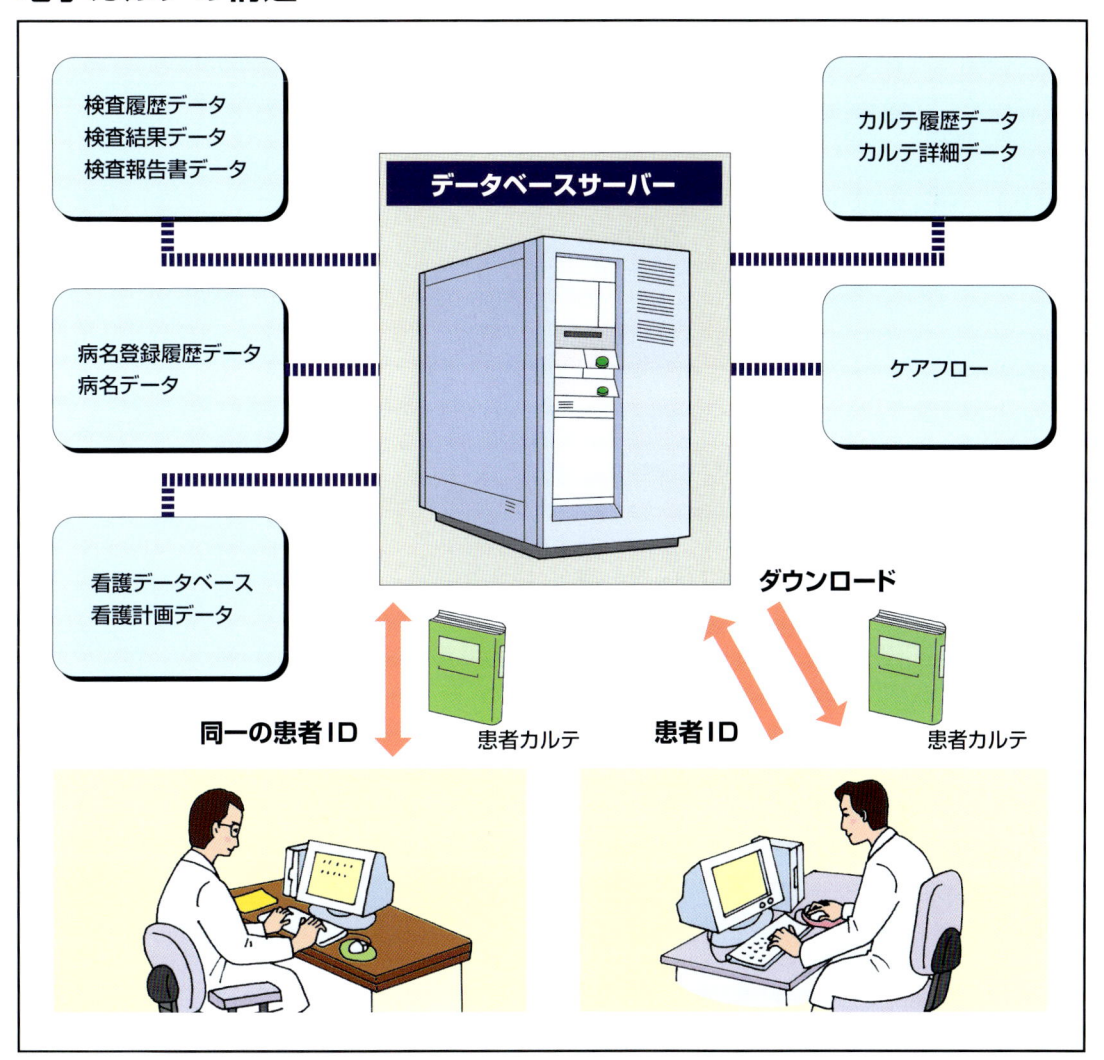

■情報はデータベースに保存
データベースサーバーには、一人の患者のデータがまとめて保存されているわけではない（1冊の患者単位の紙カルテのようには保管されていない）。
医療スタッフが患者IDをシステムに入力すると、データベースサーバーでその患者のデータが検索され、端末にダウンロードされる。ちょうど、その患者の1冊のカルテが端末に作成されると考えればよい。

■複数のスタッフが同時に情報を共有
電子カルテのアプリケーションを通してデータをみることはできるが、元のデータはサーバーに保存されている。このため、ほかの医療スタッフが同じ患者IDで検索しても、その患者のデータをサーバーからダウンロードすることができる。
各医療スタッフが、一人の患者のデータをリアルタイムに、どこにいても共有できる環境は、紙ベースのカルテでは得られない電子カルテのメリットである。

Electronic medical record and critical path

SPECIAL EDITION
電子カルテの世界

さあ、実際に電子カルテを開いてみよう

1. 初期画面が現れる

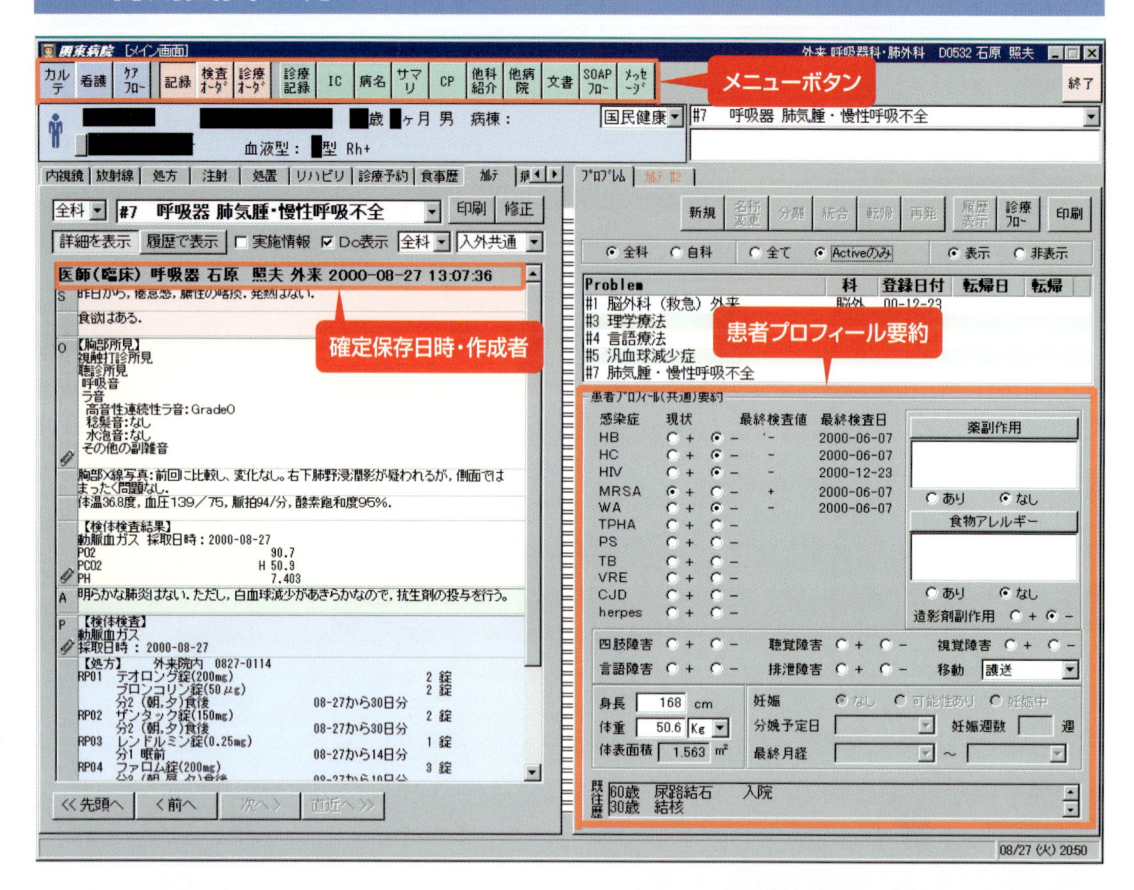

■メニューボタン

これが、患者カルテを開いたときに展開される最初の画面である。最上段にメニューボタンが配置されている。図は、青(大分類)のカルテボタンを押し、赤(中分類)のボタンのうち記録ボタンを押したときのメニューが緑のボタンで示されている。
記録で10個、検査オーダーで9個、診療オーダーで13個のメニューボタンが展開される。

■患者ID

メニューの下には患者ID、生年月日、現在の年齢、血液型が示されている。

■記録経過・プロブレムリスト・患者プロフィール

画面左半分には、直近の経過記録(ヘッダーには記録の確定保存日時・作成者名が表示される)が、右半分にはプロブレムリストと患者プロフィールの要約が示されている。
経過記録はPOMR(Problem-oriented Medical Record)に対応しているが、プロブレムを設定しなくても記録は可能である。
記録欄には、SOAPのカテゴリーのほかに、F欄(フリー)が設けてある。

2. さらに、患者情報にアクセスしてみよう

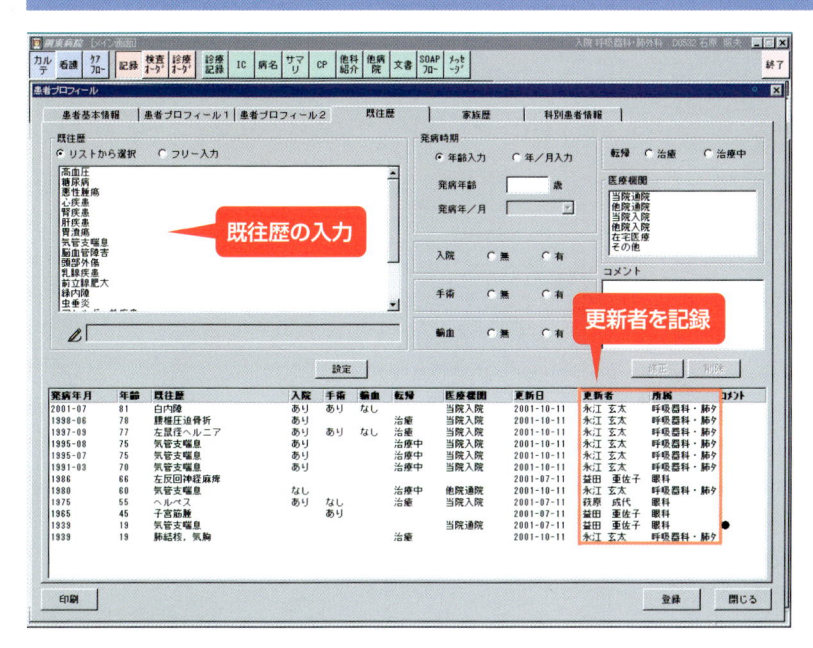

■**患者基本情報・生活歴・既往歴、etc**

メニューバーの下にある人マーク(p.8参照)をクリックすると、患者基本情報、生活歴(喫煙歴、飲酒歴、職業歴など)、既往歴、家族歴、科別患者情報をみることができる。
図は既往歴の画面であるが、各科共通で担当医師や看護師が入力・修正できる。

3. 修正が必要な場合は？

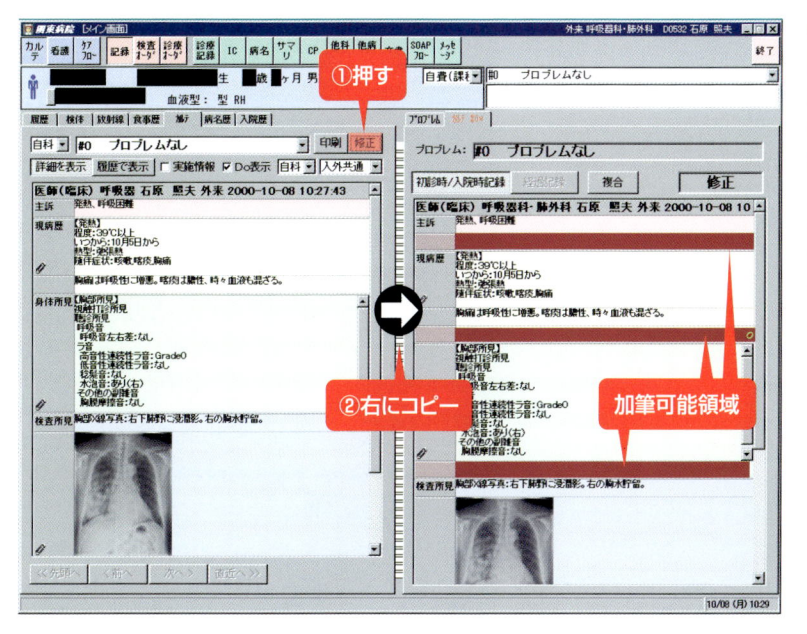

❶**修正ボタンを押し、加筆できる**

電子カルテは、いつでも修正可能である。
確定保存された経過記録の右上の修正ボタンを押すと、確定保存された記録がそのまま画面右半分にコピーされ、新たに加筆可能な領域(茶色)が追加される。

Electronic medical record and critical path
SPECIAL EDITION
電子カルテの世界

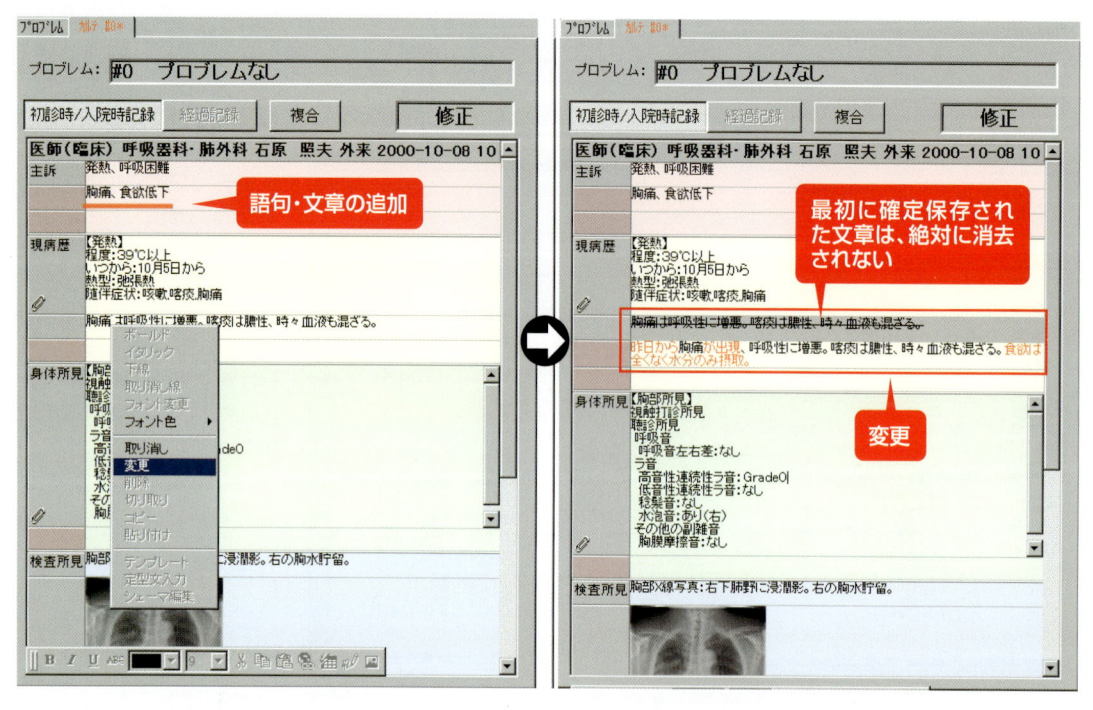

❷ 原文には棒線が引かれ、消去されない

単に語句・文章を追加する場合（図左上）は、加筆可能領域に新たに記入することができる。

確定された文章を修正したい場合は、カーソルをその文章に合わせて右クリックをすると、取り消しや変更メニューが表示される。

取り消しを選択すると、原文に横棒線が引かれる。変更を選択すると図右上のように原文に棒線が引かれ、かつ加筆可能領域に原文がコピーされ、原文を編集することができる。最初に確定保存された文章は、絶対に消去されることはなく、棒線が引かれ、判読可能な状態になっている。

❸ 更新履歴が残される

修正・確定保存された経過記録は、図のように示される。最初に確定保存された日時と作成者名はヘッダーに示される。
変更された部分にカーソルを合わせると、ウィンドウが開き、修正された日時と修正者名が表示される。

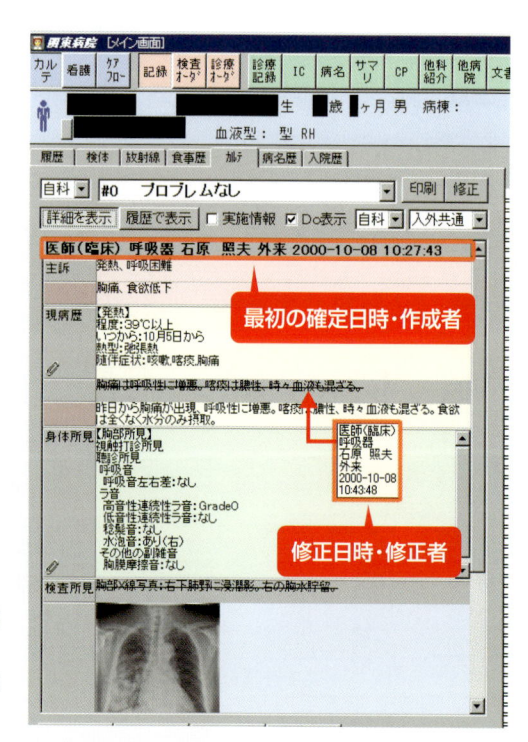

4. 手術記録を開いてみよう

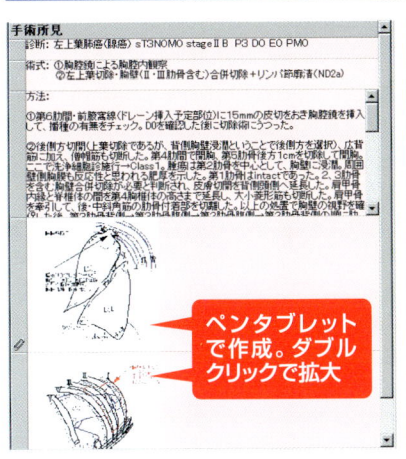

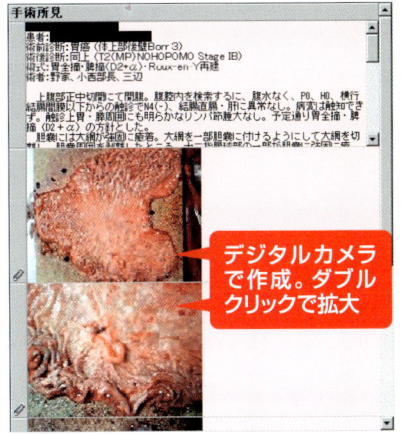

■図や写真も記録できる

手術記録の図は、ペンタブレット（図左）やデジタルカメラ（図右）で作成されている。この画面の図・写真の部分をダブルクリックすると拡大され、明瞭にみることができる。

ペンタブレットで作成。ダブルクリックで拡大

デジタルカメラで作成。ダブルクリックで拡大

5. 検体検査にアクセスしよう

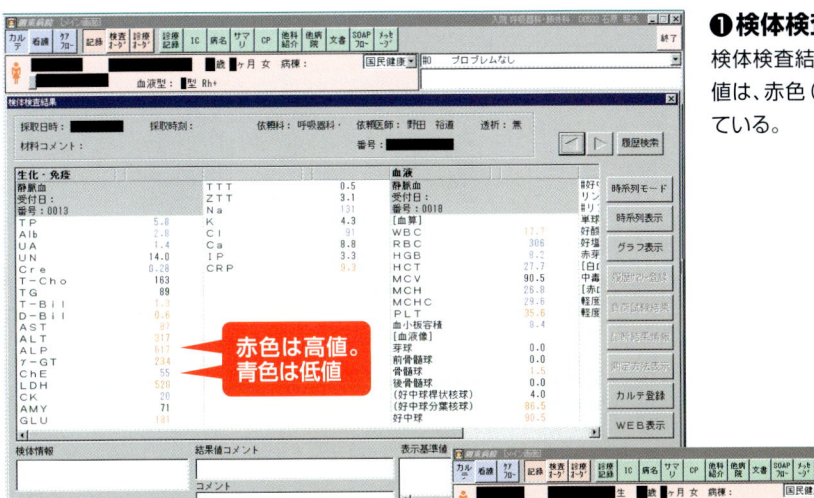

❶検体検査の結果をみる

検体検査結果の一例である。基準値外の値は、赤色（高値）・青色（低値）で示されている。

赤色は高値。青色は低値

❷検体検査の結果を時系列に表示する

検査結果の画面（図上）から検査項目を選択して、時系列に表示させることができる。
検査結果・時系列表示結果とともに正常値まで簡単に印刷でき、患者さんに手渡すことができる。

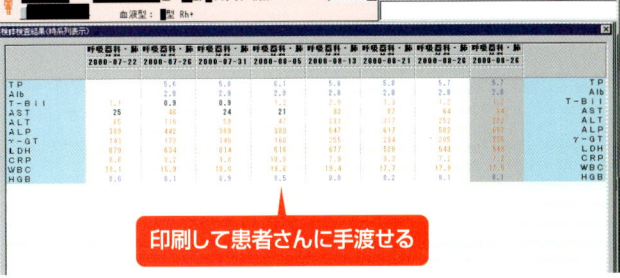

印刷して患者さんに手渡せる

6. 放射線検査の読影報告

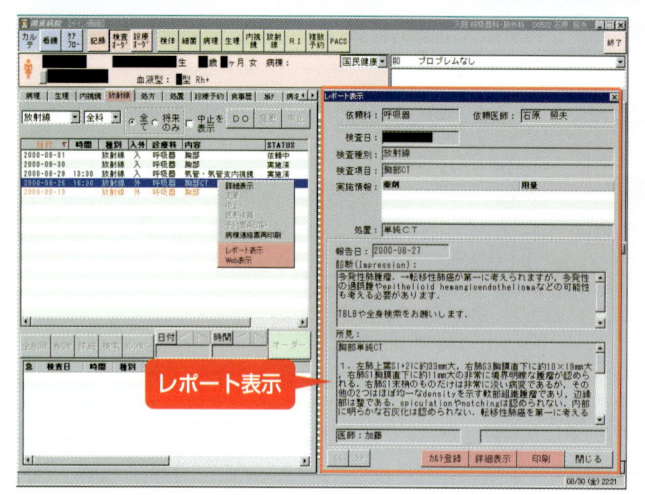

■レポート表示・Web表示

放射線検査オーダー履歴画面で、STATUSが報告済になっているものにカーソルを合わせて右クリックをすると、読影結果の表示法として、レポート表示（図右側赤枠内）とWeb表示（図左下、図右下）とが示される。

Web表示は従来の紙の報告書のイメージで作成されたもので、読影医師は診断上キーとなる画像を貼付することができる。Web表示は、インターネットブラウザ（Internet Explorer）を用いて閲覧する。

病理検査報告書、生理検査報告書、内視鏡検査報告書も同様の二つの表示法でみることができる。

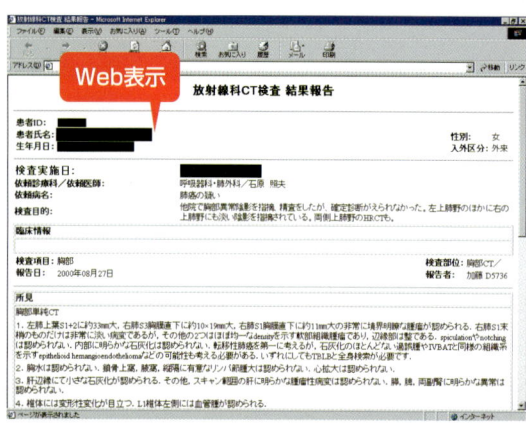

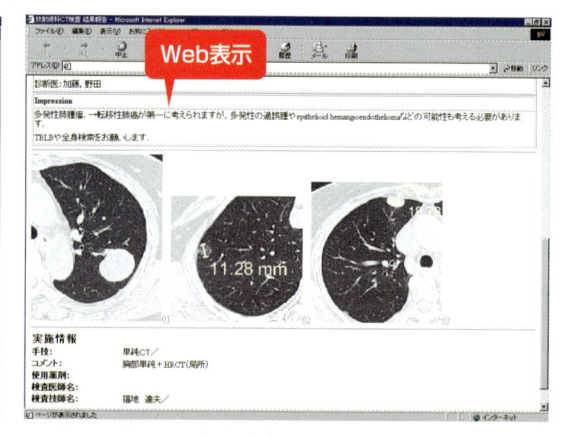

7. 病理検査報告

■写真は拡大できる

病理検査報告書のWeb表示である。写真をダブルクリックすると、拡大してみることができる。

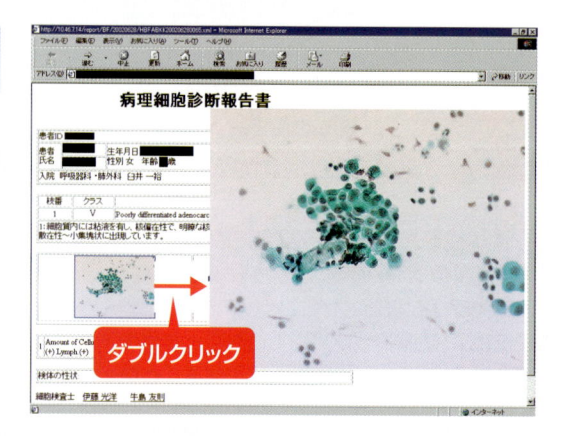

8. 新着情報が表示される

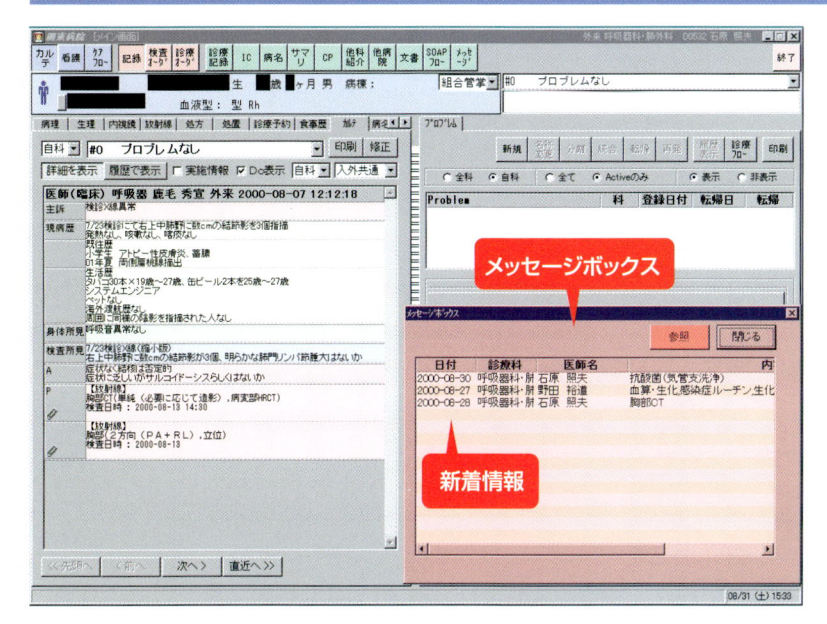

■メッセージボックス

カルテを開くと、その患者の新着情報（検査結果、検査報告書、紹介状など）がメッセージボックスに表示される。

表示された項目を選択して参照ボタンを押すと、内容をみることができる。

結果が判明ししだい、迅速・確実に担当医師らに情報伝達をするための工夫である。

9. 入院患者ケアシステム

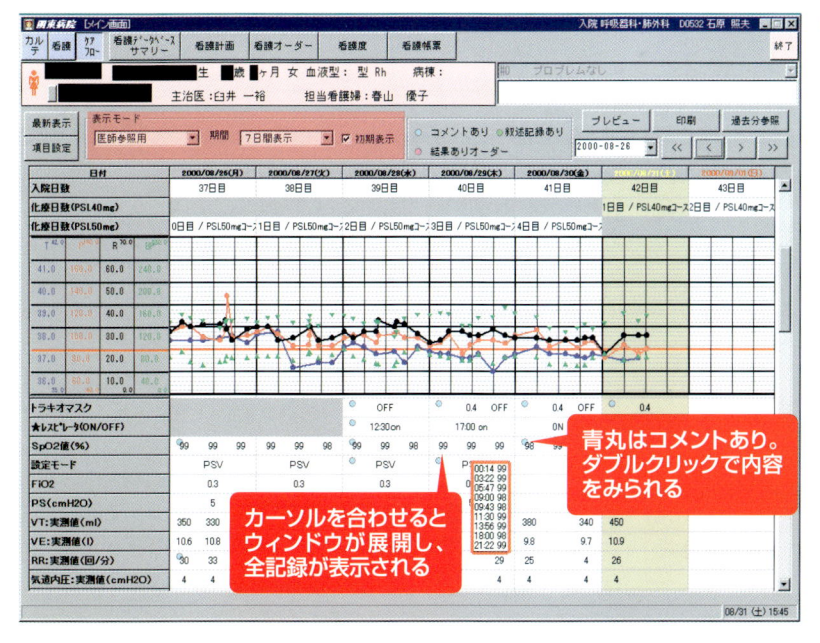

❶ケアフロー画面

入院患者ケアシステム（看護支援システム）の中心となる画面で、従来の温度板のイメージに相当する。

表示モードに全体表示、医師指示項目、医師参照用、看護側経過記録、検査結果があり、職種によって初期表示画面が設定されている。期間は7日間、24時間、12時間表示がある。7日間表示では画面に3時点の記録しか表示されないが、カーソルを項目に合わせると、ウィンドウ（赤枠）が開いて全記録をみることができる。

青丸はコメントがあることを示し、ダブルクリックで内容が表示される。

Electronic medical record and critical path
SPECIAL EDITION 電子カルテの世界

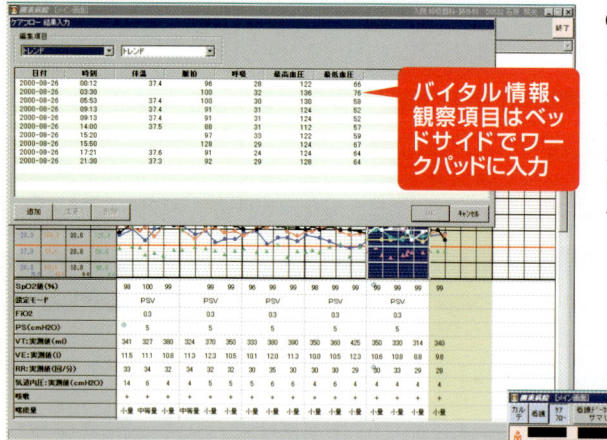

❷バイタルサインの全記録を表示

バイタルサインのエリアをダブルクリックすると、ウィンドウが開いてすべての記録を文字情報としてみることができる。
バイタル情報・観察項目はベッドサイドでワークパッドに入力し、スタッフステーション（ナースステーション）でアップロードしている。

❸検査結果をみる

検体検査の結果は、項目を選択してケアフローの画面に直接表示させることができる。また、検体検査の欄の赤丸は結果が判明していることを示している。右クリックをして結果表示を選択すると、検体検査結果の画面（p.11）が開き、すべての結果をみることができる。
細菌、病理、生理、内視鏡、放射線、RIなどの検査結果をケアフローの画面から選択して表示させることができる。ケアフローには、入院患者のケアに必要な情報がほとんどすべて表示されている。

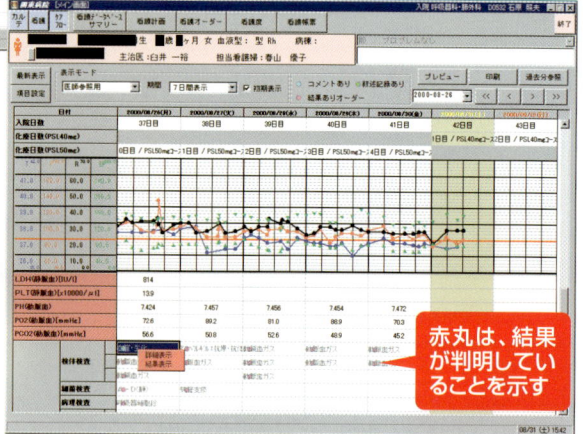

10. SOAPフローで容易に経過を把握

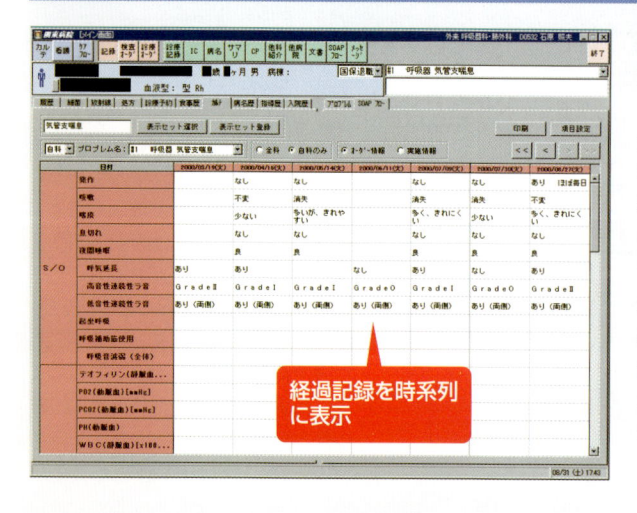

■SOAPフロー画面

経過記録を、表示項目を指定して時系列に表示させた画面である。あらかじめ疾患ごとに表示項目を登録しておく必要がある。
横軸にはほぼ4週間ごとの外来受診時の月日が表示されており、縦軸には気管支喘息のテンプレートにある項目と、病態情報として有用な検査項目が示されている。喘息の治療薬の処方量を表示させ、治療の推移をみることもできる。
紙の場合は、あらかじめこのようなフォーマットで記録してもらうしかないが、電子カルテでは表示法を変えることによって、病態の経過把握が容易にできる。

11. クリティカルパスが適用される場合

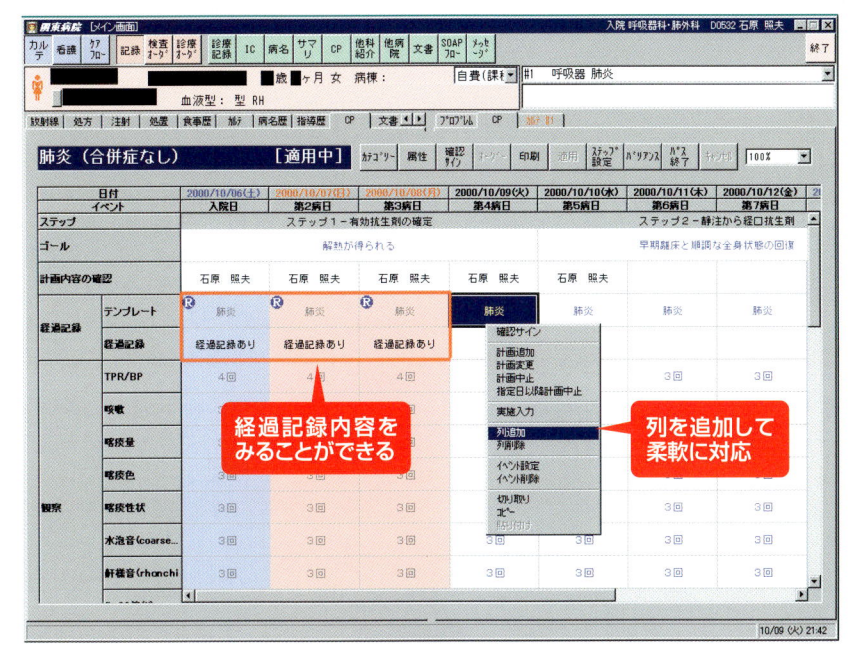

❶ 初期画面にパスチャートを表示

クリティカルパスが適用された患者のカルテを開いた時の、最初の画面である。

観察項目、検査、治療、ケアの予定が組み込まれたパスチャートが表示されている。

テンプレートによる記録や経過記録（SOAP）に記録がある場合はその旨表示され、この画面から内容をみることができる（図内赤枠）。

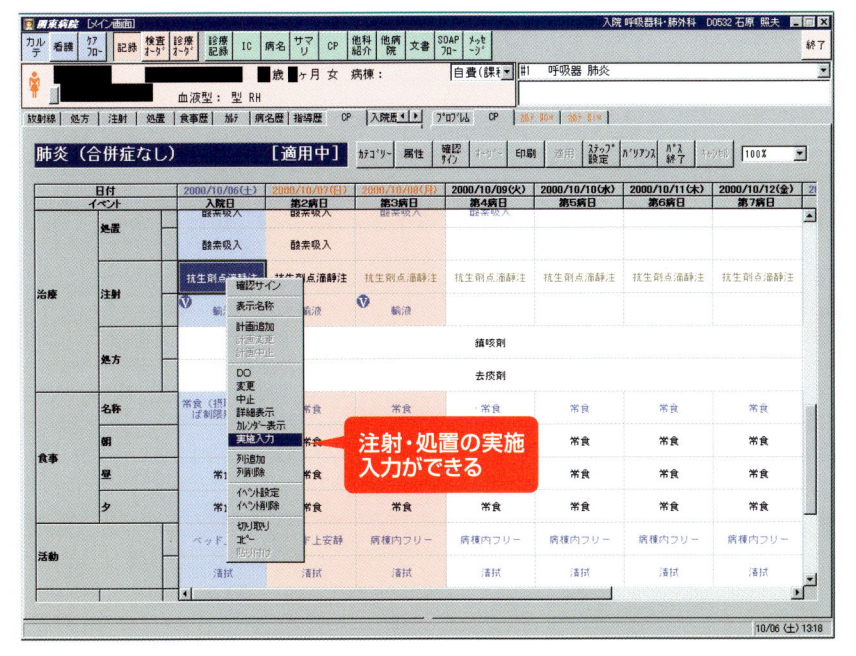

❷ パスチャートから、すべての情報にアクセス

また、右クリックで列の追加を選択して、挿入する日数を指定することにより、個別の病態の変化に柔軟に対応できる。

各種検査結果にもリンクし、注射・処置の実施入力も、この画面から行うことができる。

電子化によって二重転記はなくなり、パスチャートからほとんどすべての情報にアクセスできる。

Electronic medical record and critical path   NTT東日本関東病院の総合医療情報システム

SPECIAL EDITION
電子カルテの世界

12. 抗癌剤のオーダー

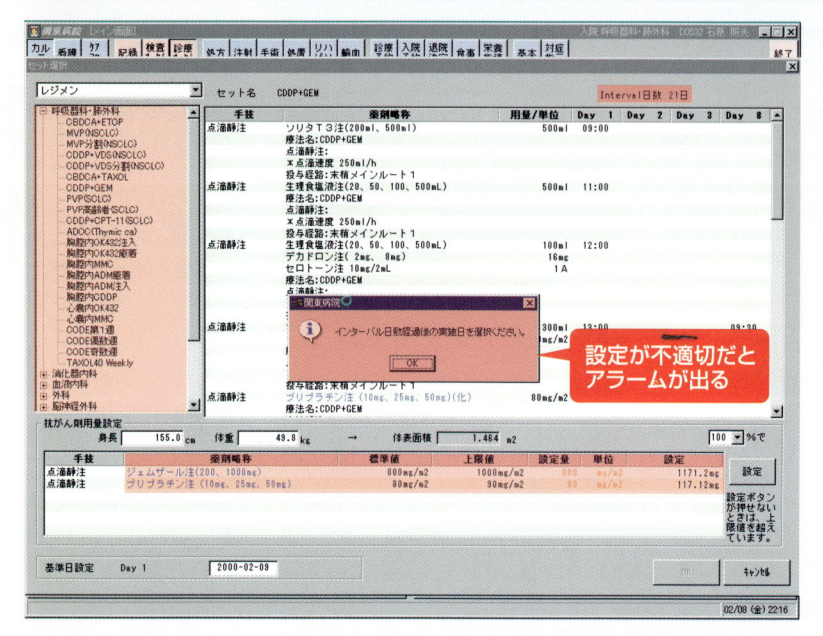

■レジメン機能

抗癌剤は通常の注射オーダーからは指示できない。

レジメンの画面を開くと、画面左に登録された抗癌剤のレジメンが科ごとに表示される。

標準量、上限量、設定量、投与インターバルをあらかじめ登録しておく必要がある。

基準日（day1）の設定が不適切だと、画面にみられるようなアラームが出る。

設定が不適切だとアラームが出る

13. インフォームド・コンセント

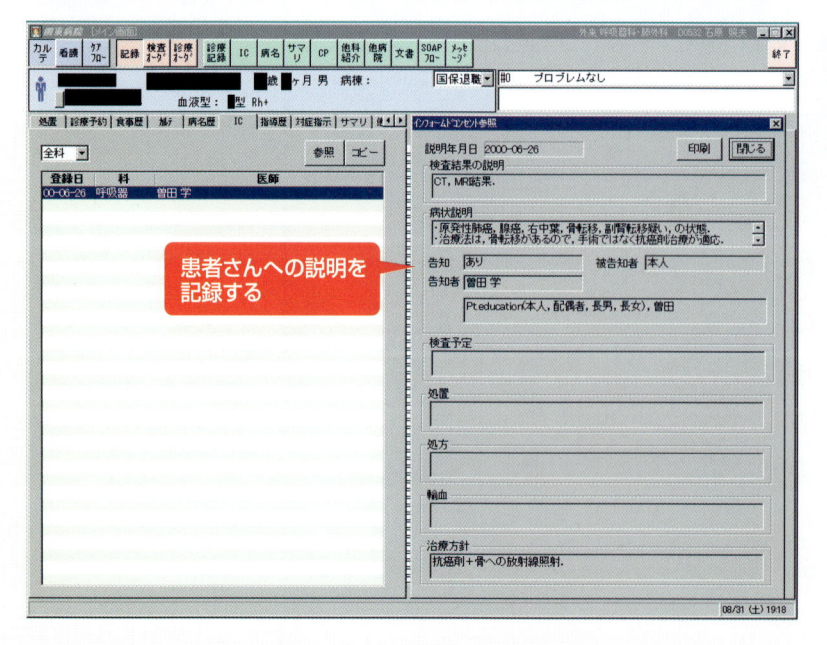

■患者・家族への説明を登録

患者や家族への病状、検査、治療などの説明は、インフォームド・コンセントとして登録できる。医療スタッフの情報共有の一助になっている。

患者さんへの説明を記録する

執筆者一覧

【監修】

小西敏郎	NTT東日本関東病院副院長・外科部長
石原照夫	NTT東日本関東病院呼吸器科・肺外科部長

【執筆】(掲載順)

石原照夫	NTT東日本関東病院呼吸器科・肺外科部長
小林大輔	日本医療サービス株式会社
小出大介	東京大学大学院特任助教授
開原成允	国際医療福祉大学大学院長
坂部長正	関東医療情報システム研究会代表幹事 鈴鹿医療科学大学医用工学部医用情報工学科教授
田中 博	東京医科歯科大学難治疾患研究所生命情報学教授 情報医科学センター センター長
林 台鎭	韓国・啓明大学校東山医療院企画情報處長・外科教授
金 潤年	韓国・啓明大学校東山医療院電算次長・内科教授
國井重男	東北大学病院メディカルITセンター助教授
小西敏郎	NTT東日本関東病院副院長・外科部長
伊藤慎芳	NTT東日本伊豆病院内科部長
針原 康	NTT東日本関東病院手術部長・外科主任医長
中谷速男	NTT東日本関東病院心臓血管外科医長
野田正信	NTT東日本関東病院放射線部医長
折井孝男	NTT東日本関東病院薬剤部長
坂本すが	NTT東日本関東病院看護部長
飼手道彦	NTT東日本関東病院前事務長
埜口武夫	NTT東日本関東病院健康管理センター部長
葛西圭子	NTT東日本関東病院看護部婦長
赤須昌則	NTT東日本関東病院医事担当主査
藤野英彰	NTT東日本関東病院医学資料担当主査
板橋亮一	NTT東日本関東病院医療情報担当主査
高木諭介	NTT東日本法人営業本部医療ソリューション担当課長
深谷 卓	NTT東日本関東病院耳鼻咽喉科部長
石川浩之	NTT東日本法人営業本部医療ソリューションサブリーダー
野家 環	NTT東日本関東病院外科
古嶋 薫	NTT東日本関東病院外科主任医長
三浦泰朗	NTT東日本関東病院外科
菅原重忠	NTT東日本関東病院循環器内科 現:横浜総合病院桐蔭ハートセンター内科
野田寿恵	NTT東日本関東病院精神神経科
秋山 剛	NTT東日本関東病院精神神経科部長

電子カルテとクリティカルパスで医療が変わる

CONTENTS

序文	小西敏郎・石原照夫	2
電子カルテの世界	石原照夫	4

PART [1] 電子カルテとは

電子カルテの意義と普及への課題	小林大輔・小出大介・開原成允	22
電子カルテ実用化の歴史と今後の展望	坂部長正	28
アメリカ・イギリスにおける電子カルテの現況	田中　博	34
韓国における電子カルテの現況	林 台 鎭・金 潤 年	41

PART [2] NTT東日本関東病院の電子カルテ紹介

NTT東日本関東病院での電子カルテ導入の概要	國井重男	50
電子カルテによる診療の実際	石原照夫	60
電子カルテのメリット・デメリット	小西敏郎	75
内科診療における電子カルテの実際	伊藤慎芳	82

外科診療における電子カルテの実際	針原　康	91
心臓血管外科領域における電子カルテの実際	中谷速男	99
放射線診断における電子カルテの利点と課題	野田正信	106
電子カルテ導入による薬剤業務の変化	折井孝男	114
看護業務と電子カルテ	坂本すが	122
電子カルテ導入による事務業務の変化	飼手道彦	130
Q&A──電子カルテへの疑問に答える 小西敏郎・埜口武夫・葛西圭子・赤須昌則・藤野英彰・板橋亮一・高木諭介		136

PART [3]
電子カルテとクリティカルパス

クリティカルパスのメリット・デメリット	針原　康	148
電子カルテにおけるクリティカルパスの考え方	深谷　卓	153
電子カルテにクリティカルパスをどう組み込むか	石川浩之	158
胃癌と電子パスの実際	野家　環	165
大腸癌と電子パスの実際	古嶋　薫	177
腹腔鏡下胆嚢摘出術と電子パスの実際	三浦泰朗	188
心臓カテーテル検査と電子パスの実際	菅原重忠	195
精神科電気けいれん療法と電子パスの実際	野田寿恵・秋山　剛	199

| あとがき | 小西敏郎 | 207 |

Electronic medical record and critical path

電子カルテとクリティカルパスで医療が変わる

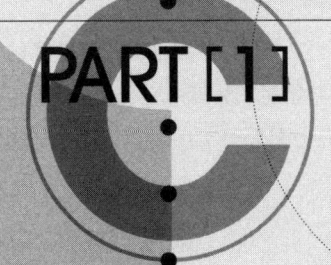

PART [1]

電子カルテとは

電子カルテの意義と普及への課題

電子カルテ実用化の歴史と今後の展望

アメリカ・イギリスにおける電子カルテの現況

韓国における電子カルテの現況

Electronic medical record and critical path

PART-1
電子カルテとは ●

電子カルテの意義と普及への課題

1990年代に研究の始まった電子カルテは、質と効率を重視した医療供給体制の確立に向け、大きな期待を集めている。
電子カルテに求められているものと普及への課題を通して、「電子カルテとは何か」を考える。●

日本医療サービス
株式会社
小林大輔

東京大学大学院
特任助教授
小出大介

国際医療福祉大学
大学院長
開原成允

■ 医療の質と効率の向上を求めて進められた電子カルテの研究

▶ 電子カルテとは何か？

電子カルテという言葉は1980年代半ばから頻繁に使われるようになったものであるが、当時は今のようなネットワーク環境はなく、電子カルテといっても、ただパソコンを使って診療情報を紙のカルテに印字するだけのものにすぎなかった。

わが国では1990年代から主に医療の質と効率を求めて電子カルテの研究が進められ、日本医療情報学シンポジウムや医療情報学連合大会などにおいてさまざまな報告が急増した。海外でも国際医療情報学会(IMIA)が主催するMedinfo[1,2]や、電子カルテに特化した学会TEPR(Toward an Electronic Patient Record)[3]などもあり、これらの成果を踏まえ一言で電子カルテを説明することは難しい。

しかし電子カルテそのものがどういうものであるかを明らかにすることが、おのずと電子カルテの意義を示すことになると思われる。ただし電子カルテについて、現在定まった定義があるわけではない。文字通りに解釈して「カルテ(診療録)に書いていた診療情報を、電子的に記録し、保存したもの」としては、あまりにも電子カルテの皮相的な見方にしかすぎない。根幹としては、紙のカルテにできることは電子カルテでもできなければならない。そして紙のカルテでできなかったことが、電子カルテでできなければならない。そのように考えると電子カルテとは、次項および**表1**のような複数の機能が実現できるようになったシステムと考えられる。

表1. 電子カルテの機能

1. 診療の効率化(ペーパーレスな診療体制)
2. 診療情報の多目的利用
3. 診療情報データベース(evidenceの形成)
4. 診療支援
5. 医療機関ネットワーク
6. 診療情報の開示

■ 電子カルテに求められる六つの機能

▶ 診療の効率化

　第一は、ペーパーレスな診療体制が可能になる。診療には、紙のカルテ、紙の伝票、X線フィルムなど、紙などの媒体が非常に多く使われているが、これらをすべて電子化して、紙もフィルムもなくした診療体制をつくることができる。これにより診療は効率化するのみでなく、保存スペースが飛躍的に少なくなる。すなわち「診療の効率化」である。

▶ 診療情報の多目的利用

　第二に、診療情報の多目的な利用が容易になる。電子カルテには診療情報のすべてが入っているので、ここから、診療報酬請求明細書、紹介状、さまざまな証明書や審査書類を容易につくることができる。また、つくるのみでなく必要があれば、それを電子的に送付することも可能である。

▶ 診療情報データベース

　第三に、診療情報を蓄積し、データベース化して、病院管理、経営分析、臨床医学研究などに役立てることができる。すなわち、evidenceの形成である。

▶ 診療支援

　第四に、診療支援情報を診療の場に直接提供することができる。たとえば、薬剤の添付文書や診療ガイドラインなどを画面上に表示したり、医師の入力や患者の情報を組み合わせて種々の警告を画面上に表示させたりすることもできる。

▶ 医療機関ネットワーク

　第五に、電子カルテを複数の医療機関で共通利用して診療ネットワークを形成し、患者が病院と診療所の間を移動しても、同じ情報を利用できるようになる。

▶ 診療情報の開示

　第六に、電子カルテを患者への情報開示の手段として用いることができる。たとえば、インターネットを利用して、病院にある電子カルテを患者が自宅でみることができるようになる。

　しかし、これらすべての機能に対応できる電子カルテはまだ存在せず、それぞれの一部を実現しているにすぎないのが現状である。これらの機能が実現されてこそ、電子カルテの意義が発揮されるわけである。

　さらに電子カルテについてはその機能のみならず、備えなければならぬ要件がある。次にその電子カルテの条件について述べる。

■ 電子カルテの普及に大きな役割を果たした厚生省の見解

▶ 電子カルテを法的に認める三条件

　電子カルテ普及の背景として、とても重要な一つの通知がある。それは、1999年4月22日に当時の厚生省が出した解釈通知である。

　その内容は、真正性、見読性、保存性の三つの条件を満たせば、紙の診療録をなくして診療情報などを電子媒体に記録してもよいというものであった。これにより法的にも電子カルテの存在が認められることになり、各地で実際に使われるようになっていった。

では、具体的にこれら三つの条件とは何を意味し、どのように対処すべきなのであろうか。

・真正性

まず真正性とは、故意または過失による不正な入力、書き換え、消去などを防ぐこと、また、その診療録の責任の所在を明確にすることを意味する。これは、責任者を明確にすると同時に、セキュリティ強化を必要とするものである。

・見読性

見読性は、電子媒体内の情報が変更されることなく紙などに表示したり、誰にでも普通に読める状態にできることを意味する。

・保存性

保存性は、紙のカルテ同様、法令期間内（カルテは5年間）遜色なく保存できることを意味する。電子媒体は、紙のような媒体に比べて劣化が比較的少ない。しかし、電子媒体とはいえ、その期間内にトラブルが起きないように、データのバックアップを取るなど万全を期す必要がある。

厚生労働省のグランドデザインと電子カルテに見る三つのタイプ

▶電子カルテ普及のグランドデザイン

2001年末に厚生労働省は、保健医療分野の情報化にむけてのグランドデザイン[4]を公表した。それによれば、平成16年度までに全国の二次医療圏ごとに少なくとも1施設は電子カルテシステムの普及を図る、また平成18年度までに全国の400床以上の病院の6割以上に普及させ、診療所においても全体の6割以上に普及させるという目標を設定している。現時点での電子カルテの普及率について正確な数字は出されていないが、個人診療所でも大病院でも0.8〜1.1％程度であると思われる。

現在、電子カルテは本来の機能の一部を体現しているにすぎず、その使われ方には三つのパターンがあると考えると理解しやすい。

▶診療所型電子カルテ

第一に、個人診療所などで使われる「診療所型電子カルテ」がある。これは、機関内の診療の効率化にあたるタイプである。個人診療所は、扱う患者の数や医療行為がある程度限定されるため、そこで働く少数の医師が合意さえすれば電子カルテを導入、活用することは容易である。この診療所レベルで、紙の診療録を電子化する意義は何かというと、

・検索が容易
・編集が容易
・保存スペースをとらない
・カルテの真正性の保証が容易
・離れた場所に迅速に送れる

などである。

▶病院型電子カルテ

第二に、大病院などで使われる「病院型電子カルテ」がある。これは、オーダリングシステムの発展したものがほとんどで、機関内の診療の質向上にあたるタイプである。大病院では、個人診療所に比べ、扱う患者数や診療にかかわる部門も多くなるため、電子カルテ導入には組織としての決定が必要となる。大病院での電子カルテ導入の意義は、個人診療所で述べたことに加え以下のものがあげられる。

- 医療機関内職員の診療情報の共有
- クリティカル・パスの利用
- 診療支援
- 診療データベースの利用

などである。

▶診療連携型電子カルテ

　第三に、医療機関連携のための「診療連携型電子カルテ」がある。これは、文字通り診療連携にあたるタイプである。複数の医療機関の間で電子カルテを共通利用することで、患者がネットワークに参加しているどの病院または診療所にかかっても、医師は通信回線を介してその患者のカルテを即座にみることができる。また、それにより検査や投薬の重複を防ぎ、患者に対して「いつどの病院へ行っても継続した診療が受けられる」という安心感を与えることができる。

　このように、部分的にではあるが、電子カルテの効果は現れている。今後、残された課題の解決により、さらに大きな効果が得られることが期待できる。

■電子カルテ普及への課題となる五つの問題

▶医療機関側のとまどい

　ここまで、電子カルテがその機能を生かし医療の質・効率化を向上させるために大きな役割を担うことを述べてきたが、まだ多くの医療機関がその導入に躊躇していることも事実である。それは、導入に際しての障害や導入後の問題が、まだいくつか残されているからである。

　以下に、今後の電子カルテの普及への課題をまとめて記す。

▶コンピュータ・アレルギー

　第一に、コンピュータ・アレルギーである。

　電子カルテへの入力は、言うまでもなくパソコンをはじめとするコンピュータで行われるもので、ワープロ機能を使う必要がある。場合によっては手術スケッチなど、マウスを使って入力するものもある。これは、コンピュータに慣れていない医師や看護職員からしてみれば大きな負担となる。

　しかし、この問題に関しては、コンピュータの音声認識や手書き文字認識、電子ペンでの入力機能など、コンピュータが苦手で敬遠している人にも使えるような開発が進められている。要は、電子カルテを導入したとき、紙の習慣から電子入力への変更という障害を乗り越えられるか否かの問題である。

▶コストの問題

　第二に、病院にとっては、導入経費および運用経費の問題がある。導入を検討する場合、そのコスト計算が必要である。しかし、電子カルテの価格は、市販のソフトウエアのように定価と称する価格がない。電子カルテ自体がいまだ開発途中であり、厳密なコスト計算ができないのである。そして、既存の医療機器などを電子カルテにつなぎ、独自のシステムをつくり出そうとすると非常に高額になる。しかし、パッケージ型のシステムを入れて、病院側がそれに合わせれば、費用はそれほど高額にはならない。国などの事業助成も利用できる可能性がある。

▶ セキュリティへの不安

第三に、セキュリティの問題がある。これは、大きく三つに分けることができる。

・システム異常への対策

一つめは、システムが正常に稼動しなくなった場合の対策である。システムダウン、ウイルスやハッカーなど外部からの侵入、地震や災害によるコンピュータの破壊など原因はいろいろありうる。

・安全性の保証

二つめは、電子保存における安全性の保証である。すなわち、何者かに内容を改ざんされては、前述の真正性の問題に抵触することになる。これは技術と運用の問題が絡み、さらに大規模病院と個人診療所で方法は異なる。

・プライバシー

もう一つの問題は、プライバシーの問題である。特に、地域医療ネットワーク型電子カルテに起こる問題で、診療情報を電子的に送る場合に、これが他人に盗みみられることを防止しなければならない。さらに、医師などには守秘義務があり、不用意に診療情報を他人に渡せない。この点は、個人情報保護法の関係からも注目される。

セキュリティに関して、これらの問題をクリアすることは技術的に十分可能であり、すでに確立され、実用化されている技術もある。病院管理者は、そのような知識を持っておく必要がある。しかし、現在のようなネットワーク社会で、個人情報の安全性をよりいっそう高めるという意味でも終わりのない課題である。

▶ 診療情報の標準化

第四に、厚生労働省の打ち出した「グランドデザイン」でも優先的な課題としている、診療情報の標準化、すなわち、コード、用語、様式などの統一がある。

電子カルテの利点の一つに、瞬時に情報の交換をし、それをいつでも理解しやすい状態でみることができるという点があるが、表記されている、異なる二つの表現が同一の概念かどうかを判断できなければ、電子カルテの機能の一部が失われてしまうことになる。そのために医療情報は、統一された「標準」を定める必要がある。

また、診療情報の標準化のもう一つの意義は、複数の医療機関の情報を一緒に蓄積して解析することができる点である。これは、日本医療の弱点ともいえるevidenceの形成に役立ち、今後多くのevidenceが生まれることが期待される。

▶ システムの連動

第五に、標準化に関連した課題として、「電子カルテ」と「診療報酬請求業務」の統合がある。近年ではレセプト電算処理システムが普及しつつあり（図1）、多くの病院が、診療

図1. レセプト電算処理システムの普及状況

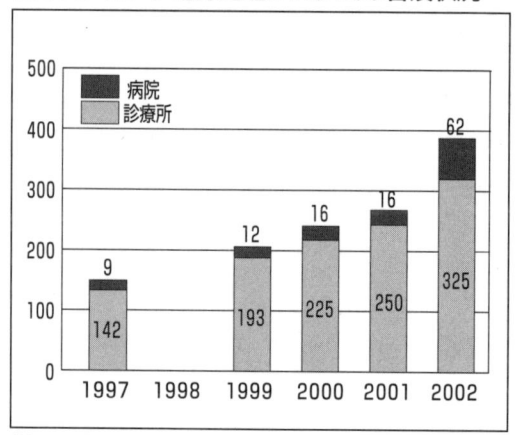

年	診療所	病院
1997	142	9
1999	193	12
2000	225	16
2001	250	16
2002	325	62

（注：1998年についてはデータなし）

報酬請求業務の効率化を図っている。診療報酬請求のデータは、すべてカルテから得られるもので、電子カルテが普及したあと、レセプト電算処理システムと連動することができれば、より医療の効率化につながることが期待される。

しかし、これを実現するためには、電子カルテで定められる標準とレセプト電算システムで定められる標準が統一される必要がある。また、コンピュータプログラムも、この二つのシステムが連結するものとしてつくられなければならない。これは、実務的にはかなり複雑なもので、今後標準的な手法を生み出していく必要がある。

の導入が今後の医療界の期待と可能性、また、さまざまな場面においての問題を解決する糸口としてさらに注目されていることは間違いない。残された問題や課題を一刻も早く解決し、日本の医療を大きく変えるものに成長することを期待する。

文献
1) Shortliffe EH : The evolution of health-care records in the era of the Internet. Medinfo 9 Pt 1 : suppl 8-14, 1998.
2) Cimino JJ, Patel VL, Kushniruk AW : What do patients do with access to their medical records? Medinfo 10 Pt 2 : 1440-1444, 2001.
3) The information of TEPR in the Medical Records Institute.
URL:http://www.medrecinst.com/index.shtml
4) 厚生労働省 保健医療情報システム検討会：保健医療分野の情報化にむけてのグランドデザイン.
URL:http://www.mhlw.go.jp/shingi/0112/dl/s1226-1.pdf

量から質へ、医療体制を変える電子カルテの存在

▶電子カルテに寄せられる大きな期待

すでに述べてきたように、従来の紙カルテを電子カルテシステムに移行することは、情報伝達のための時間・経路の短縮、省スペース化、資源と人材へのコスト削減、情報共有による患者サービスの向上と、信頼の確保など、さまざまなメリットの実現につながっている。これからもわかるように、電子カルテは単に業務上便利な道具というものにとどまらず、量的な医療体制から、質と効率を重視した医療供給体制を確立するために必要とされるツールであり、そこに電子カルテの存在意義があるのである。

業務改善や情報技術の導入（IT化）に関して、一般の企業に比べ、今、医療界に急速にその波が押し寄せている。その中で、電子カルテ

Electronic medical record and critical path

PART-1
電子カルテとは

電子カルテ実用化の歴史と今後の展望

関東医療情報システム研究会代表幹事
鈴鹿医療科学大学医用工学部医用情報工学科教授
坂部長正

レセプトコンピュータシステムに始まる病院内の電子化は、オーダーシステムから電子カルテへと進化しつつある。現在、注目を浴びている電子カルテ実用化の歴史を振り返るとともに、残されたさまざまな課題を概観する。

■ 医学界全体が、ますますカルテの電子化へと傾斜

▶関連規則の具体化

最近の医学雑誌やマスコミに、「医療のIT革命」、「電子カルテ」の用語や記事がたびたび登場するようになってきた。情報開示に関連する規則が具体化し、1999年4月、当時の厚生省が画期的ともいえる「診療録等の電子媒体による保存」に関する見解[1]を出し、次いで2000年1月に日本医師会が「診療情報の提供に関する指針」[2]を、2001年12月には厚生労働省がグランドデザイン(e-japan)[3]を発表した。マスコミの注目度も大きく、医学界全体がますますカルテの電子化に傾斜している。

筆者は、耳鼻科の臨床医であり、また、日本医療情報学会(医療情報システムの開発研究にかかわる医師、薬剤師、看護師、技師、システムエンジニアなどから構成される、日本医学会登録学会・会員数約2000人)の会員でもある。病院情報システム、特にオーダー(エントリー)システムの設計開発の経験をもとに、医用情報関連大学でシステムエンジニア養成の教鞭を執るものとして、病歴(以下カルテ)電子化に関してのこれまでの歴史と現況について述べる。

■ 既存のオーダーシステムから電子カルテへの発展が期待される

▶オーダーシステムの普及

古くからレセプトコンピュータシステムは存在していたが、いわゆる「オーダーシステム」は、病院内に高速・大容量のホストコンピュータ(サーバー)と、外来診療科や病棟など院内各所に多数の高性能パソコン端末を設置して、サーバーを介してネットワーク化する。処方・検査・栄養などの医師を中心とした各種オーダー、および看護・事務系を中心とした看護支援・物流などの管理業務を高速処理する。医療環境の悪化に伴い、業務の合理化と

省力化を目的として、20年ほど前から急速に普及し始めた。最近の統計では400床以上の病院の60%、病院全体の30%に導入されているという。操作性に優れ、応用範囲の広いオーダーシステムパッケージも続々発売されていて、今後ますます拡大されていくものと思われる（**表1**）。

▶日本におけるカルテ電子化の経緯

一方、カルテ電子化の研究は、1995～1996年、一部の国立・私立大学病院、国立・私立病院、個人診療所から構成されるグループの厚生省科学研究報告から始まっている（**表2**）[4,5]。

このメンバーがその後、1995年に設立された日本医療情報学会電子カルテ研究会の核として活躍している。この電子カルテ研究会（会長：吉原博幸・京都大学医療情報部教授）は、毎年1回宮崎市で定期的に研究会を開催し、最近は参加者が300人を越え、メーカーのデモンストレーションも交え盛会である[6,7]。

こうして、診察室の高機能端末から医師が問診、所見（スケッチも含む）、検査データ、診断などを入力し、サーバーで編集保存していつでも容易に再生・出力し、診療の深度化や患者への情報開示、患者紹介状や返書作成に役立てようとする新規設立の総合病院や診療所の電子カルテの試作発表が相次いだ。

これらの開発者はほとんどが医師で、ソフトもすべて手づくりであり、その熱意と努力は敬服するものである。さらに、既導入のオーダーシステムを発展させ、問診・X線画像・所見スケッチなどの入力を可能とした大規模電子カルテシステムを開発し、成功させた公立・民間総合病院の報告も出てきた[8,9]。しかし、2001

表1. オーダーシステムの長所

- 外来・病棟のオーダーに関する依頼伝票レス（処方も含む）
- 依頼と結果の高速転送表示
- 患者サービスの向上（患者待ち時間短縮など）
- 表示・印字の高速化と鮮明化によるミス防止
- 院内LANの有効利用
- 正確な判断などによる請求漏れ防止
- 各種管理業務の省力化・合理化
- ハード・ソフトのコスト低下

表2. 日本のカルテ電子化までの経緯

1975年～	レセプト処理用コンピュータシステム
1980年～	オーダーエントリーシステム
1995年～	厚生省委託事業 「電子カルテ開発診療モデル」報告
1996年～	日本医療情報学会 「電子カルテ研究会」発足
1999年 4月	厚生省健康政策局長通達 「診療録等の電子媒体による 保存について」施行
2000年 1月	日本医師会 「診療情報の提供に関する指針」施行
2001年 7月現在	電子カルテの普及率： 病院（100／9300） 診療所（1000／60000） ソフトウェアメーカー：約30社

年春の筆者の調査では、わが国で電子カルテシステムを導入している医療施設は診療所で約600施設、病院は30施設程度で、まだまだ少ない[10]。

▶厚生労働省・日本医師会の動き

一方、厚生労働省は、2001年12月、「保健医療分野の情報化に向けてのグランドデザインの策定」と題する施策を発表し、2001年から2002年にかけて電子カルテ導入を希望する医療施設に補助金を設定した（約200施設に300億円）。このような強力な官のバックアップもあ

表3. 保健医療分野の情報化にむけてのグランドデザイン

医療情報システム構築のための達成目標の設定

【電子カルテ】
・平成16年度まで
　全国の二次医療圏毎に少なくとも1施設は電子カルテシステムの普及を図る
・平成18年度まで
　全国の400床以上の病院の6割以上に普及
　全診療所の6割以上に普及

【レセプト電算処理システム】
・平成16年度まで
　全国の病院の5割以上に普及
・平成18年度まで
　全国の病院の7割以上に普及

アクションプラン

目標達成のための戦略を踏まえ、国家的視点から実現方策を提示することとし、官民の役割分担、達成目標などを明示したアクションプランを策定

り、現在、導入施設は拡大しつつある（**表3**）。

さらに2001年春、日本医師会は、レセプトコンピュータシステムの共通ソフトウエアの開発計画を発表した（ORCA：Online Receipt Computer Advantage, 進化型オンラインレセプトコンピュータシステム）。これは全国・全医療機関共通のレセプト処理システムを日本医師会が中心となって開発しようとするものである。ホストサーバーを日本医師会本部に設置して、通信回線を介して全国医療機関に処理ソフトを無償で配信し、レセプトデータを同回線を使って日本医師会サーバーに集めようとする画期的なシステムである。将来は電子カルテにも応用可能なもので、各都道府県単位での試行後、2002年4月から主に個人診療所向けに実運用を開始した（**図1**）。

電子カルテの実用化に伴うさまざまな課題

▶開発から実用化へ

このようにわが国の電子カルテは、厚生省科研費研究班のスタッフを核とした電子カルテ研究会を軸として発展し、1998年頃から具体的な電子カルテ稼働例も散見するようになった。メーカー、特にベンチャー系医療ソフトウエア会社の意欲は高く、ホスピタルショウなどの医療機器展示会のプロダクトデモセッションでも、参加者（ユーザー側）と開発側が実物を操作しながら熱心な討議が行われるようになってきた。

少なくともこれまでの議論は、数少ない稼動実例について開発側のシステム構築や技術論に関するもので、どちらかといえば具体性や普遍性に欠けていた。しかし、最近はシステム導入医療施設が急増するに従い、これまでなんとなくイメージとして定着していたいわゆる「病歴」とは何か、その電子化とはなどの議論や定義づけの必要性が論じられるようになった。また、オーダーシステムとの関連や技術論、カルテを電子化する場合の実用面の必須の条件、たとえば病名や処置用語の統一化の必要性など、開発の原点に戻っての反省を含めた議論も始まった。

▶マン・マシンインターフェースの問題

特に、もっとも関心が注がれたのが、マン・マシンインターフェースの問題である。医療の口述筆記が普及している欧米と異なり、わが国では代行者入力が法的にも経済的にも期待できない。カルテの手書きに比べてほぼ同じ程度の所要時間で入力できなければ、少ない

医師数で多数の患者を短時間に診察する多くの診療現場では、現実としてかなりの困難を伴う。これを解決すべくユーザーやメーカーの研究方向もこの点に絞られ、ペンタブレット入力、音声入力、OCR（Optical Character Reader：光学式文字読み取り装置）などのハード側の工夫や、テンプレート（雛形・定型文）形式のようなソフト側の配慮も熱心に検討されるようになってきた。

テンプレートは、問診や所見入力をいわゆる定型文に置き換え、入力者は定型文コードや数字入力、カーソル移動のみで済ませる。ワープロ入力を極力避けた簡便な入力法の一つであり、電子カルテ研究会が問診などを対象に、医師の入力を簡易化する方式として最初から推奨したものである。

糖尿病外来や人間ドック、腎透析など、内容があらかじめ固定している診療業務には適しているし、すでにこの方面では実用化している。しかし、もちろんすべての診療科現場に適合するものではない。たとえば耳鼻科、眼科、皮膚科、精神科ではすべての問診や所見のテンプレート化は不可能であり、ましてや多忙な診療現場での入力は困難との意見が多くなっている[11,12]。

医師の局所所見スケッチ入力も、当然、「お絵かきソフト」を使わねばならない。あらかじめシェーマを用意するにしても、通常の色鉛筆を使う手順とは比較にならないほど面倒である。

X線フィルム、CT、MRIなどの画像処理は、後者はもともとデジタル情報なので問題ないが、前者のフィルム画像は再現性の問題が未解決である。また、オーダーシステムに比べて巨額な導入・運用経費など、これまでやや陰に隠れていたテーマについても議論が盛んになってきた。

一方、入力したテキスト・画像・スケッチ・検査データなどの情報を編集・集計・転送・再生するソフトウエア技術の開発研究も盛んに行われている。特に、インターネット経由での医療情報の加工・転送・再生・再現にその研究ポイントが置かれ、近年の院内LAN、イントラネットの発展とあわせて試験運用例も報告されている。

電子カルテは今後、短期間での普及・拡大が予想される

▶真正性、見読性、保存性の確保

1999年、厚生労働省は診療録の電子保存を承認するにあたり、「情報の真正性・見読性・保存性の確保」という三基準を満たした場合としている。これまで述べてきた電子カルテ開発にかかわる研究は、すべてこの条件の実現にあるといっても過言ではない。この条件のうち、見読性と保存性については技術的に可能である。真正性の確保の問題は、たとえばセキュリティ、利用者認証、改ざん・混同防止が具体的にあげられ、いずれもその解決は今のところ困難である。現在の時点で医療組織が電子カルテを導入した場合、この三条件を満たさなければならず、生じた問題はすべて自己責任で対処しなければならない。

▶電子カルテの融合と統合

これまで述べてきたように、わが国の電子カルテ開発の現状は、「厚生省電子カルテ班会

図1. ORCA開発スケジュール（2001年11月）

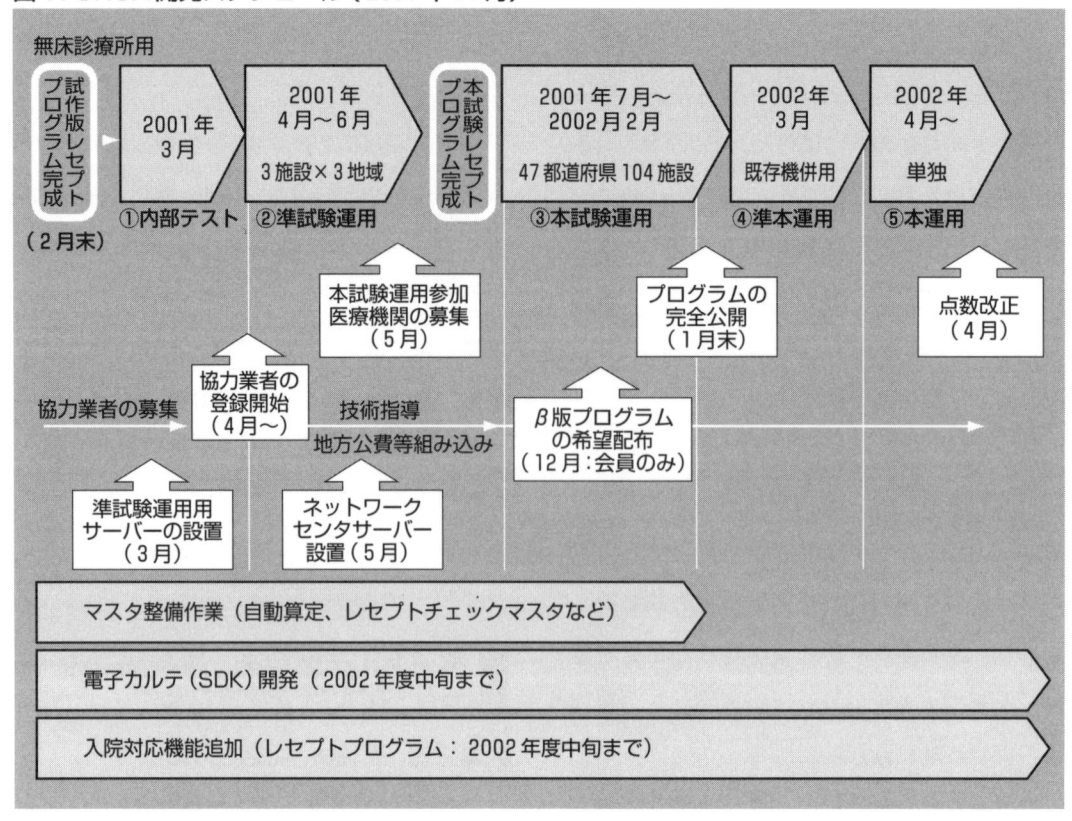

無床診療所用

試作版レセプトプログラム完成（2月末） → 2001年3月 ①内部テスト → 2001年4月～6月 3施設×3地域 ②準試験運用 → 本試験レセプトプログラム完成 → 2001年7月～2002月2月 47都道府県104施設 ③本試験運用 → 2002年3月 既存機併用 ④準本運用 → 2002年4月～ 単独 ⑤本運用

協力業者の募集 → 協力業者の登録開始（4月～） → 技術指導 地方公費等組み込み → β版プログラムの希望配布（12月：会員のみ）

本試験運用参加医療機関の募集（5月）

プログラムの完全公開（1月末）

点数改正（4月）

準試験運用用サーバーの設置（3月）

ネットワークセンタサーバー設置（5月）

マスタ整備作業（自動算定、レセプトチェックマスタなど）

電子カルテ（SDK）開発（2002年度中旬まで）

入院対応機能追加（レセプトプログラム：2002年度中旬まで）

図2. カルテ電子化研究

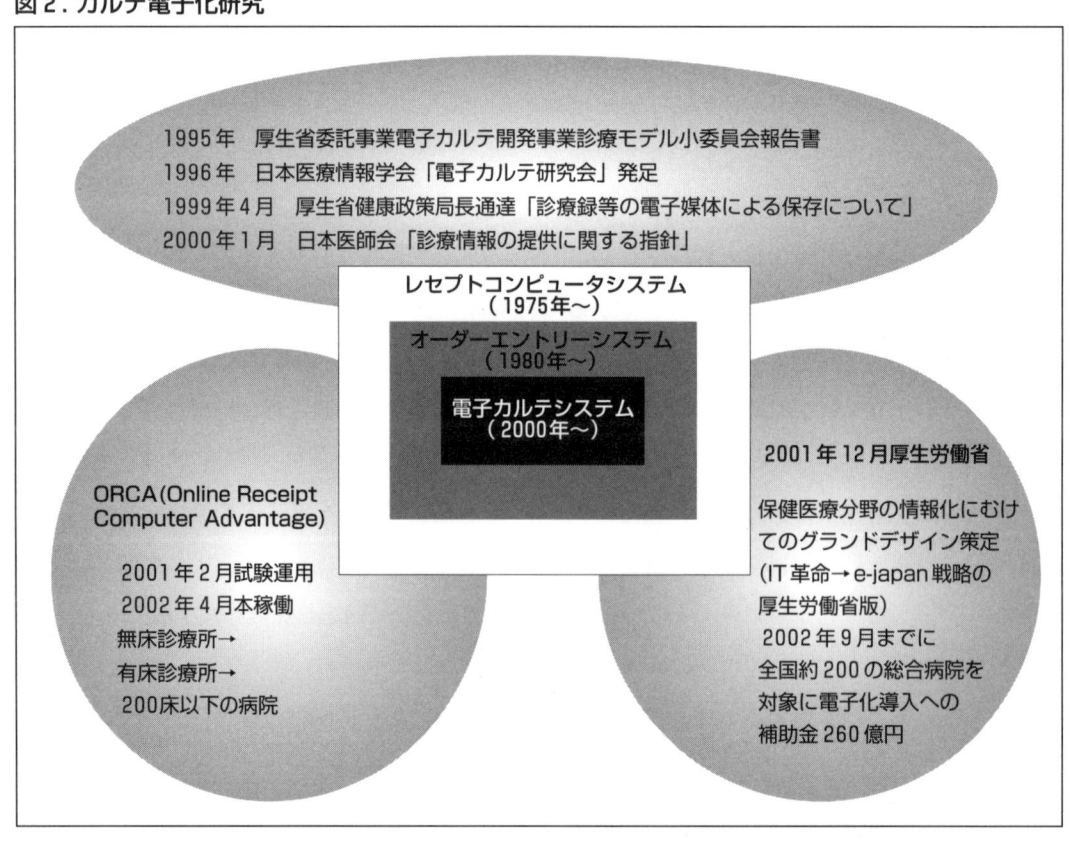

1995年　厚生省委託事業電子カルテ開発事業診療モデル小委員会報告書
1996年　日本医療情報学会「電子カルテ研究会」発足
1999年4月　厚生省健康政策局長通達「診療録等の電子媒体による保存について」
2000年1月　日本医師会「診療情報の提供に関する指針」

レセプトコンピュータシステム（1975年～）
オーダーエントリーシステム（1980年～）
電子カルテシステム（2000年～）

ORCA(Online Receipt Computer Advantage)
 2001年2月試験運用
 2002年4月本稼働
 無床診療所→
 有床診療所→
 200床以下の病院

2001年12月厚生労働省
 保健医療分野の情報化にむけてのグランドデザイン策定（IT革命→e-japan戦略の厚生労働省版）
 2002年9月までに全国約200の総合病院を対象に電子化導入への補助金260億円

議」、「厚生労働省グランドデザイン」、「日本医師会ORCA」の三者が各々別個にスタートしている（図2）。現時点では、開発時期や成果がわずかであるが、カルテの電子化という主目的は同じなので、いずれこれらが融合、統合化するものと思われる。2000年12月、日本医師会で表明した医療側の診療情報の積極的提供の姿勢もあり、情報の開示、診療記録の電子保存などの総論は、世の中のニーズに合わせて医療関係者の誰も異議を唱える者はない。

問題となるのは、全診療科のカルテ精査分析と電子化の範囲、各種用語・規格の統一化、メリット、マン・マシンインターフェース、再現性、セキュリティ対策、費用対効果などが未解決または不明確な点であろう。

オーダーシステムも、20年前には日本で数えるほどしか稼働例がなかった。しかし、技術の驚異的発展、ユーザーの意識改革、医療環境の変化、ハード・ソフトのコスト低下などの加速により、現在の普及と普遍化に至っている。電子カルテをオーダーシステムの延長と位置づけるならば、おそらく今後短時日でこれらの問題点が解決し、具体化・普及版が拡大していくものと思われる（表4）。

文献

1) 厚生省健康政策局長他：診療録等の電子媒体による保存について．平成11年4月22日．
2) 宮坂雄平：診療情報の提供に関する指針．Nikkei Medical 1999年12月号：63, 1999.
3) 厚生労働省：保健医療分野の情報化にむけてのグランドデザインの策定について．平成13年12月26日．
4) 診療プロセス技術コアグループ活動報告．平成7年度厚生省委託事業電子カルテ開発事業診療モデル小委員会・活動報告書．
5) 平成8年度厚生省科研費補助研究「情報システムを活用したプロセスモデルの開発に関する研究」報告書．
6) 電子カルテ研究会編：電子カルテってどんなもの？中山書店，1996．
7) 里村洋一編：電子カルテが医療を変える．日経BP社，1998．
8) 堤幹宏：電子カルテにおけるSOAP入力方式．医療情報学 17：302-304, 1997.
9) 川合正和他：医療者の立場よりみた電子カルテの定義と分類の試み．新医療 9(309)：138-142, 2000.
10) 特集・電子カルテ時代の幕開け：新医療 4：48-74, 2000
11) 坂部長正：耳鼻咽喉科情報処理研究会会員から集めた電子カルテに関するアンケート結果．新医療 1(313)：108-110, 2001
12) 坂部長正、荒井和夫、阿部和也、井上秀朗、酒井俊一、渡辺行雄：耳鼻咽喉科領域におけるカルテ電子化の諸問題．医療情報学 21(1)：131-136, 2001

関連するホームページ

耳鼻科情報処理研究会
http://member.nifty.ne.jp/entis-j/index-j.html

日本医療情報学会
http://jami.umin.ac.jp/

医療情報システム開発センター
http://www.medis.or.jp

電子カルテ研究会
http://www.seagaia.org/sgmeeting/

表4. 診療録電子化によって何が改善されるか

- 他人に読み取れない乱雑な記録がなくなる
- 管理スペースがほとんど不要となる
- 診療上、管理上の必須情報の欠落がなくなる
- 表現の多様性や不統一がなくなる
- 経時的断続性がなくなり、診療経過の時系列が保たれる
- 複製が作りやすい（欠点でもある）
- データが診療目的以外に医療費請求、診断書・紹介状作成、臨床研究、経営統計、クリティカルパスなどに有効利用できる

Electronic medical record and critical path

PART-1
電子カルテとは

東京医科歯科大学
難治疾患研究所
生命情報学教授
情報医科学センター
センター長
田中 博

アメリカ・イギリスにおける電子カルテの現況

日本とは医療制度の異なる欧米でも、医療のIT化は急速に進んでいる。ここではIT化先進国アメリカとイギリスの場合を、それぞれの医療制度とともに紹介する。

■ 医療IT化の背景として米国の医療制度を概観

▶公的皆保険制度の欠如

米国の医療制度の特徴は、国民全体を対象とする公的な医療保障制度が存在しない点である。このため、民間医療保険が大きな影響を与えてきた。もちろん米国政府もこの状態がよいと思っているわけではなく、国民皆保険を実現しようとする試みは、近年ではクリントン大統領を含め何度か行われた。しかし、本来自由経済を国是とする米国においては連邦政府の統制を嫌い、医師、病院、医療産業全体が反対していずれも廃案になっている。

部分的ではあるが、公的な医療保障制度として1965年、「偉大な米国の再建と貧困との戦い」を掲げる当時のジョンソン大統領が、65歳以上の老人と障害者に対してMedicare、低所得者に関してMedicaidという公的保険制度を導入した。

▶DRG/PPSの導入

現在では合わせて全米国民の1/4以上が受給しているMedicare/Medicaidであるが、当初は出来高払いで始まった。しかし、1970年代の米国の急速な高齢社会化や、高額医療機器の導入などを背景として医療費の高騰をもたらし、1970年代後半には政府予算を圧迫するに至った。

1983年には、レーガン大統領がMedicareの支払いに診断群別定額支払い方式(DRG/PPS：Diagnosis Related Groups/Prospective Payment System)を導入した。この効果は大きく、一時的にしても導入数年間は国民医療費が減少し、過剰診療が抑制された。徹底したコスト削減と病床数の著名な減少、入院日数の半減などがみられた。

▶HMOの普及と第一期Managed Care

Medicareなどの公的保険制度の恩恵を受けない通常の米国民は、民間保険に加入する。

民間保険も当初は出来高払い制であったが、従業員に対して企業が団体加入する先払い民間保険である会員組織HMO（Health Maintenance Organization）が1970年代から急速に増加して、1990年代には米国医療をほぼ支配する状況になった。いわゆるmanaged care時代である。これは出来高払い型より数10％安価で、1980年代の不況時代に従業員の保険料高騰に逼迫していた企業の多くが加盟した。

▶医療側の反攻と第二期managed care

しかし、診療内容審査などのように、民間保険会社が医療費を払うときに医療内容まで関与する過度の介入は、医療の質の低下や病院経営者、医師、患者の長年のフラストレーションを招いた。

1995年以降は、managed careの行きすぎを抑えて診療の質を維持するため、患者権利を含めてさまざまな法的規制が引き続いた。そのため、安易な経費削減策が取れなくなり、医療の質と効率をともに追求する新たなmanaged careの組織化が始まったといえる。このような背景のもと1990年代、急速に発展したIT技術は医療のコストを抑え、医療の質を維持する役割が注目された。

■米国の医療情報システムの動向と電子カルテ化への流れ

▶医療情報システムの前史

米国医療情報システムの源流には、1970年代、マサチューセッツ総合病院のBarnettに始まる病歴自動化（COSTAR）の流れと、NIH（National Institutes of Health）病院の診療費電算化システム（Technicon社）から始まった流れがある。

その後、1984年のDRG/PPS方式の導入によって、監査を受けるために診療内容などをコンピュータに記録する必要が生じ、DRGに対応する病院情報システムが広がった。米国の医療情報システムでは、部分システムはそれぞれ違ったソフト製品を使用し、これらを統合する方式が取られていた。

▶1990年代からの動き

1990年代からmanaged careが支配的になるにつれて、これに対応するため情報技術を導入する必要性が高まった。医療の質を維持しコストを下げるには情報技術しかないが、ITの医療への普及は非常に不十分であった。スタンフォード大学の調査では、32％のケースで情報を参照せずに診断がなされたり、検査が何回か繰り返されたりしている。

これに対処するのは、電子カルテ（CPR：Computer-based Patient Record）である。この実現には、

・政府の健康政策での実現
・非政府セクターでの実現

がある。

まず、1991年に米国科学アカデミーの医学協会が"Computer-Based Patient Record：An Essential Techonology for Health Care"という調査を報告している。この結果、電子カルテ協会（CPR Institute, CPRI）が創立された。CPRIの電子カルテの概念は**図1**のようになる。**表1**は、CPRIが電子カルテに関して行った定義である。

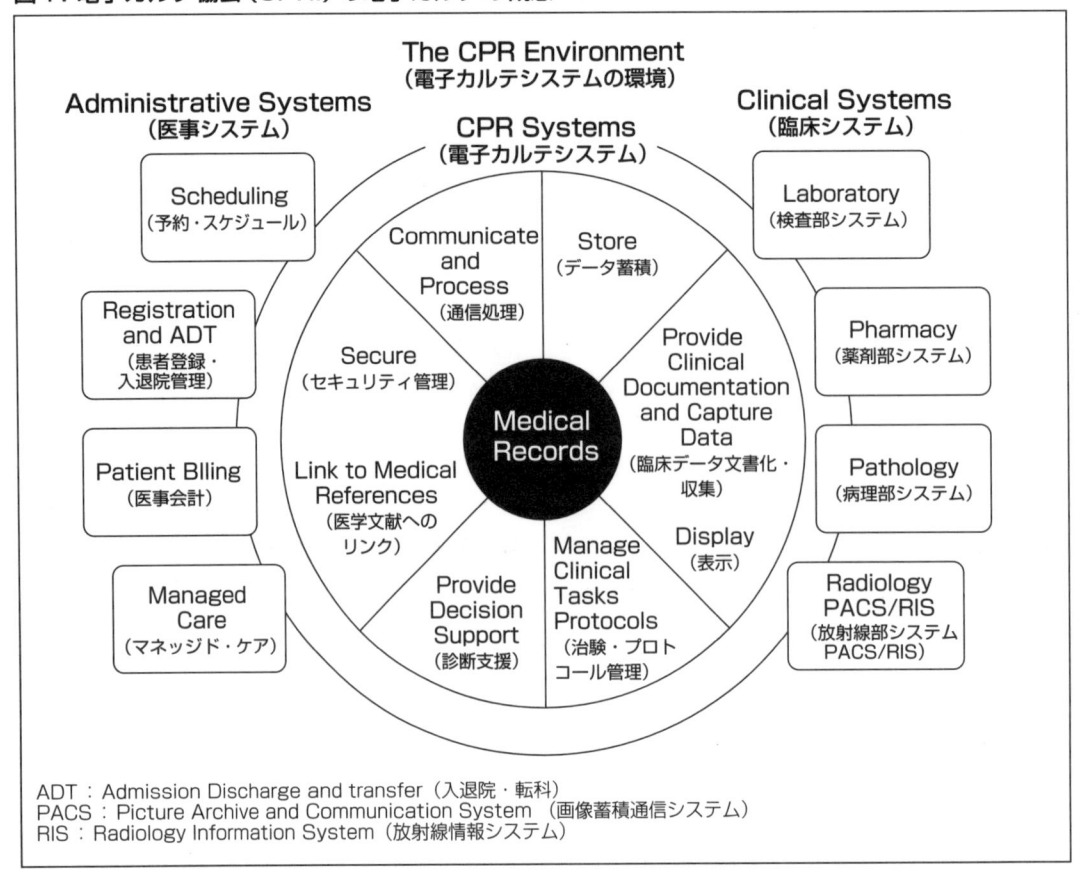

図1. 電子カルテ協会（CPRI）の電子カルテの概念

ADT：Admission Discharge and transfer（入退院・転科）
PACS：Picture Archive and Communication System（画像蓄積通信システム）
RIS：Radiology Information System（放射線情報システム）

電子カルテをめぐる最近の米政府関連の動向

▶米国退役軍人局―VA電子カルテプロジェクト

　政府系医療機関での最初の大規模な電子カルテプロジェクトの実現は、米国退役軍人局（VA）の医療組織で行われた。VAの医療組織は1930年、独立した政府組織として全米の54の病院で始まった。現在、全米で最大の医療組織で、173の病院と390の外来診療所、131の養護施設を持つ22のセクション（統合ネットワーク）に組織されている。51万ベッド、100万人の患者を治療している。

　電子カルテは1990年代の中頃より開発を開始し、オーダー、結果照会、プログレスノートなどからなり、クライアント／サーバー方式によるマウス操作のGUI[注1]システムである（図2）。現在、構造化オーダー入力などの改善をしているが、画像系はわが国の電子カル

表1. 米国での電子カルテの定義（CPRI, 1991）

定義（ゴールデンスタンダード）
1. 患者中心の、電子的に維持される、個人の健康状態に関する、patient-careに直接関係する仕事に焦点を絞った情報で、
2. 紙のカルテに完全に置き換わり、従ってすべての臨床的、法制的、管理的要求を満足するもの。
3. 臨床的知識ベースや意思決定に容易にアクセスでき、
4. ヘルスケアの供給システムの生産性と効率を高め、
5. 臨床研究、教育、公衆衛生の政策や責任をサポートできる。

テシステムとは比べものにならない。診療支援機能は薬剤相互作用チェックのみ、リマインダー機能（必要な定期検査をコンピュータが指示）がある。少なくともセクションの内部では、患者の電子カルテはVA施設間で共有されている。

▶国レベルでの電子カルテ計画—G-CPR

電子カルテの最終的な方向は、全国民の生涯一カルテの実現である。米国では国防省、インディアン健康サービス、エネルギー省、退役軍人局の政府系医療機関の間で、患者情報の電子的交換を促進する計画が1997年から始まった（表2）。情報を共有することによって、公衆衛生および個人の健康を増進する。共有の基礎は、標準に準拠した包括的な、生涯医療記録である。

2000年からフェーズⅡパイロット研究がアラスカのアンカレッジで行われている。三つの政府系病院、すなわちAlaska Native medical center, Anchorage VA Medical Center, Elmendorf Air Force Base Treatment Facilityで、患者基本属性、検査値、投薬歴、アレルギー情報、免疫記録を

表2. 米国の国レベルでの電子カルテ計画目標

1. 標準を作る
2. 患者に焦点を当てた国の情報技術アーキテクチュアを確立する
3. 共通の情報と医療用語のモデルを構築する

図2. VAでの電子カルテ

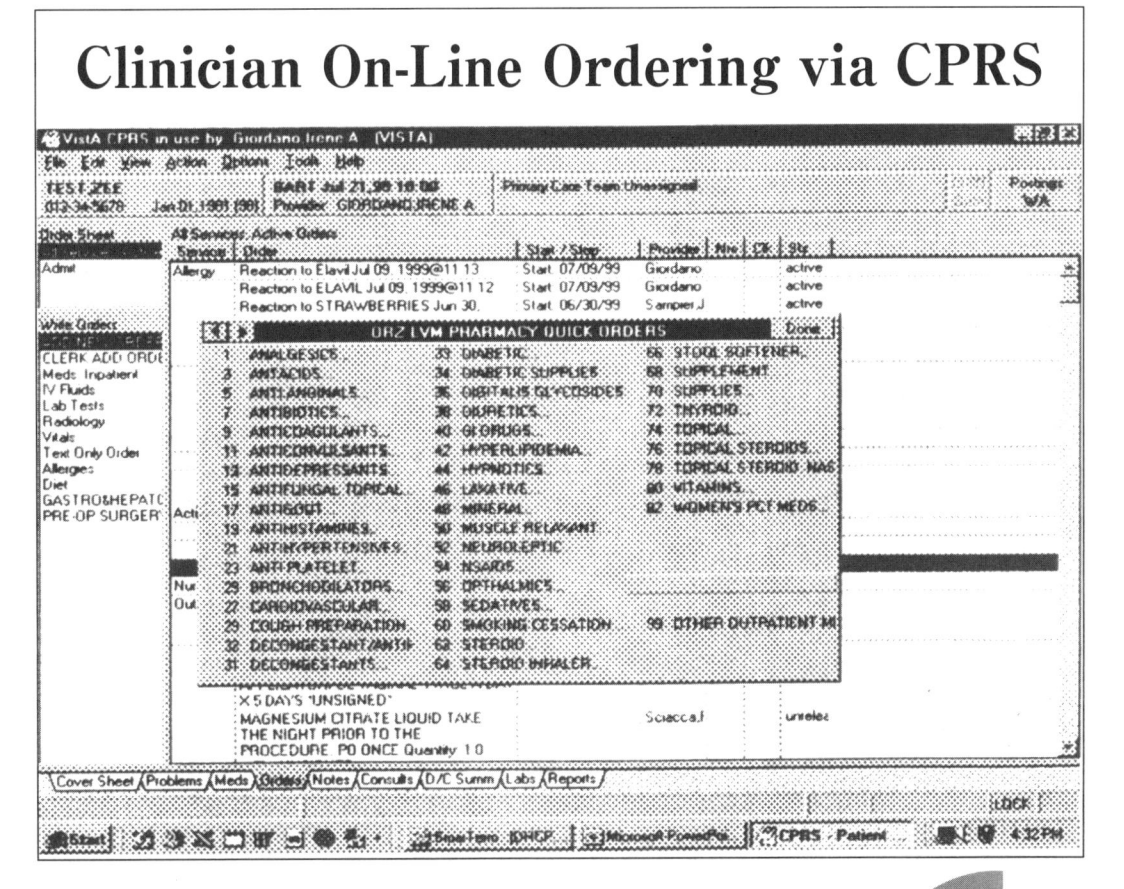

共有する。この計画は、情報モデリングやCORBA[注2]などの最新技術を使用している点でも注目されている。

▶HIPAA法と医療IT化

電子カルテの基本機能には、患者情報の網羅的な蓄積・提示・検索のほかに、電子化によるデータの共有がある。これに関連した大きな動きは、クリントン大統領が1996年に証明したHIPAA（Health Insurance Portability and Accountability Act：医療保険の移動性および責任性に関する法律）である。HIPAAは住民の利便性に配慮し、民間の医療保険を州をまたがって使えるようにするという目的を持った連邦法である。きたるべき全米レベルの電子カルテ・医療IT化実現へ向けた、医療データ標準化についての連邦政府の積極的な関与を示した法と考えられる（表3）。

これによって、分散化した医療情報による無駄を排することができる。同時に患者の機密情報のセキュリティ、プライバシー保護にも強い拘束をかけている。HIPAAに基づく患者の個人情報保護規準が制定されて、初めて米国では患者にカルテ開示が認められたとされる。

▶HEDIS指標と電子化の推進

米国の電子カルテ化を推進する駆動力となっているのは、HMOが各病院に課するmanaged careの成績表ともいうべきHEDIS（Health Plan Employer Data and Information Set）による査定である。

HEDISの指標はケアのコストだけでなく、予防実施率などケアの有効性や患者の満足度など、いくつかのアウトカム評価も含まれる。各病院としてはHEDISレポートを作成するためにも、診療情報のデータウェアハウス[注3]化が必要とされる。また、同一形式の電子化であるため、経年的評価や相対位置の評価ができる。

■米国の電子カルテ、いくつかの個別システム

▶電子カルテシステムのソフトウェアの傾向

電子カルテは米国では医療の監査（audit）もあり、診療プロセスの情報をいかに残すか、経費を抑えて患者情報を有効利用できるかな

表3. HIPAA（医療保険移動性・責任性法）の概要

基本的目的
1. 電子的に保存、伝送される医療情報のフォーマット標準化
2. 患者機密情報のセキュリティ、プライバシー保護の標準化

内容区分
1. 健康保険ID
2. 電子トランザクション標準
3. 標準コードセット
4. 情報セキュリティ
5. 電子署名規格

セキュリティ技術
基本的なSSL（Secure Sockets Layer）技術と128ビット暗号化技術だけでなく、だれがいつデータに触れたかを示す電子的な監査も必要である。

HIPAA実施スケジュール
議会承認後の約2年後、2003年4月までに実施される。これまでの医療情報システムの大幅な改造が必要である。また罰則規定もあり故意に違反した場合は実刑も用意されている。

どの観点から追求される。もちろん、目的としては経費削減が第一ではある。電子カルテシステムでベンダー（OA機器などの販売納入業者や製造会社）が提供するものは、わが国と同様な構造であるが普及はまだまだで、PACSなど放射線画像などと病歴情報などが統一されていない病院が多い。しかし、最近の電子カルテシステムは次の機能を備えている。

・インターネットとの連携による情報提供ツール

インターネットと連携して医学知識や診療ガイドラインが参照でき、診療支援システムが実行されるツールが装備されている。

・院内診療ガイドラインやクリティカルパス

これらを病院内で策定し、それに沿った治療計画を作成して、診療グループで行える機能などがある。

・webベースシステム

電子カルテシステムは院内イントラネットに基づくwebベースの基本系としている。なかにはWindowsでフロントエンドだけ作成するなど、各ベンダー間の機能や画面仕様はほぼ同様になってきた。

・マルチメディア対応

所見やイメージの入力・参照ができる。

・患者情報の共有

病院グループや職業集団病院（たとえば軍病院）での患者情報の共有は、電子カルテの基本機能である（米軍の電子カルテシステム：Composite Health Care System II）。

・フィールドスタディにおける検証

導入効果による経費削減効果などのフィールド調査が行われている（MD Anderson Cancer Centerなど）。

▶いくつかの個別システム

仮想的統一カルテはマサチューセッツ総合病院やBringham&Womens病院などで、ハーバード関連病院ではPartners社が現在12の関連病院をつなぐ統合的Health Delivery Systemsを構築している。関連病院内で生涯電子カルテを実現しつつある。

Little Company of Mary Health Serviceでは二つの病院、二つの擁護施設、四つの診療所、看護センター、ホスピスなどロサンジェルス南部の地域を結ぶ。垂直的な連携ですべての患者の医療情報を共有している。

表4．NHSの情報戦略

第一次情報化戦略（1986～1992）

第二次情報化戦略（1992～1998）

・患者個別ID
　NHS-number（10桁）による統一ID化
・医学電子化用語集　Reed（NHS code）
　現在は米国SNOMEDと協力
・NHS-wideネットワーク
　インターネットとはファイアウオールを介して結合
・EBM Cochrane centerとの連携

第三次情報化戦略（1997～2003）

・1999年最良医療実践のための診療ガイドライン作成機関
　NICE（National Institute for Clinical Excellence）
・用語集の改良　Snomed clinical term
・健康のための電子図書館　NeLH（evidence集）
・GP用の電子処方箋、患者からも照会できるGP電子カルテシステム
・24時間救急アクセスできる生涯電子カルテの実現　2003年まで
・電話による相談　NHS-Directの創設

■ 英国の医療と電子カルテ／国主導による国営医療制度の医療IT化

▶ 国民全体の生涯電子カルテを実現中

英国の医療制度は、税金による国営医療制度である。基本は国民各人が一般実践医（GP：General Physician）に登録する方式で、GPは人頭制で国から医療費が支給される。この医療制度はNHS（National Health Service）のもとで運営され、国営医療のため医療情報政策も計画的に遂行できるという利点がある。

NHSの情報局（Information Authority）は、1980年代の後半からIT化のための長期計画を策定し、実行した（表4）。まず、電子化用に医療用語集Reedを作成し、さらに医療用に患者情報などセキュリティの高い情報を送受信する医療用専用回線NHS-netを敷設した。さらに、EBMの総本山であるCochrane centerとの連携を強めた。

NHSの電子カルテはGPベースの電子カルテで、各GP担当の患者データベースとしてまず存在する。その後、これらを連結して地域の患者医療情報データベースができる。

NHSは、24時間救急がアクセス可能な英国民全体の生涯電子カルテを2003年までに実現しつつある。NHSの情報局は1994年、バーミンガムの新しいセンターに各地に分散していたチームを集結し、医療情報の開発を精力的に遂行している。ネットワーク技術や診療の情報モデリングなどにも、最先端の試行的プロジェクトが稼動している。

国がリーダーシップをとって全国民の生涯カルテの実現を目指し、必要な情報インフラ、医療専用ネットワークや電子化用語集、医療用ID、診療ガイドライン作成機関、電子健康図書館などの整備を完了しており、実現はもうすぐである。しかし、国営医療としての限界（たとえば入院待ちの長さ）もあり、これらの解決にもIT技術が必要とされよう。

文献
1) 田中 博：電子カルテとIT医療. ME振興協会, 2001.
2) 田中 博：電子カルテ-世界最新事情, 2000.

注1) GUI（Graphical User Interface）
　　アイコンを利用して、人間とコンピュータの情報交流を媒介するインターフェース。
注2) CORBA（Common Object Request Broker Architecture）
　　コンピュータの分散システムにおけるオブジェクト間のメッセージ交換に関する仕様。
注3) データウェアハウス：
　　複数のシステム上にあるデータを整理・統合し、収納しておく蓄積庫。

PART-1
電子カルテとは

韓国における電子カルテの現況

韓国
啓明大学校東山医療院
企画情報處長
外科教授
林　台　鎭

韓国
啓明大学校東山医療院
電算次長・内科教授
金　潤　年

韓国における電子カルテへの関心は高く、今後目覚ましい発展が予想される。韓国における電子カルテの現況と、啓明大学校で導入された韓国初の電子カルテシステムを紹介する。

■ 韓国では現在、電子医務記録の必要性が注目を集めている

▶ 経済的、社会的、技術的重要性

韓国においては、電子医務記録（電子カルテ EMR：Electronic Medical Record）に対する医療機関の関心が非常に高まっている。

その理由は、第一に医務記録の効率的な管理が可能であるからである。このことは、経済的にも重要な意味をもっている。紙媒体に記載したり、出力して保管する今までの方法では、書類の保管と照会が非効率的で、医療機関の規模に応じて多数の人力と空間が必要であり、高額な経費を伴う。

第二に、情報共有という、社会的な要求に見合う環境構築が必要となっているからである。これは、すなわち社会的重要性といえる。インターネットのような通信技術が発達し、患者サイドからだけでなく、国家政策面からも情報共有への要求が増している。

第三に、膨大な知識情報を管理する機能が要求されているからである。これは技術的重要性である。電子医務記録管理システムでは、効率的な管理と、迅速かつ正確な医務記録の検索が可能で、これを通じて知識管理システム発展の足場を築き、そして医療機関の競争力を向上させる。

上記のような三つの側面、すなわち経済的、社会的、そして技術的重要性から、電子医務記録の必要性は著しく注目を集めている。

■ 2006年までに多くの医療機関が完全統合情報化へ進むと予想される

▶ 電子医務記録導入の現況

韓国保健産業振興院は、保健福祉部[注1]から助成を受け、大宇コンピュータ医療情報チームと共同で、2001年1月に「医療管理情報化調査報告書」を発刊した。この調査には、第一次診療機関として医院級54施設、第二次診療機関として病院級診療機関30施設、第三次診療

機関として総合病院級30施設および総合専門療養機関12施設など、総計126の医療機関が参加した。

この報告書によれば、院務業務が電算化されている医療機関は全体の87.6％を占めている。また、44％の医療機関が外来診療にOCS（Order Communication System）[注2]を導入し、このうち医院の41.3％、病院の22.7％、総合病院の46.9％、総合専門医療機関の81.8％がOCSを導入していることが判明した（表1）。

▶情報システムの統合に向けて

大多数の医療機関で院務業務、保険請求・未収金業務、外来診療業務などでの電算化が進行されている。しかし、診療情報共同活用のための前提条件といわれるEMR（Electronic Medical Record）とPACS（Picture Archiving and Communication System）を導入した医療機関は、それぞれ全体の11.4％と6.9％にすぎない現状である。業務領域別導入計画としては、EMRとPACSの場合、2006年までに導入する予定の医療機関は、EMRが61.4％、PACSが52％となっている。

情報システムの統合は、病院内部のシステムが一つのシステムとして統合管理されることを意味する。しかし、大多数の医療機関では、個別的なシステムとして分散管理されているのみである。統合管理については、2004年までには全体の81.3％、2006年には93.3％と、2006年までには大部分の医療機関が患者中心の完全統合情報化に向けて進むと予想される。

▶EMRの早急な導入が必要

このような高い関心と予想にもかかわらず、EMR導入自体が活発にならない理由としては、紙診療記録とマイクロフィルム、そして光

表1. 医療機関業務領域別情報化水準

（韓国保健産業振興院 2000年11月）

	導入 現況(%)				
	医院（1次）	病院（2次）	総合病院（3次）	総合専門	全体
院務	74.5	96.0	96.9	100	87.6
保険請求/未収金	74.5	87.5	96.9	100	85.8
行政[注3]	13.2	87.5	93.8	91.7	64.0
薬剤	20.5	42.9	78.1	83.3	50.5
外来診療OCS	41.3	22.7	46.9	81.8	44.0
臨床病理検査	19.4	23.8	50.0	83.3	38.7
放射線検査	2.8	23.8	51.6	83.3	33.3
特殊診療管理	3.3	15.0	46.9	83.3	32.3
健康検診	2.9	15.0	68.8	50.0	32.0
病棟OCS	8.6	18.2	43.8	81.8	31.4
診療依頼	16.7	9.5	41.4	75.0	30.1
EMR	21.6	9.5	-	16.7	11.4
PACS	5.9	5.0	6.5	16.7	6.9

ディスクなどを除外した他の電子診療記録は任意修正や変造が可能なため、医務記録としての法的効力自体が制限されていたからである。

しかしながら、最近、患者の高齢化と慢性疾患患者の増加、新しい検査および診断方法の登場によって医務記録が激増し、それに伴ってカルテの作成、保管、伝達および管理費用も増えている。従来の非効率的な医務記録の作成、検索および把握と分析などはほとんど不可能になり、医務記録を活用した医療サービスの改善も難しい実情となっている。そこで、各医療機関でEMRの早急な導入が必要になったのである。

韓国の場合も電子署名法が1999年7月から発効されているが、医務記録にはその法的効力が制限されていた。しかし、2002年には電子医務記録と電子署名を導入できる制度的措置が完成した。

■ 啓明大学校における電子署名・電子医務記録システムの実際

▶ 既存の電子医務記録システム

既存[注4]の電子医務記録システムでは、処方伝達システムから出た記録紙を高速スキャナでスキャニングし、ハードディスクに保管して患者番号、医務記録書式関連データを発生させる。これをイメージとして作ったカルテと連結し、ハードディスクの内容を光ディスクで電送する。

検索時には、光フィルムシステムのイメージカルテを照合する様式であり、図式化すると、図1のようになる。

▶ 啓明大学校の電子署名・電子医務記録システム

個人病院を除き、カルテを共有しなければならない病院および総合病院の中で、従来の紙カルテがまったく不必要で電子医務記録のみを使用する施設は、啓明大学校東山医療院を除いては、韓国では事例を探すことができない。

本病院では、電子署名[注5]と電子医務記録システムを別途のシステムとして開発し、既存のHIS(Hospital Information System)に追加設置できるようデザインした。HL7(Health Level 7)を利用した医務情報は、標準化された入力方式を維持し、低費用で、時期を繰り上げた構築が可能になるように構成した。その結果、このような電子医務記録を韓国で最初に導入することができた。

現在、東山医療院では、EMRとPACSを含む患者中心の統合情報システムが設置され、臨床的に運営されている。

▶ 東山医療院における病院情報化の歩み

ここで、東山医療院の病院情報化過程を簡略に紹介する。1984年から院務中心の病院情報化を開始し、1996年に処方伝達システム(OCS)を開発・使用した。1999年から韓国で初めて電子医務記録を病院全体で施行し、no chart delivery system[注6]を構築した。そして、2001年8月には映像伝達システム(PACS)を稼動し、フィルムなしの病院の実現に成功した。2002年には、電子署名を電子医務記録に導入する予定である。

図2に電子医務記録の導入後、記録室から紙カルテが検出される件数を示す。今まで紙カルテを使用していた医療機関において、電

図1. 既存の電子医務記録システム

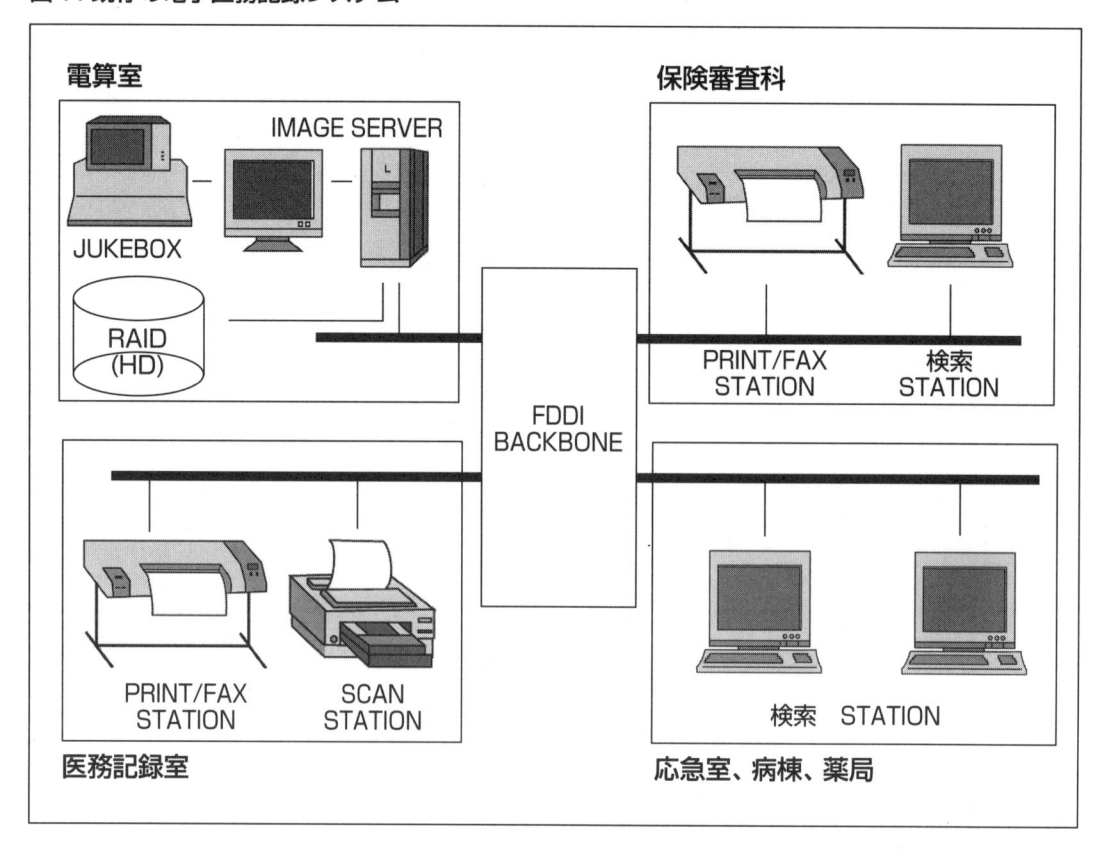

子医務記録を導入して約3～4か月後には、早くも紙カルテ照会件数の激減が確認され、電子医務記録が定着する過程がよく表われている。

法的効力が保証され、目覚ましい発展が予想される

▶ 今後の展望

現在、韓国での電子医務記録の普及と開発は、まだ初期の段階であるが、その法的効力が保証されるようになった現時点からは目覚ましい発展があると思われる。

電子医務記録に対して韓国医療機関がもつ関心と熱気は非常に高い。遅かれ早かれ、多数の医療機関においてこのシステムが導入され、また今後、質の高い製品の出現が予想される。

注1) 保健福祉部：
政府組織の一部で、日本の厚生労働省にあたる。
注2) OCS（Order Communication System）
patient history, physical examination および nursing record を除外したほぼすべてのものを意味する。
注3) 行政：
病院で行政とは、人事・管理・行事などを担当している。
注4) 既存：
韓国の他病院で使用システムで、啓明大学校東山医療院では現在は使用していない。
注5) 電子著名：
韓国で最初に、本病院で政府公認機関の暗号 key として smart というカードを2002年9月から使用している。
注6) no chart delivery system：
外来では chart なしで患者さんを診ているが、病棟ではまだ chart を使用している。

図2. 既存医務記録照会件数の推移

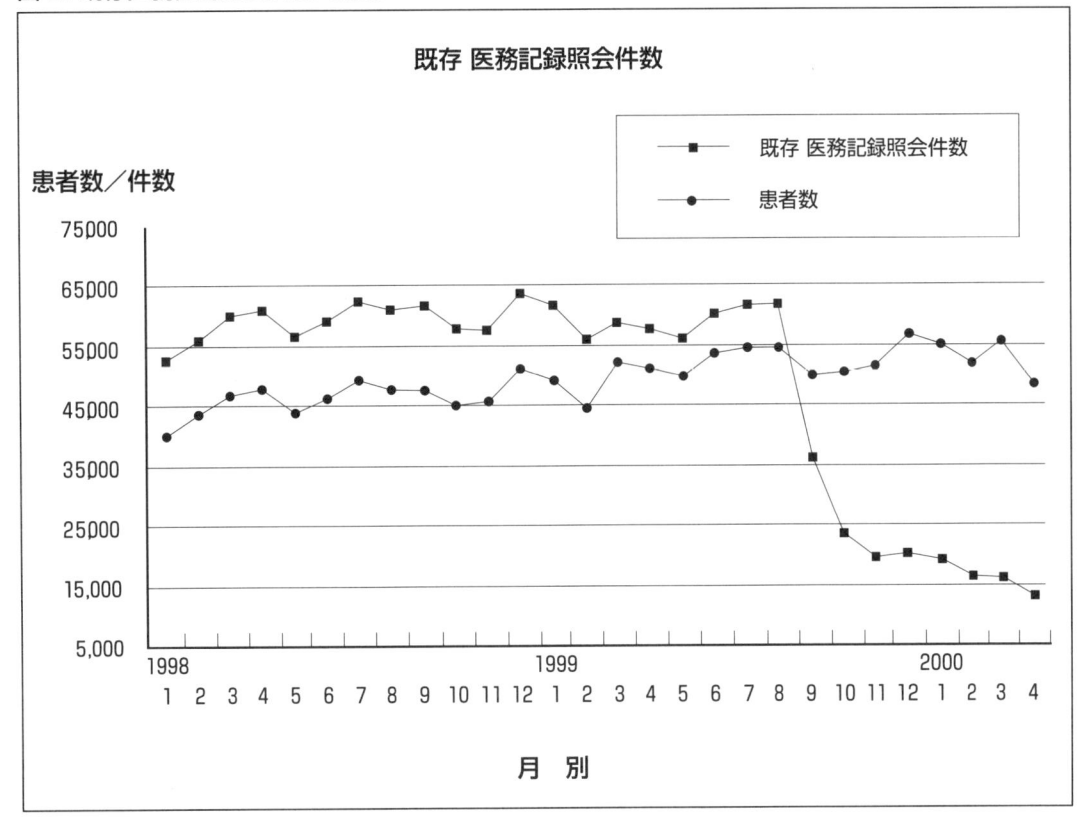

図3. 主画面と用語辞典を利用して、医務記録を作成する

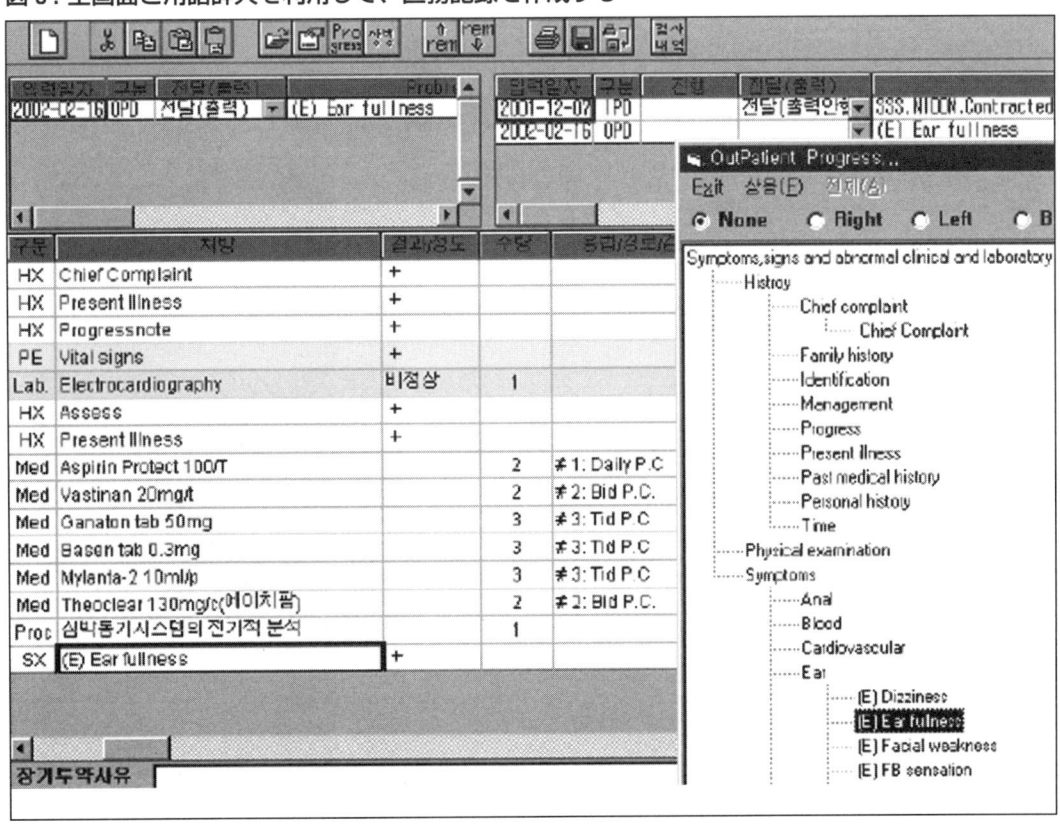

図4．約束処方を利用して薬を一括処方し、医務記録に記録・保存する

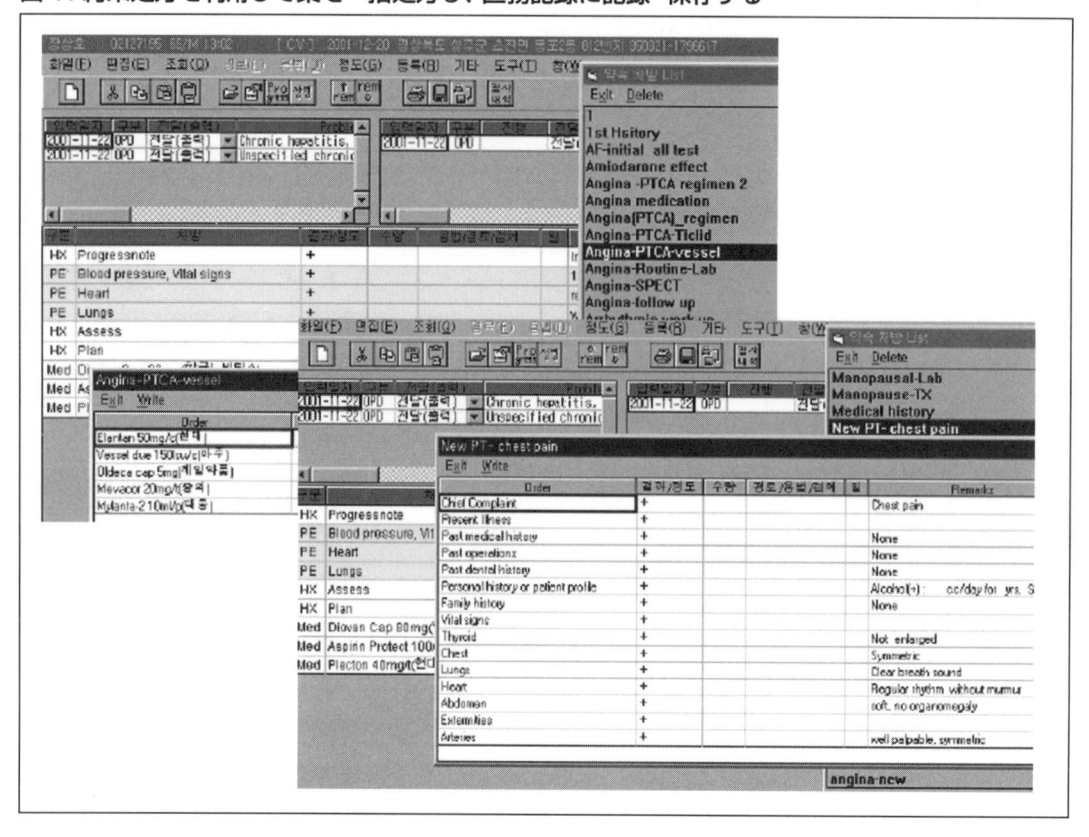

図5．放射線検査を照会する。また、PACSを利用して超音波映像を確認する

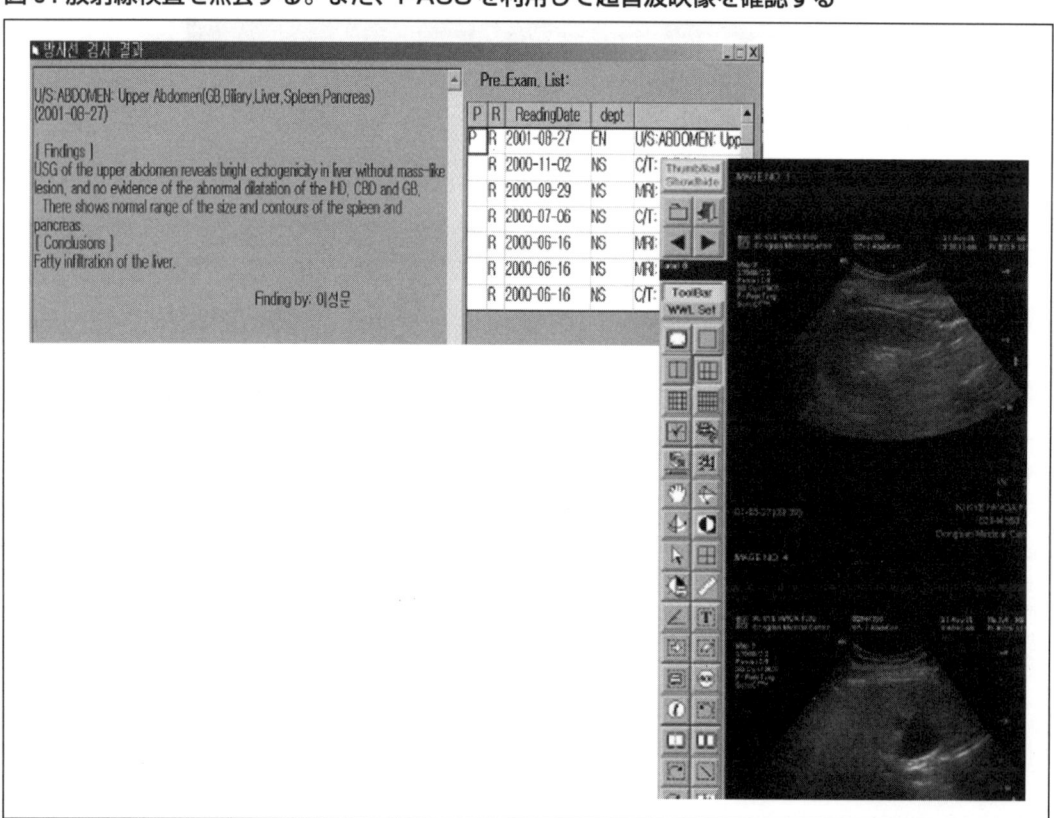

図6. PACS照会画面

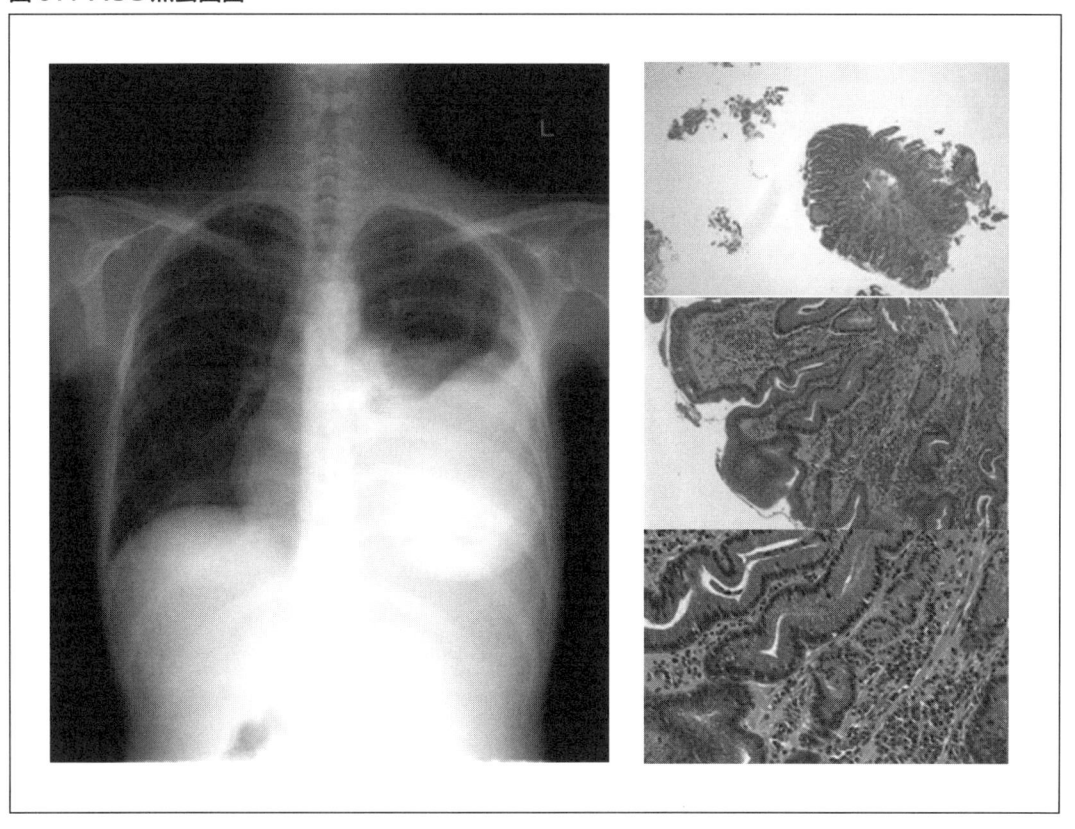

図7. イラストを用いて説明する。彩色も可能

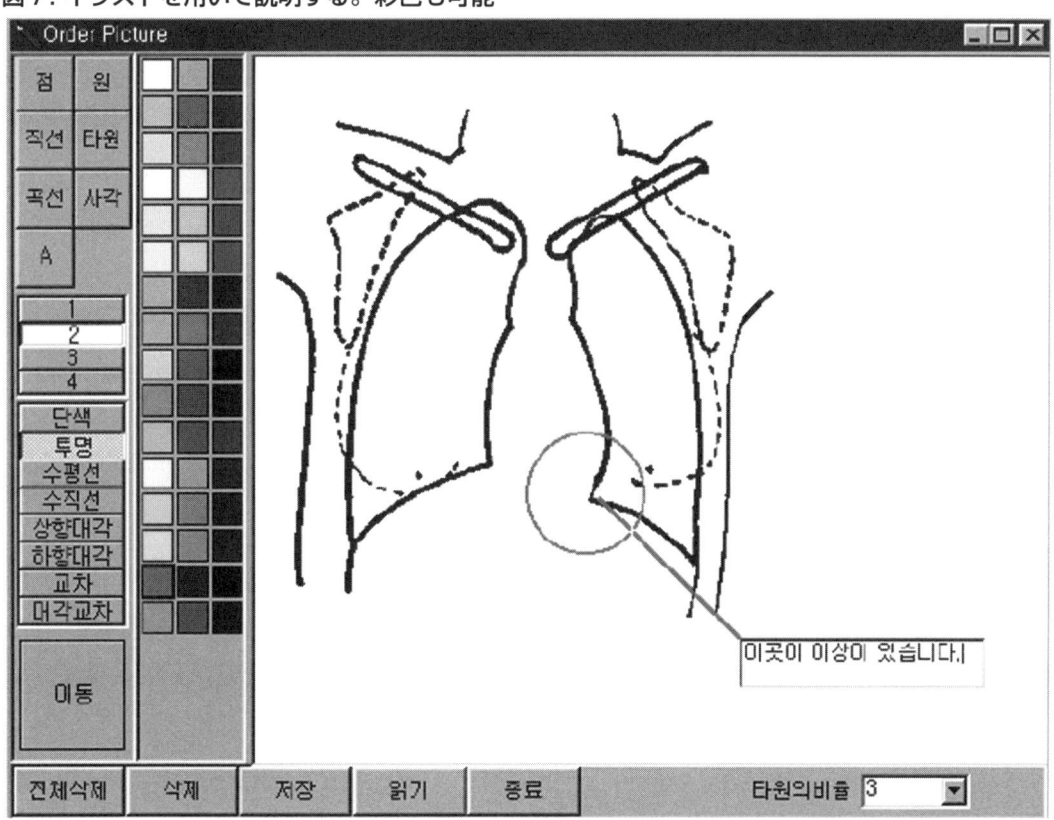

図8. テンプレート機能を利用して、手術記録を作成する

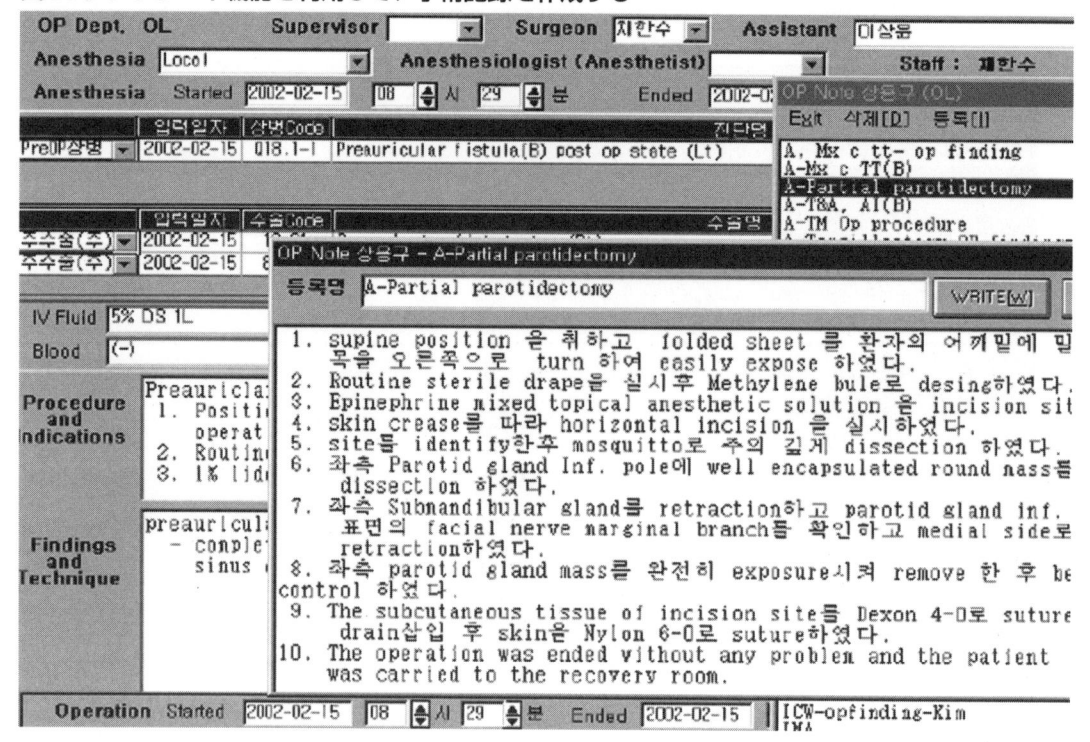

図9. 他医療機関からの紹介状に、回送所見書を作成する

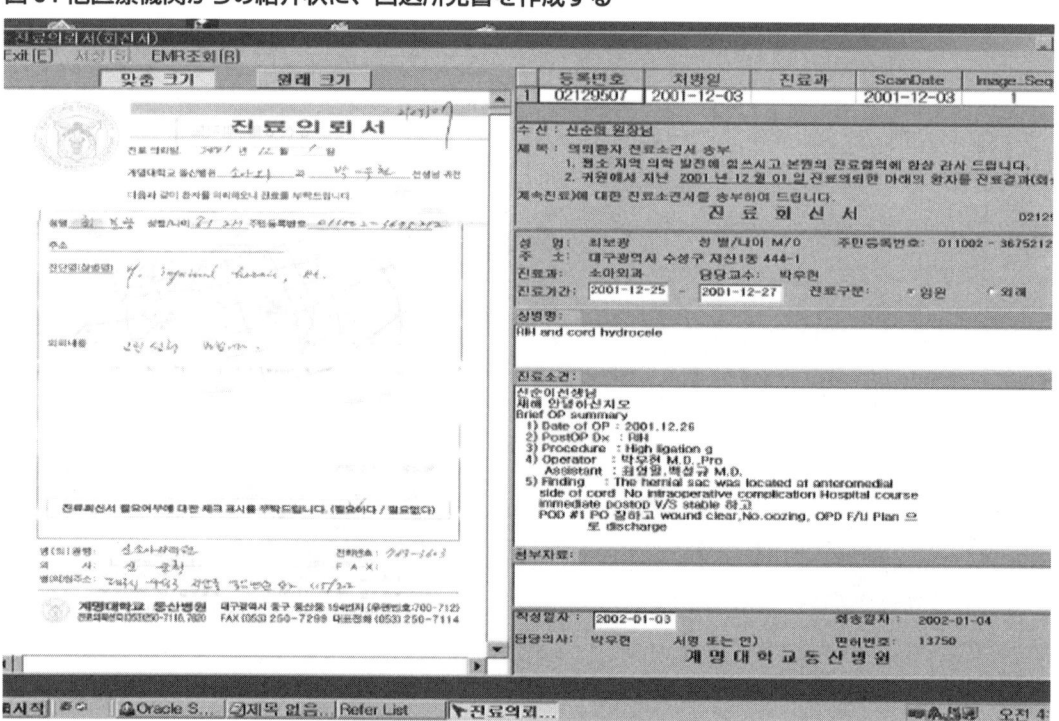

Electronic medical record and critical path

電子カルテとクリティカルパスで医療が変わる

PART [2]

NTT東日本関東病院の電子カルテ紹介

- NTT東日本関東病院での電子カルテ導入の概要
- 電子カルテによる診療の実際
- 電子カルテのメリット・デメリット
- 内科診療における電子カルテの実際
- 外科診療における電子カルテの実際
- 心臓血管外科領域における電子カルテの実際
- 放射線診断における電子カルテの利点と課題
- 電子カルテ導入による薬剤業務の変化
- 看護業務と電子カルテ
- 電子カルテ導入による事務業務の変化
- Q&A──電子カルテへの疑問に答える

Electronic medical record and critical path

PART-2
NTT東日本関東病院の電子カルテ紹介 ●

NTT東日本関東病院での電子カルテ導入の概要

東北大学病院
メディカルITセンター
助教授
國井重男

NTT東日本関東病院(病床数556床、1日平均外来患者約2245人(平成13年度))では、2000年12月の新病院への移転に合わせ、電子カルテを中核とした新しい総合医療情報システムを導入した。ここでは、その概要を紹介する。

システム導入に際して設定した導入ポリシーとは

病院情報システムを導入する場合、導入する病院の課題を明確にし、その解決に必要なシステムを構築・選定することが大切である。NTT東日本関東病院では課題の抽出・解決を明確にするため、導入ポリシーは以下のように設定した。

▶抜本的な問題解決に向けた業務分析・BPR[注1)]の実施

システム導入のみならず、経営課題や将来構想を踏まえて、病院業務の効率化など、導入効果を最大化するため、ワークフローの徹底的な分析と業務改善事項の整理を行う。

▶オープンな環境でのシステム構築

システム構築における各機能(電子カルテ・オーダー、医事、部門の各システム)は、システムのさらなる発展性、機能追加への柔軟性などに配慮し、自社製品にとらわれず他社製品を公正な視点で評価・選定する。製品個々の特殊仕様にとらわれない標準的なインターフェースを採用する。

▶NTTの総合病院にふさわしいシステムの構築

電子カルテのみならず、各種検査画像・検査波形の電子化にも取り組み、検査レポートを含めたいわゆるフィルムレス・ペーパーレスにチャレンジする。また、最新のNTT研究所の研究成果を取り込むとともに、最新のIT技術を盛り込んだ「世界に冠たるマルチメディアの病院」を目指す。

マルチベンダーによるシステムの構築と開発体制の確立

▶専門スタッフによるシステム開発

今回のシステム導入にあたっては、各部門の課題解決機能の実現を優先し最適なシステ

ムを選定するという考えから、マルチベンダー[注2]によるシステムの構築を進めた。

・業務フローの整理
・システム仕様の策定
・既存システムの評価
・ベンダーとの調整

など、システム構築にあたっては多くのステップと時間が必要である。また、病院業務の効率化という視点から、システムの導入効果を最大限にあげるためには、業務の見直しも必要である。

特に、一般病院では日常業務に多忙な医療スタッフ自身が、このような時間を捻出することはほとんど不可能といえる。今回のシステム構築にあたっては、この調整とシステム設計をNTT東日本法人営業本部医療担当が行った。最適システムの評価・選定の結果、中核システムのベンダーはIBMに決定した。ベンダー決定からわずか1年半で、実際の運用に耐えうる総合医療情報システムを構築できたいちばんのポイントは、こうした開発体制にあったといえる（図1）。

システム導入と開発の柱となった四つのコンセプト

システム導入・開発におけるコンセプトは、以下の通りである。

▶患者サービスの向上

予約制に対応したシステムにより、診療や検査での待ち時間の最小化を図る。また、患者名の呼び出しを行わないことによりプライバシーを保護し、静粛で快適な環境を提供する。

▶医療の質の向上

患者情報の一元管理による重複入力を排除し、情報を共有してチーム医療に貢献する。薬剤の重複投与・誤投与を防止し、抗癌剤インターバルチェックなど、各種チェック機能を実現する。

さらに、情報のコード化により、臨床データの収集・分析と診療へのフィードバックを容易にする。整理された経過記録を実現し、POS (Problem Oriented System)に基づいたSOAP (Subject、Objedt、Assessment、Plan)の記述方式を採用する。

また、標準治療計画（クリティカルパス）の導入により、患者中心の医療を推進する。

最終的には、医療の質の維持向上とコストリダクションの両立を実現する。

▶徹底的な効率化とコスト削減

フィルムレス・ペーパーレスを目指した情報流通・共有化の推進により、紙カルテ、フィルム搬送に関する人件費、保管費用などの諸経費の削減を図る。

薬剤・医療材料の一元管理により、在庫の最小化を推進する。

▶積極的な情報提供

いつでも、どこでも電子化された診療情報を提供する。患者に、各種検査結果や治療計画を写真やグラフなどビジュアルな情報でわかりやすく説明できる環境を提供し、インフォームド・コンセントを支援する。

電子カルテに必要とされる三つの条件への対応

▶真正性の確保

・本人認証で指紋認証の採用

電子診療録・オーダリングシステムの中核システムでは、作成責任者の識別・認証に指紋認証を採用した。

・情報アクセス権の決定

職種により大きく五つのレベルに分けて、入力・参照・更新・印刷の権限を設定した。

・確定保存と変更歴の管理徹底

診療録には、医師・看護師などによる記録のほかに、オーダー内容（処方・注射・処置など）や実施記録が転記される。一度、確定保存された記録でも、作成責任者本人および作成共同責任者による追記・書き換え・消去はいつでも可能である。この場合、最初に確定保存した作成責任者はヘッダーの部分に表示され、追記や書き換えをした部分はバルーンで表示される（図2）。

▶見読性の確保

・診療録の論理的整理

診療録はPOSに対応したSOAP形式で記録をすることにより、治療方針が明確となり、見読性に優れた記録が可能となる。それを支援するツールが、カテゴリーごとのテンプレート・定型文・シェーマによる入力機能である。これらは入力を簡便にするものであり、疾患・病態別の標準的なテンプレートにより必要情報の入力漏れ防止を支援する（図3）。

・診療録印刷機能

必要に応じて、印刷権限保有者が電子カルテの内容を紙カルテに印刷することができる（カルテ開示、医療訴訟への対応として）。

▶保存性の確保

・データ保存の安全性確保

デジタルデータ保存により、永続的な保存が可能になる。サーバーはハードディスク障害対策（レイド機能）を採用し、万が一の場合でも復元が可能である。本番サーバーのほか、参照用サーバーを設置し、サーバーの二重化による安全性を確保した。

電子カルテに求められるその他の機能

▶ペーパーレスへの対応

・外来患者ステータスの把握

外来診療において、紙カルテの場合は、カルテが診察室へ到着することで外来患者が待合室に到着したことがわかる。ペーパーレスとなると、患者の動きが把握できなくなるため、診察室への呼び込みタイミングが取れないなど、運用に与える影響は少なくない。

患者の状況を医療人が把握するために、患者ステータスを設け、来院から会計支払い終了までの情報を表示して患者の動きが容易に把握できる仕組みを構築した。

・メッセージボックス（新着情報）

従来のシステムでは、各種検査の報告書が依頼元に届くことにより検査結果情報を把握できた。しかし、ペーパーレスとなると結果報告の到着を画面で確認する煩わしさが発生するため、メッセージボックス機能を設けた（p.13参照）。この機能により検査報告の到着や紹介状ありの情報などを、その患者のカル

図1. NTT東日本関東病院電子カルテシステム構築体制

メディカルスタッフ
システム仕様の調整

NTT関東病院　新病院システム構築プロジェクト

医療情報担当
企画業務
現システムの維持管理

法人営業本部（医療PJ）
システム構築

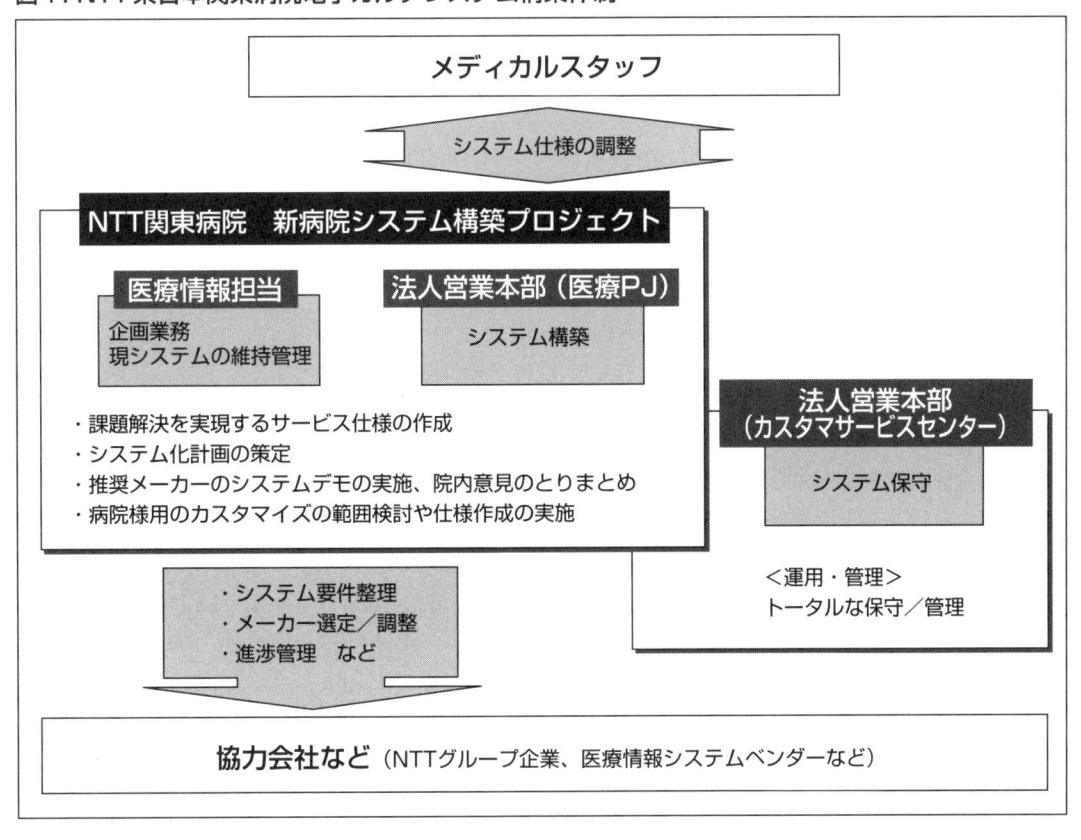

・課題解決を実現するサービス仕様の作成
・システム化計画の策定
・推奨メーカーのシステムデモの実施、院内意見のとりまとめ
・病院様用のカスタマイズの範囲検討や仕様作成の実施

法人営業本部
（カスタマサービスセンター）
システム保守

＜運用・管理＞
トータルな保守／管理

・システム要件整理
・メーカー選定／調整
・進捗管理　など

協力会社など（NTTグループ企業、医療情報システムベンダーなど）

図2. 真正性の確保

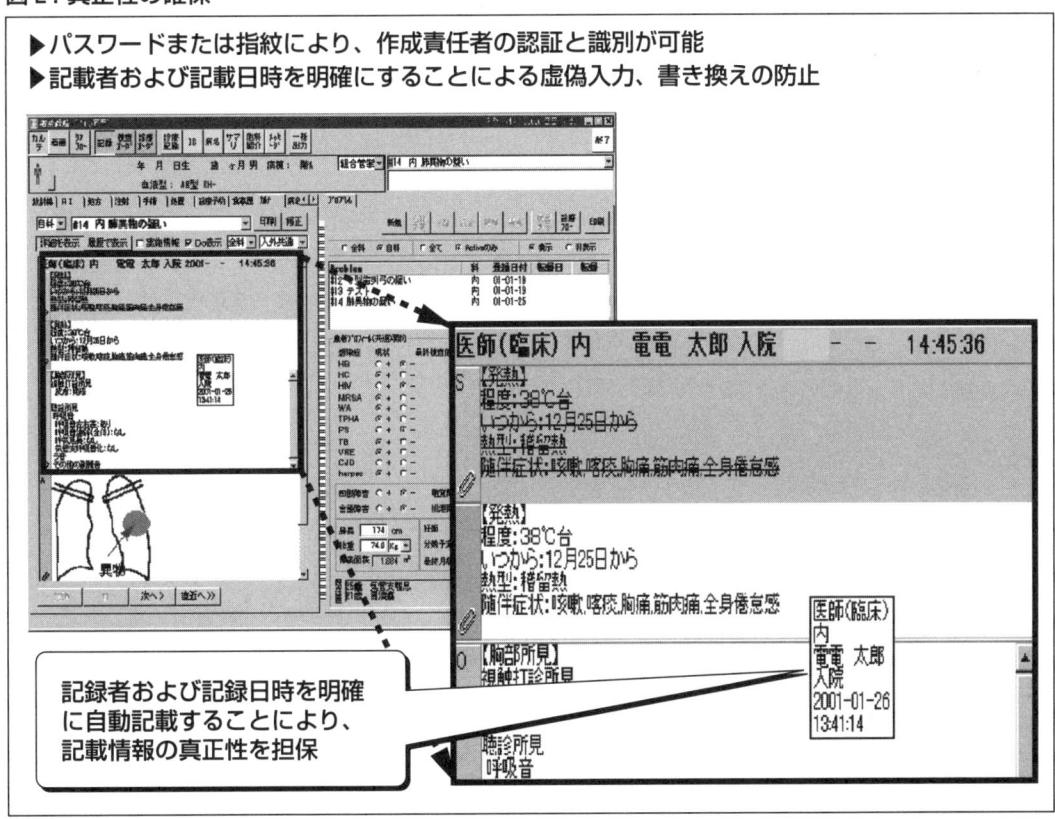

▶パスワードまたは指紋により、作成責任者の認証と識別が可能
▶記載者および記載日時を明確にすることによる虚偽入力、書き換えの防止

記録者および記録日時を明確に自動記載することにより、記載情報の真正性を担保

電子カルテとクリティカルパス ●53

テを開いた際、操作者へ案内することで、その内容を即座に参照できるようにした。最新情報を見逃すことなく診療ができることで、診療効率の向上を図った。

▶ スケッチ情報入力の簡便化

手術記録のように所見の記載にフリーハンドの絵が必要な場合は、ペンタブレットによる入力も可能である。最近はデジタルカメラで撮影した画像添付が増えている（p.11参照）。

▶ ベッドサイドでの情報入力

デスクトップ、ノートパソコンのほかに携帯端末を利用して、脈拍・血圧・呼吸数などのバイタルサインや観察項目などのベッドサイド情報を入力することができ、ケアフローへ情報が反映される（図4）。

▶ ケアフロー

体温表は医師・看護師の情報共有として、重要なコンテンツである。従来の看護支援システムでは医師が印刷された温度表か、わざわざ看護支援システムの端末を見る必要があり、情報共有に不便さがあった。それを解消するため、この機能を電子カルテに取り込み情報共有の円滑化を図った。

表示形式として医師参照用、医師指示項目、看護側経過記録（看護診断、標準ケアの表示）、検査結果（表示検査項目の選択が可能）のデフォルト表示を用意し、随時表示項目の追加を可能とした。

また、この画面から検査のオーダー内容・結果・レポート、注射・処置の実施入力にリンクさせ、操作性の向上を図った（図4）。

▶ 患者や医療スタッフ間のコミュニケーション

ナースコールと連動した音声コミュニケーションツールとして院内PHSとの連動システムを採用し、どこにいても、患者とのコミュニケーションが可能となった。PHSには「呼び出した患者の病室番号、患者氏名」が表示され、対応がスムーズにできる。また、医師、看護師間のコミュニケーションが促進され、円滑な業務の遂行が可能となる（図5）。

▶ 診療録の時系列表示（SOAPフロー）

診療録の電子化にあたって問題とされる点として、入力法のほかに記録の表示法があげられている。SOAPフローとは、横軸を時間に、縦軸の項目を疾患・病態ごとに指定して記録内容を時系列に表示する機能である（p.14参照）。項目としてはS／Oについてはテンプレートを用いて入力された内容、検査結果・注射・処方（指定された薬剤の投与量）、処置内容などが表示される。長期間の病態・治療の推移を把握するのに有用である。

▶ 各種のサマリー機能

診療録に蓄積された情報を活用して、各種のサマリーを作成することができる。退院サマリー・転科サマリー・引継サマリー・任意サマリー・外来サマリー・入院時サマリー・術前サマリー・術後サマリーなどがある。退院サマリーについては該当科部長の承認を受ける流れとし、サマリー記載の質を監査できる仕組みとした。

▶ 病名登録

病名マスターには、MEDIS-DC[注3]の標準

図3. 見読性の確保

▶診療録の論理的整理により、必要情報を参照可能
▶職種による機能ごとのアクセス権限を設定
▶書面への一括印刷が可能

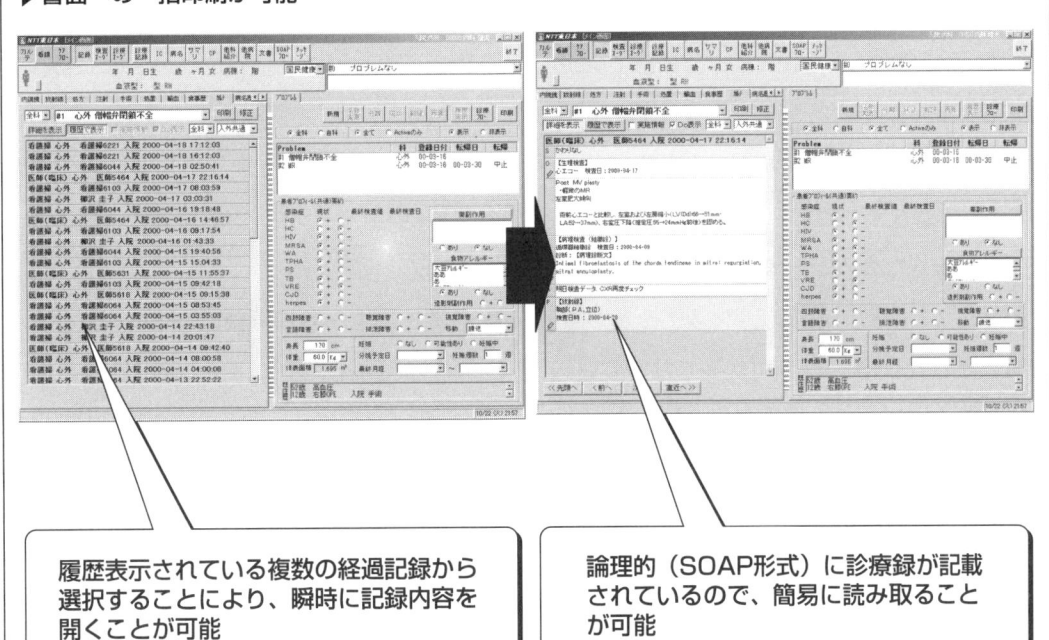

履歴表示されている複数の経過記録から選択することにより、瞬時に記録内容を開くことが可能

論理的（SOAP形式）に診療録が記載されているので、簡易に読み取ることが可能

図4. ケアフロー

ケアフロー

情報を集約し、温度表形式で患者のケア情報を管理することにより、看護師だけでなく医師やコメディカルと情報を共有でき、チーム医療のさらなる強化を実現！

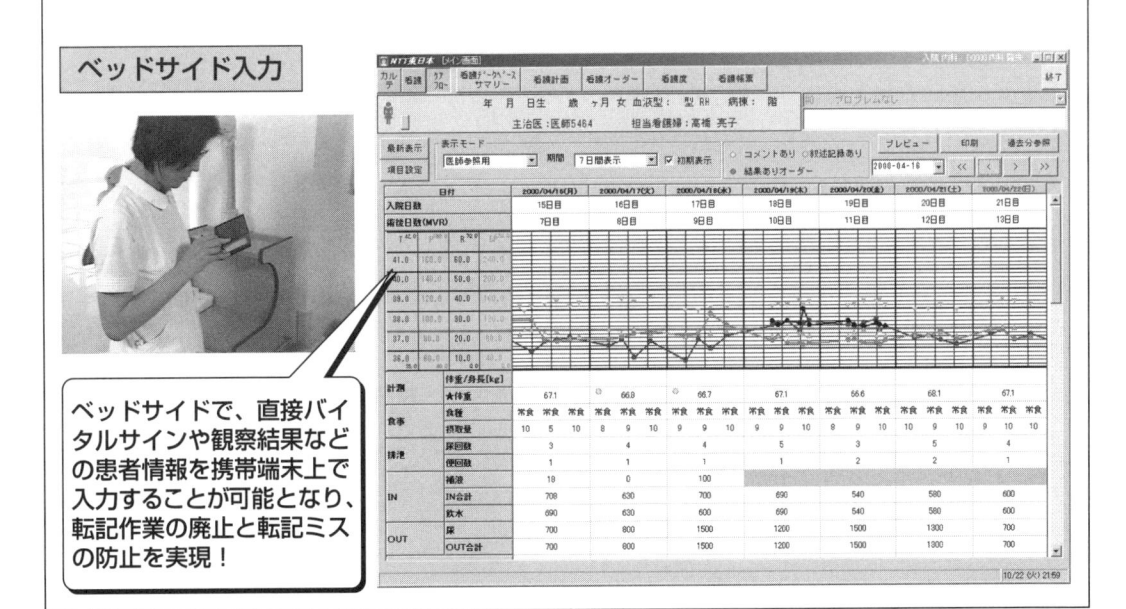

ベッドサイド入力

ベッドサイドで、直接バイタルサインや観察結果などの患者情報を携帯端末上で入力することが可能となり、転記作業の廃止と転記ミスの防止を実現！

電子カルテとクリティカルパス ●55

病名マスターに新規に334病名を追加して用いている。MEDIS-DCの標準病名マスターは、用語の標準化を視野に入れたICD10対応電子カルテ用標準病名マスター（標準病名マスター）を整備し、1999年4月に第1版が公開された。標準病名マスターは電子カルテや病歴管理などのシステムを支える基本マスターとして普及してきた。2001年には標準化を一歩進めるための、いわゆるリードタームを明確化した階層構造をもつマスターとして再構成された。さらに2002年6月からは、同時公開された診療報酬請求用の傷病名マスター第2版（新傷病名マスター）との連携強化により、医事会計システムの基本マスターとしても十分利用できるように拡張整備されている。

旧病院で使用していたシステムでもマスターによる病名登録を行っていたが、新マスターの採用にあたっては円滑に病名が移行されるように、また追加病名の必要性について、各科とヒアリングを繰り返しながら十分に検討を行った。ICD10対応電子カルテ用標準病名マスターをもとに、システム管理者の石原先生が中心となり各科の先生と類似・同義語病名をできる限り新マスターに合わせ、不足となった334病名を追加した。

病名の検索法には、標準病名マスターからの検索（先頭一致、ワイルドカード検索）のほかに、英字を含む略称検索用マスターからの検索（類語、同義語も表示される）、標準病名マスターから科ごとに頻用される病名を抽出し、カテゴリー別に整理した科別マスターからの検索がある。また、病名には修飾語・部位の付与、主病名・合併症病名の区分などが可能である。

▶他科紹介・他病院紹介機能

院内の他科への診察などの依頼は、依頼先医師・診察の有無・日時の指定などが可能で、依頼内容はメッセージボックスに表示される。

他病院からの紹介情報については、初診受付で紹介元医師の情報を医事課職員が入力し、紹介状をスキャナーで取り込んでいる。これも患者のメッセージボックスに表示される。

▶画像・レポート参照機能

画像は、PACS（Picture Archiving and Communication System）による読影のほかに、JPEG圧縮画像による参照も可能である（Web-PACS）。その画像表示機能にはPACSのビューワーと同様に、比較表示、自動コマ送りなどがある。

また、病理検査（組織診・細胞診）・内視鏡検査・超音波検査・X線・CT・MRI検査などは、報告書作成時に診断上キーとなる画像情報を添付することが可能である。さらに、心電図・肺機能検査の波形情報も、電子カルテの各端末ではWebベースでレポート原本の参照ができる（図6）。

▶クリティカルパス

近年、標準的治療計画として注目されているクリティカルパス（CP）も機能として備え、CPが適用された患者の診療録を開くと、まずCPチャートが表示される。各種オーダーと実施入力・検査結果の参照がチャートから可能で、日数の追加・削除・オーダーのコピーが容易に行える。バリアンス登録は病院全体の共通コードによって行う（図7）。

▶プロブレムの還移履歴

プロブレムは科ごとに管理され、プロブレムの変遷を分離・統合・転記することによって、診療プロセスが一目で把握できるように工夫した。

以上、主な機能概要をご紹介した。図8はNTT東日本関東病院電子カルテシステムの構成図で、ほぼすべての医療業務をシステムに取り込み、現状でなしうる最大限のペーパーレスを達成できたといえる。また、PACSもHIS[注4]・RIS[注5]と連携させ、ほぼ完全なフィルムレスを実現している。

注1) BPR (Business Process Re-engineering)
業務工程を抜本から見直し、無理、無駄、ムラを徹底的に排除すること。
注2) マルチベンダー：
いくつかのベンダー（製造・販売納入業者）から各部門別に病院にマッチしたシステムを選定し、医療情報システムを最適化して構築すること。
注3) MEDIS-DC (The Medical Information System Development Center)
財団法人医療情報システム開発センター　厚生労働省の外郭団体で、医療システムの普及や標準化について厚生労働省から依頼され活動している団体。
注4) HIS (Hospital Information System)
病院医療情報システム中で、オーダーエントリーシステムのような中核的役割をもつシステムをいう。
注5) RIS (Radiology Information System)
放射線医学管理システムで、HISからのオーダー依頼を受け撮影の実施管理、およびPACS (Picture Archiving and Communication System) 撮影画像管理システムへ依頼情報を転送する役割を果たす。

図5. 院内PHS連動ナースコール

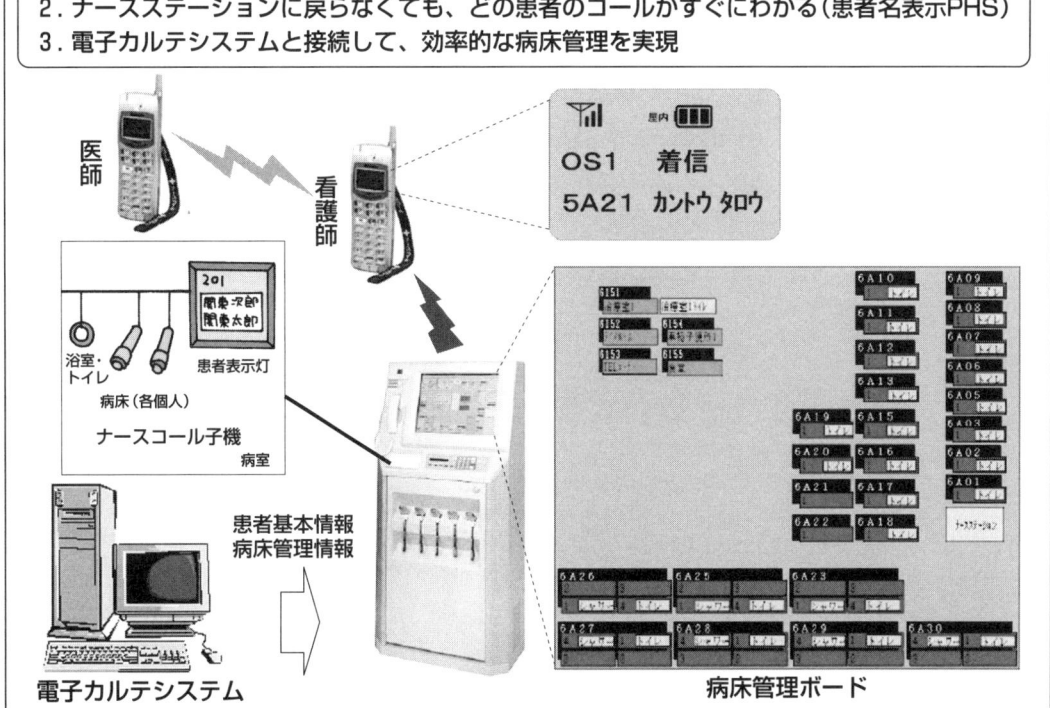

図6．電子カルテ（病理検査レポート参照）

ブラウザを用いた病理検査レポート表示

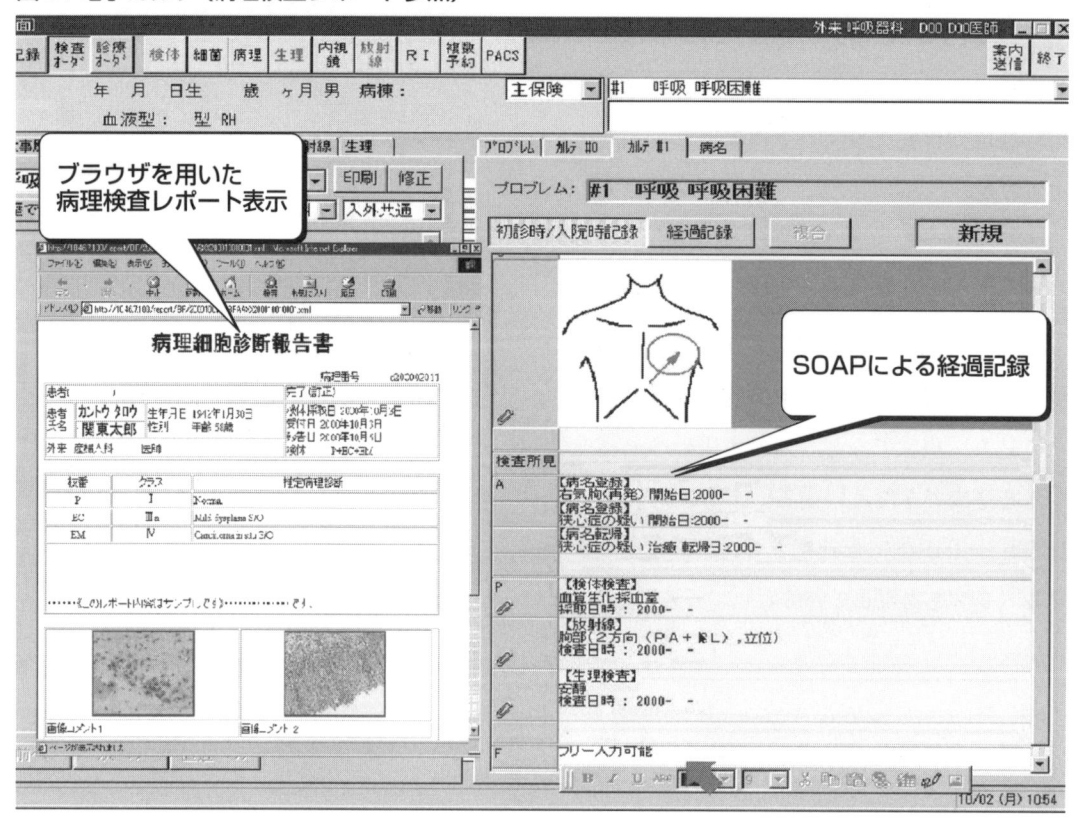

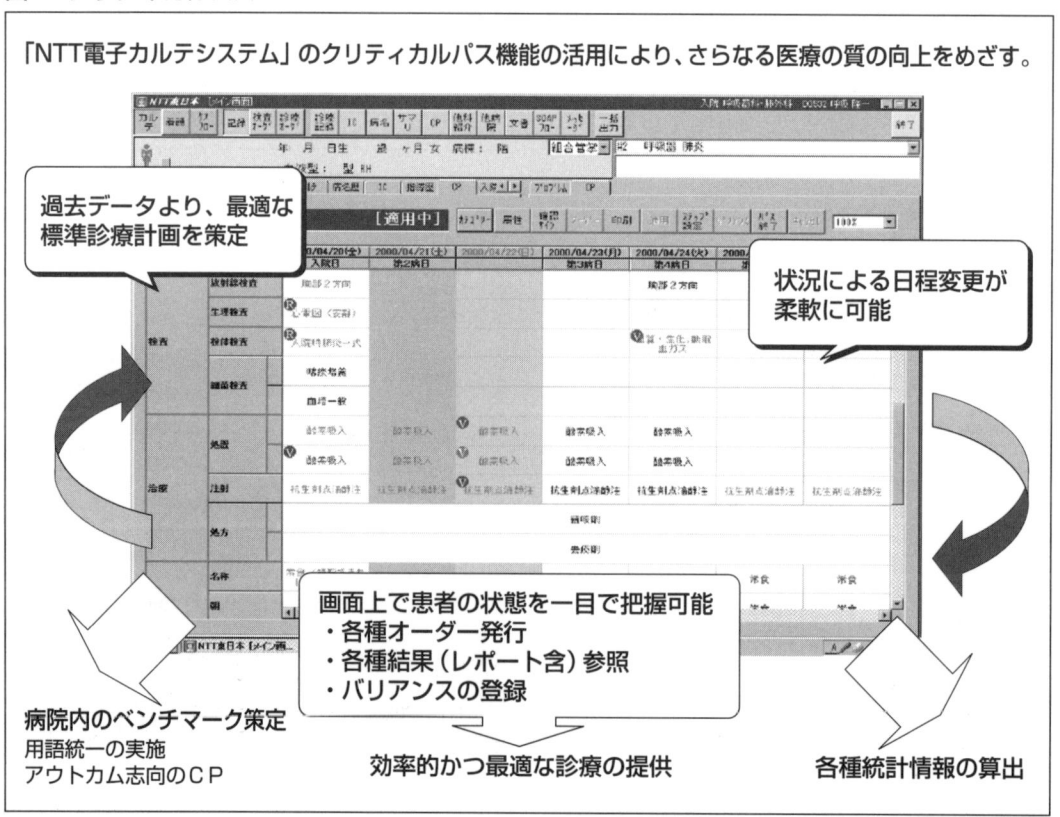

SOAPによる経過記録

図7．クリティカルパス

「NTT電子カルテシステム」のクリティカルパス機能の活用により、さらなる医療の質の向上をめざす。

過去データより、最適な標準診療計画を策定

状況による日程変更が柔軟に可能

画面上で患者の状態を一目で把握可能
・各種オーダー発行
・各種結果（レポート含）参照
・バリアンスの登録

病院内のベンチマーク策定
用語統一の実施
アウトカム志向のCP

効率的かつ最適な診療の提供

各種統計情報の算出

図8. NTT東日本関東病院電子カルテシステム構成

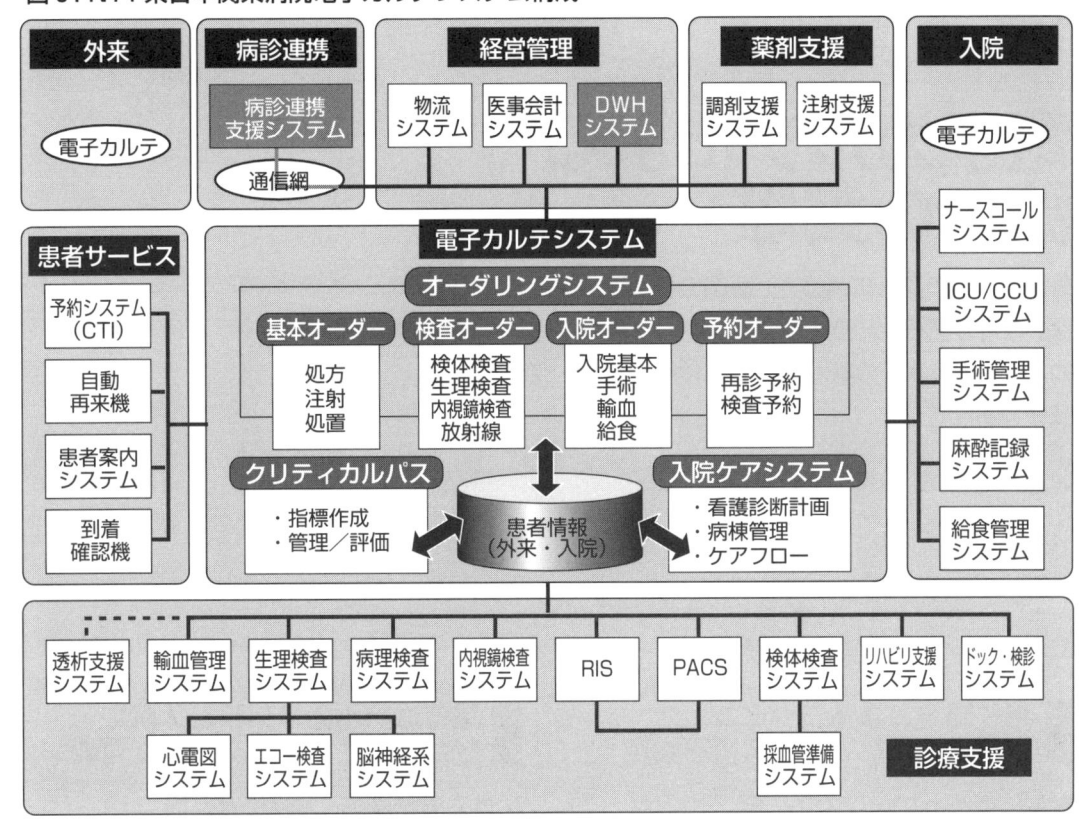

外来
- 電子カルテ

病診連携
- 病診連携支援システム
- 通信網

経営管理
- 物流システム
- 医事会計システム
- DWHシステム

薬剤支援
- 調剤支援システム
- 注射支援システム

入院
- 電子カルテ
- ナースコールシステム
- ICU/CCUシステム
- 手術管理システム
- 麻酔記録システム
- 給食管理システム

患者サービス
- 予約システム（CTI）
- 自動再来機
- 患者案内システム
- 到着確認機

電子カルテシステム

オーダリングシステム
- 基本オーダー：処方、注射、処置
- 検査オーダー：検体検査、生理検査、内視鏡検査、放射線
- 入院オーダー：入院基本、手術、輸血、給食
- 予約オーダー：再診予約、検査予約

クリティカルパス
- 指標作成
- 管理／評価

患者情報（外来・入院）

入院ケアシステム
- 看護診断計画
- 病棟管理
- ケアフロー

診療支援
- 透析支援システム
- 輸血管理システム
- 生理検査システム
  - 心電図システム
  - エコー検査システム
  - 脳神経系システム
- 病理検査システム
- 内視鏡検査システム
- RIS
- PACS
- 検体検査システム
  - 採血管準備システム
- リハビリ支援システム
- ドック・検診システム

Electronic medical record and critical path

PART-2
NTT東日本関東病院の電子カルテ紹介

NTT東日本関東病院
呼吸器科・肺外科部長
石原照夫

電子カルテによる診療の実際

電子カルテの導入によって、医師の日常診療はどう変わるのか。ここでは、患者の選択、記録法、検査・処置・処方オーダー、病名登録、再診予約など、各科共通の基本操作を具体的に紹介。併せて、現状システムの課題をあげる。

■ 指紋認証によるログインと職種に応じたアクセス権を設定

▶ 指紋認証とID・パスワード

電子カルテ・オーダリングシステムの中核システムでは、作成責任者の識別・認証に指紋認証を採用した（図1）。指紋の登録は、左右一指ずつ行っている。認証されると、端末の設置場所によって外来患者選択画面、入院患者選択画面のいずれかが表示される。

認証の際に、登録された職種に応じたアクセス権が設定される。アクセス権は大きく五つのレベルに分けられ、職種ごとに入力、参照、更新、印刷の権限が画面に応じて詳細に設定されている。

患者情報が限定されている部門システムでは、ID・パスワードでの認証を行っているものもある。

■ 患者選択画面は外来と入院に分かれ、さまざまな表示が可能

▶ 外来診療選択・入院患者選択

外来診療では、外来患者選択画面（図2-1）より患者を選択する。画面上段は、予約患者リスト、画面下段は予約なしで来院された患者リスト（当日予約患者と呼んでいる）である。

図では、来院して診察が可能な患者のみが表示されている。患者選択ボタンを全患者に切り替えれば、予約患者全員が表示される。

患者を選択すると（図では下段の受付番号A02）、画面右下の「カルテを開く」、「表示盤と連動してカルテを開く」のボタンが有効になる。前者はカルテのみを開きたい場合、後者は診察室に患者を呼び入れたい場合に押す。

表示盤と連動させると、診察室の前の表示盤のチャイムが鳴り、番号（A02）が点滅する。プライバシー保護、静粛なアメニティーの維持という観点から、原則として患者の名前では呼んでいない。

図1. KHIS-21へのログイン

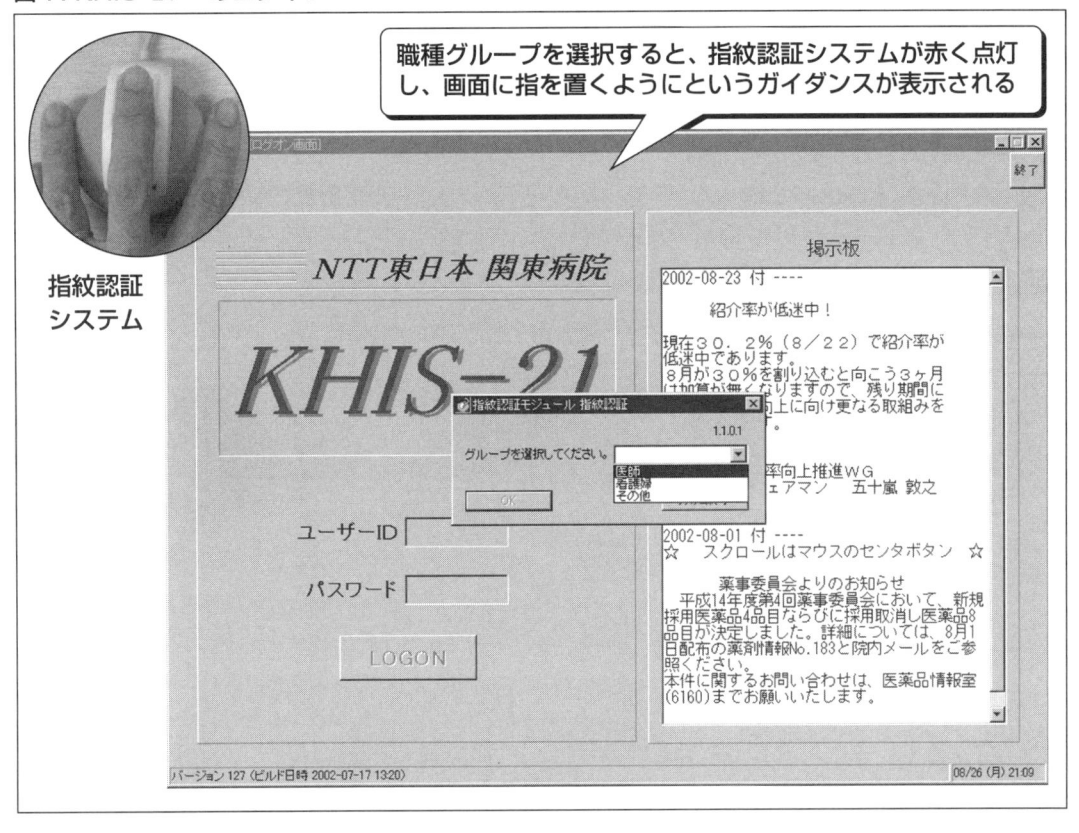

職種グループを選択すると、指紋認証システムが赤く点灯し、画面に指を置くようにというガイダンスが表示される

指紋認証システム

図2-1. 外来患者選択画面

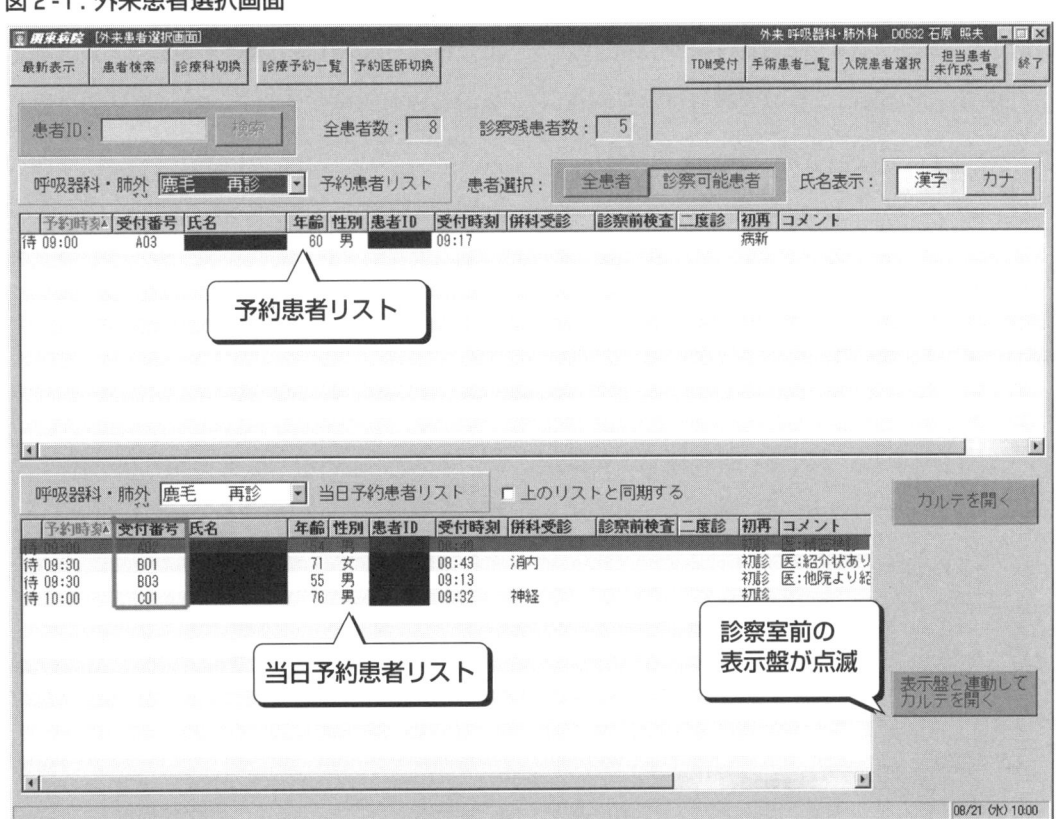

予約患者リスト

当日予約患者リスト

診察室前の表示盤が点滅

電子カルテとクリティカルパス ●61

図2-2は入院患者選択画面で、上段は現在の入院患者リスト、下段は入院日が決定している患者リストである。入院患者リストの上のボタンを切り替えることにより、主治医別、担当医別、診療科別、病棟別の患者リストの表示が可能である。患者を選択し、右クリックでメニューを表示させ、必要とする画面を展開させることもできる。

図2-3は、病棟の病床マップからの患者選択画面である。色によって性別、退院決定患者、外泊患者が識別される。表示モードボタンの切り換えにより、受け持ち患者だけを表示させることもできる。カーソルを病室に合わせ、右クリックでメニューを表示させ、必要とする画面を展開させる。

外来受診患者、入院患者以外の患者の場合は、外来患者選択画面の左上の患者ID入力欄に番号を入力することにより、該当のカルテを開くことができる。患者IDが不明であれば、患者検索画面でカナ氏名、生年月日、性別などの条件を設定して、検索することができる。

■電子カルテのユーザーインターフェイスと保存方法

▶カルテの書式とテンプレート

診療録の電子化にあたって特に問題となるのは、従来の紙のカルテに手で書いていた部分の入力法である。キーボードによる入力は、特に日本語では変換作業を伴うので、多数の患者を処理しなければならない外来では、かなりの負担である。このユーザーインターフェイスの問題は、単に入力を容易にするという観点のみならず、記録内容の質の向上、標準化というい観点からの検討も必要である。

カルテの書式には、デフォルトで初診時・入院時記録（主訴、現病歴、身体所見、検査所見、A、P、F：図3-1）と経過記録（S、O、A、P、F）とが用意されている。

また、当院の電子カルテはPOMR（p.14参照）に対応しているが、プロブレムを設定していなくても記録は可能で、その場合もSOAP形式での記録を原則としている。それぞれのカテゴリーでは、テンプレート（図3-2、図3-3）、定型文、シェーマ（図3-4）を用いた記録が可能である。これらは入力を簡便にするものであるが、疾患・病態別の標準的なテンプレートを用いれば、必要な情報の漏れがない充実した記録が期待できる。

診療録（経過記録欄）には、医師・看護師などによる記録（当院では権限のある医療スタッフは医師と同じ経過記録欄への入力が可能）のほかに、各種検査・診療オーダーの内容や実施記録が自動転記される。

▶保存方法

単にカルテを閲覧した場合を除いて、カルテを閉じる際には、記録内容の保存方法を選択するウィンドウが表示される（図4）。入力が完了し、記録を終了したい場合は「確定して保存」を選択し、入力が中途で、あとで記録を追加したい場合は「中断して保存」を選択する。中断した場合は、その内容をほかの医療スタッフがみることはできない。中断後、電子カルテに再ログインしたときは、中断した診療録がある旨のアラームが表示される。また、外来診療では、この保存操作の際に診療の状態を診察済みにするのか（会計が可能になる）、

図2-2. 入院患者選択画面（患者一覧）

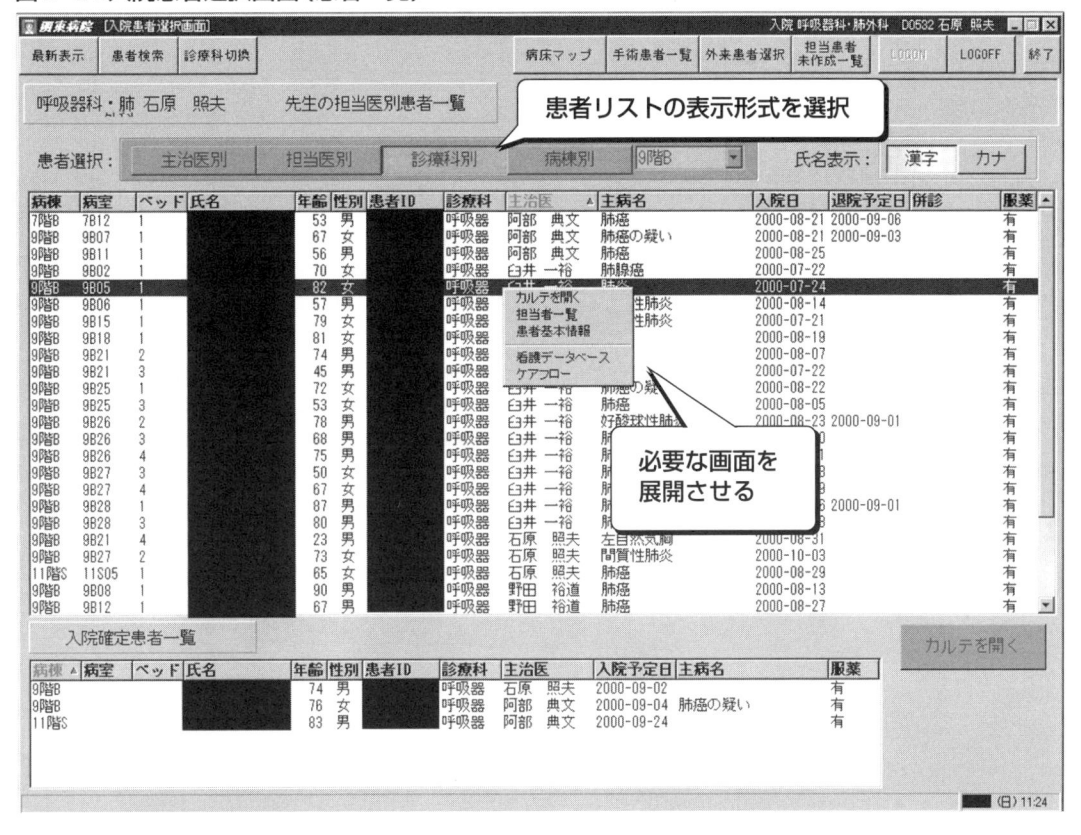

図2-3. 入院患者選択画面（病床マップ）

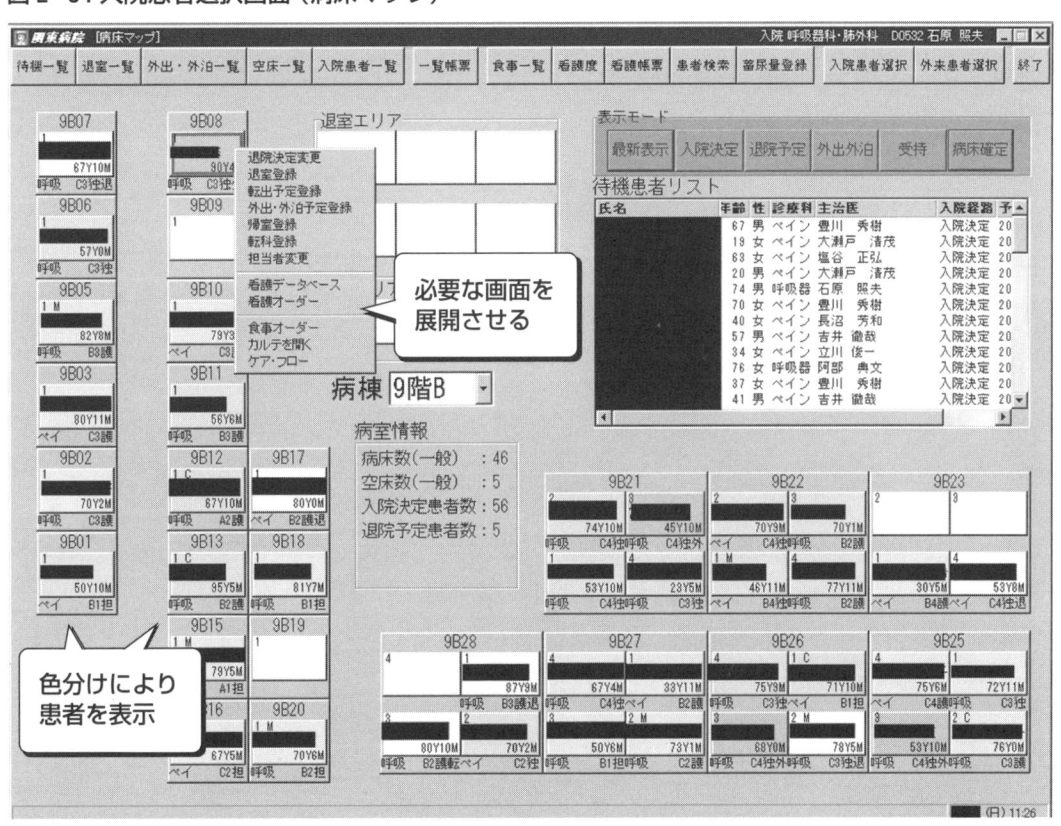

電子カルテとクリティカルパス ●63

図3-1. カルテ記録の例（初診時記録）

> 図3-2のテンプレートを使用

> 図3-3のテンプレートを使用

> 検査所見のX線写真は、電子カルテ端末でみることができる参照用画像をコピーしたものである

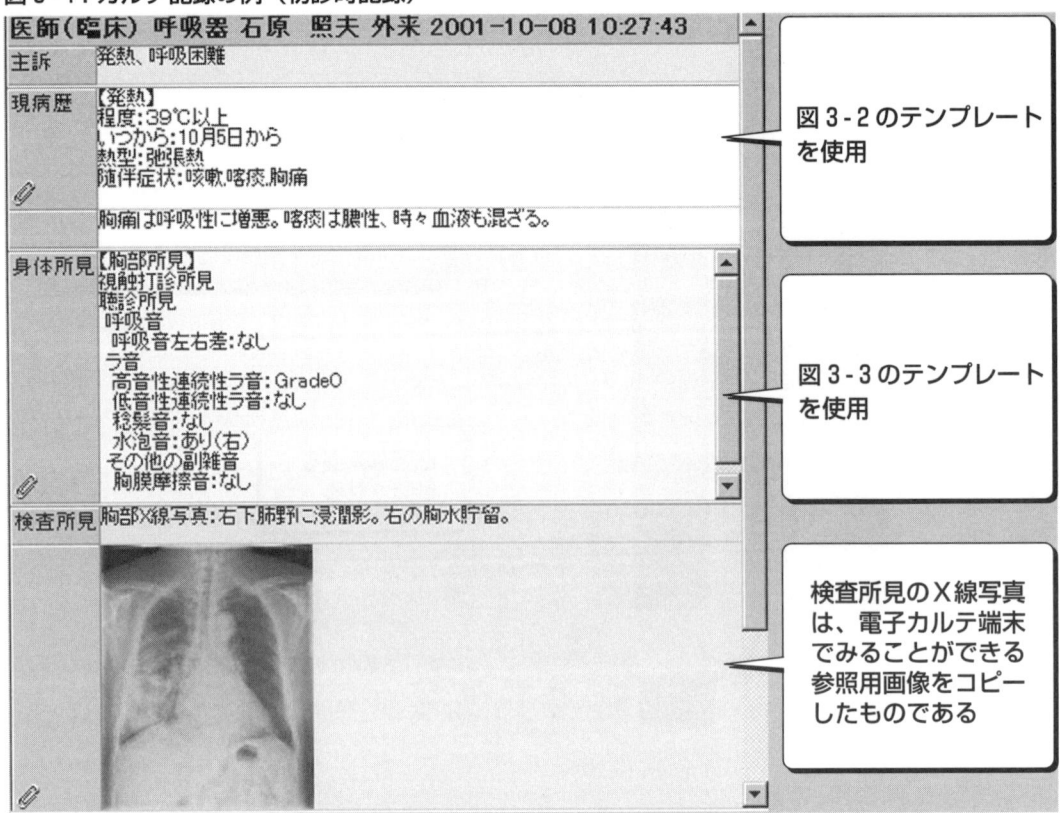

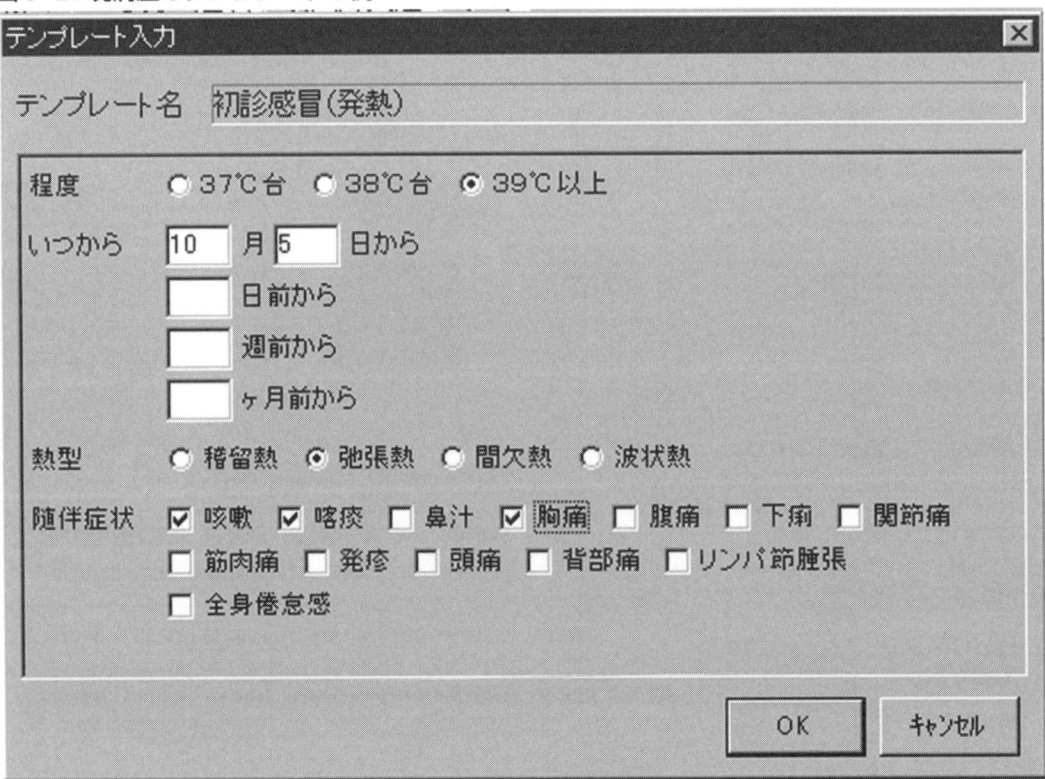

図3-2. 現病歴のテンプレートの例

図3-3. 身体所見のテンプレートの例

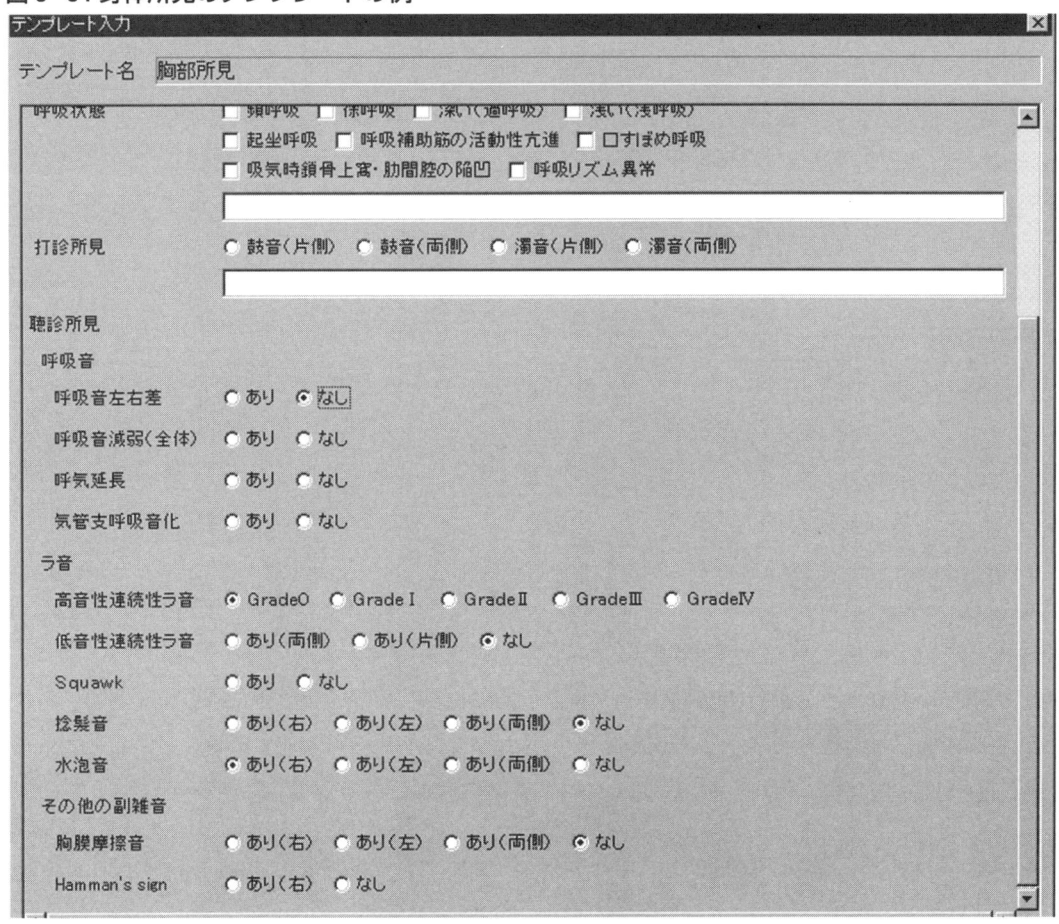

図3-4. 各種シェーマ

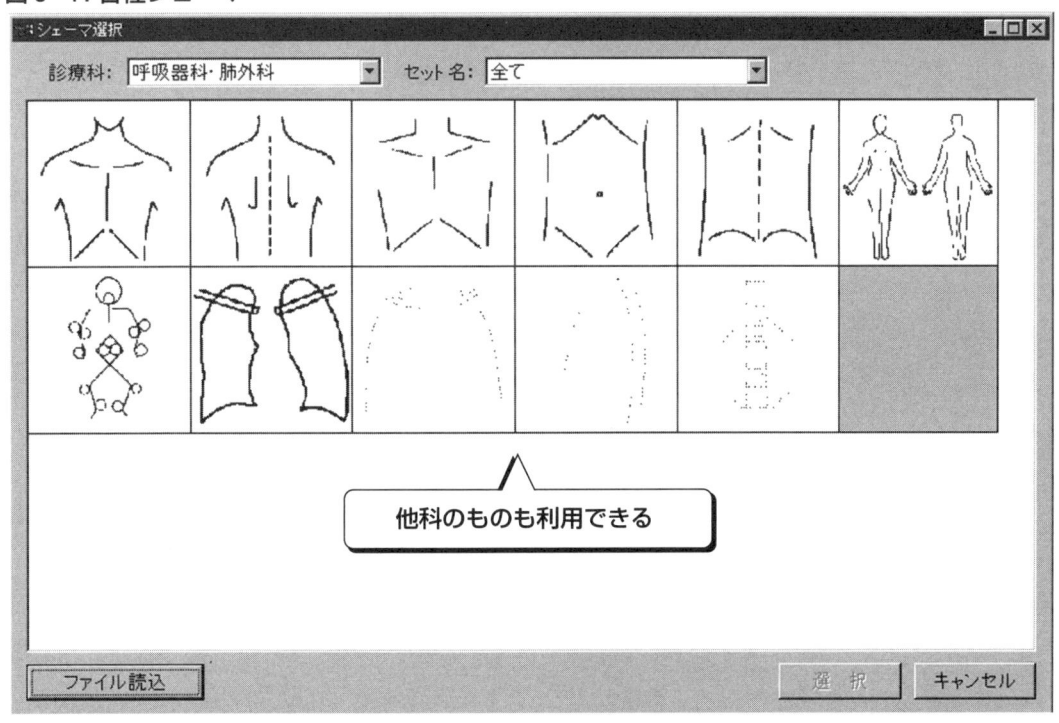

他科のものも利用できる

保留にするのかを選択する。

　一度、確定保存された記録でも作成責任者本人および作成共同責任者による追記・書き換え・消去はいつでも可能である（詳細はp.9参照）。

検査オーダーにおける効率化と画像情報のシステム

▶オーダーの効率化とチェック機能

　図5-1は検体検査のオーダー画面である。画面右に示すセットメニュー（黒枠で囲まれた部分）からの選択、画面左の検査オーダー歴で検査を選択してのDOオーダーが可能である。セットにない検査は、画面中央の自由選択や項目検索を用いて行う。検査結果をみてもう一度診察するオーダーや、次回診察前に検査を行うようにオーダーすることもできる。

　検体検査の結果は、メッセージボックスや図5-1の検査オーダー歴の検体結果からみることができる。図5-2のように経過記録（カルテ）のP欄で、オーダー内容が転記された部分（黒枠内）を右クリックし、結果表示を選択してもみることができる。

　図6-1は、放射線検査のオーダー画面である。中央のボタンで検査の種類を選択すると、部位を示すシェーマが表示される。部位をクリックするとあらかじめセット化された検査内容が表示され、入力が簡略化されている。MRI検査では、オーダー確認画面（図6-2）で注意事項の入力が必要である。このうちペースメーカーの入力は必須で、入力されていないと右下のOKボタンはグレーアウトしたままで、オーダーができない仕組みになっている。

▶画像診断システム

　図7-1は、KHIS-21の画像情報系のシステム構成を示したものである。PACS（医用画像蓄積通信システム）は、CT、MRなどの各医用画像診断機器、診断支援・レポートシステム、画像ファイルサーバーなどから構成されている。各機器で撮影された原画像は、画像診断のもとになる写真でPACSのファイルサーバーに蓄積される。これをみるためには、PACSのネットワークを延長し、専用の端末を設置する必要がある。当院では診断上原画像を必要とする科の外来診察室、各病棟、全手術室に専用端末を設置してある（図7-2）。

　一方、原画像をJPEG圧縮し、Web-PACSサーバー（図7-1の黒枠の部分）に蓄積し、インターネットブラウザーを用いて、電子カルテの端末でも閲覧できるようにしてある。この画像（図7-3）は、あくまでも参照画像である。画像表示条件は固定しているが、表示機能にはPACSのビューワーと同様に、比較表示、自動コマ送りなどがある。患者説明などに用いている。

電子カルテ画面からの診療オーダーの方法

▶処方・注射・処置のオーダー

　処方オーダーは、入力画面で薬品名の一部を入力すると、マスター内の候補薬品がリストアップされるので、処方薬品を選択し、用法を設定して処方する。

　以前の処方と同様の処方内容をオーダーしたいのであれば、図8-1のように処方歴からオーダーを選択し、右上のDOボタンを押せば、

図4. カルテを閉じる際の保存画面

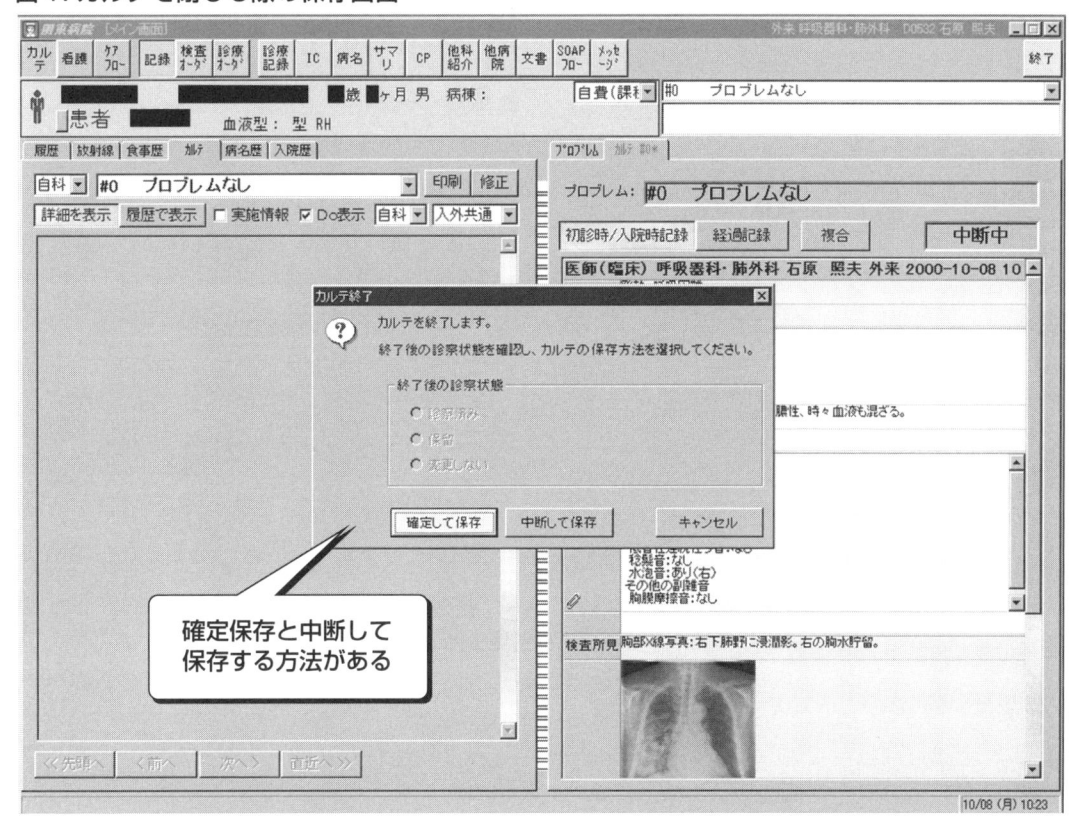

確定保存と中断して保存する方法がある

図5-1. 検体検査オーダー画面

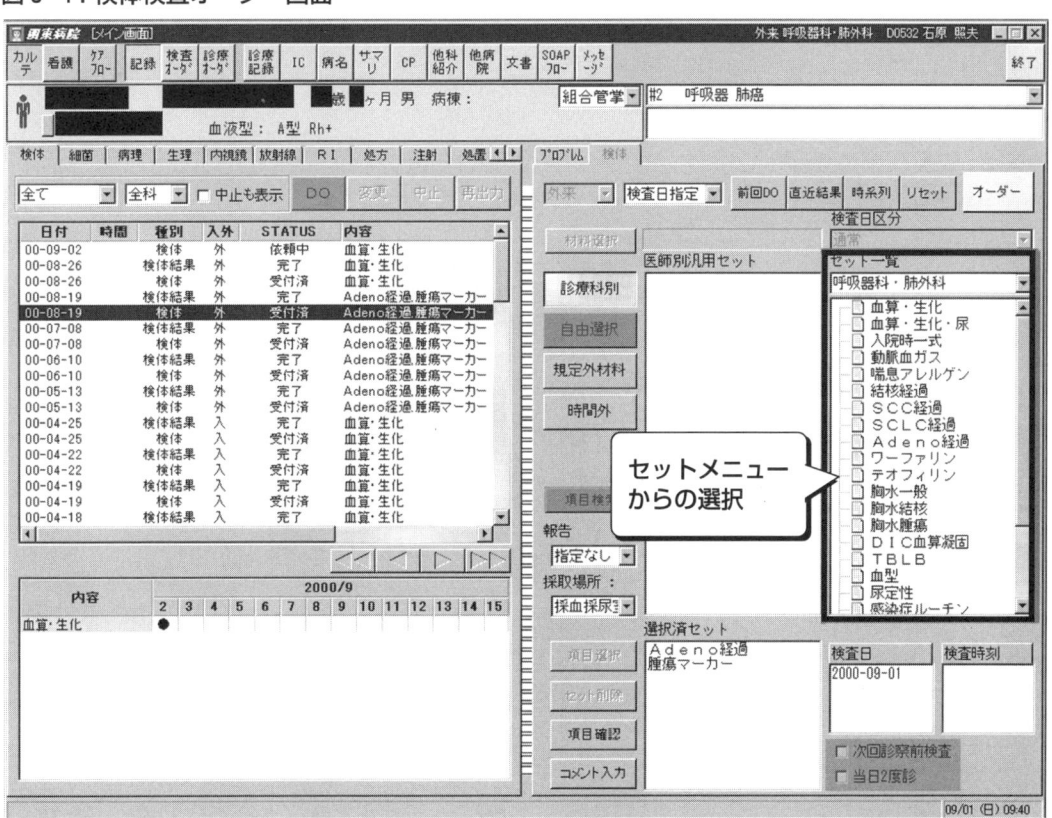

セットメニューからの選択

電子カルテとクリティカルパス ●67

処方内容全部が展開される。また、一部の薬品のみをDO処方したいのであれば、選択したオーダー内容が図の下に展開されるので、薬剤あるいはRp単位を選択し、Rp/薬品DOボタンを押すと、処方箋に選択薬剤が展開される。

また、図8-2のように、カルテ（経過記録）のP欄の処方内容が自動転記された部分を右クリックし、メニューを表示させてDO処方することも可能である。

抗癌剤の投与法については、p.16に示した（レジメン機能）。一般薬の注射で、内容・タイミングなどの変更がない場合は、図9のように容易に投与日数を延長することが可能である。

処置は、図10のように使用した医用器材、用量の入力が必要で、これにより医事会計システムに情報が送られ、コストが請求される。医用器材の物流については、バーコードラベルを用いて別の物流システムで管理している。

図5-2. 検査結果の参照

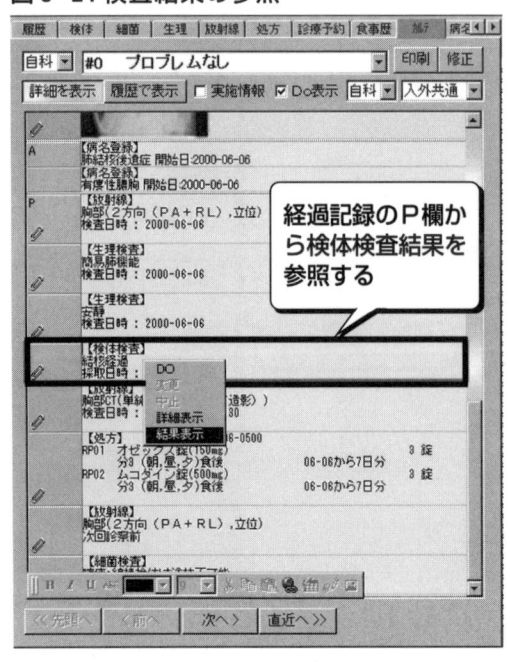

■ 病名マスターによる病名登録と検索機能の工夫

▶登録と検索

病名マスターは、ICD10コードとレセプト電算コードの付与されたMEDIS-DC（財団法人医療情報システム開発センター）の標準病名マスターを用いている。ワープロによる病名入力はできない。

マスターの病名を知らなくても登録ができるように、病名の検索方法に工夫が凝らしてある。標準病名マスターからのカナ検索（先頭一致、ワイルドカード検索）、英字を含む略称検索用マスターからの検索（類語、同義語も表示される：図11-1）、標準病名マスターから科ごとに頻用される病名を抽出し、カテゴリー別に整理した科別マスターからの検索（図11-2）がある。

また、病名には修飾語や部位の付与ができ、主病名・合併症病名の区分が可能になっている。

■ 再診予約──人数ではなく、診療時間の合計で管理

▶オープン枠と専用枠

再診予約枠は30分間隔で設定されている。それぞれの予約枠は、誰もが予約できるオープン枠と同一科の医師しか予約できない専用枠とに分けられている（図12）。

各予約枠のうち、オープン枠・専用枠に割りふられる時間は、医師ごとに設定されている。一人の患者に割り当てられる時間は、初診・再診別に科ごとに設定されているが、患者ごとに変更することが可能である（図12の

図6-1. 放射線検査オーダー画面（MRI検査）

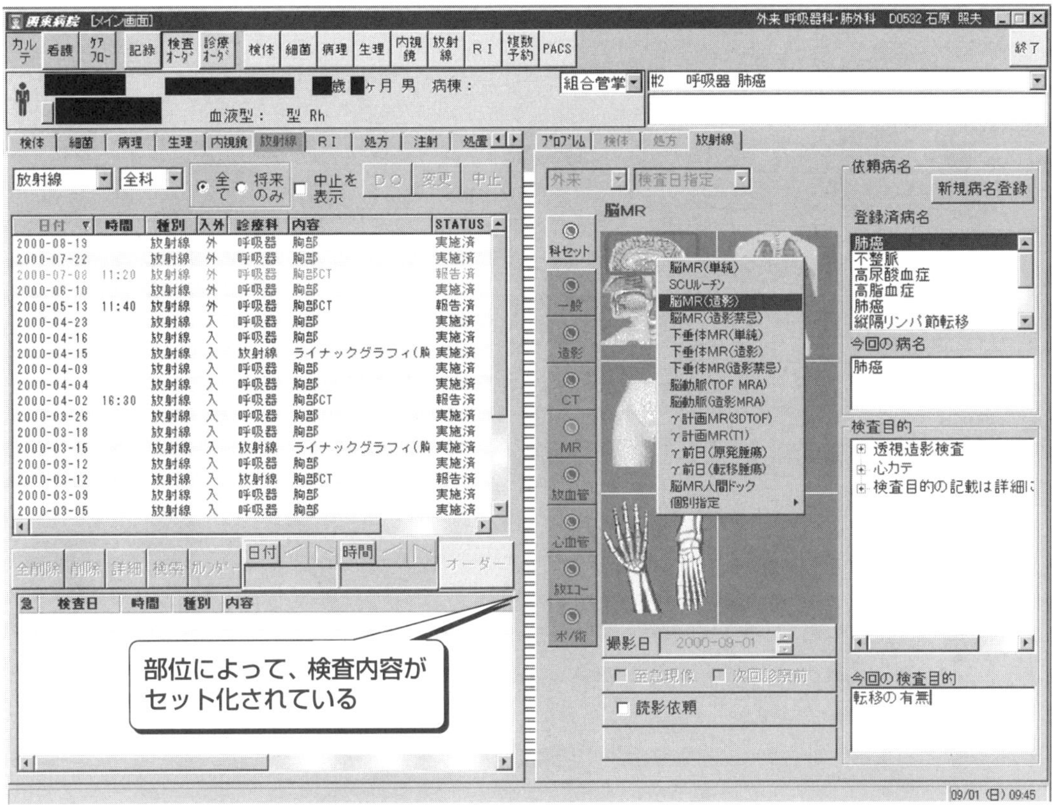

部位によって、検査内容がセット化されている

黒枠内）。枠ごとの予約患者は人数ではなく、各患者の診療時間の合計で管理されている。患者リストのコメントは患者に渡される予約票に印刷され、コメント欄のすべてが外来患者選択画面に表示される。

情報の一元管理と完全なペーパーレス実現が課題

▶現状のシステムの問題点

現状のシステムは、実際の診療にあたっていくつかの問題点を残している。たとえば、情報の一元管理という面で不十分な点がある。ICU、CCU、手術にかかわる患者情報のすべてが中核の電子カルテシステムで把握できないという点である。これらの状況では、複数のシステムを併用しなければならない。

医療業務のうち、依頼・指示・報告に関係したものは完全にペーパーレスである。しかし、オーダーの変更、ケア内容の確認（処方、注射、処置など）は端末のみでは困難と考え、紙ベースでの確認を行っている。患者のワークシート（食事、検査、注射、処方、処置、日常生活動作の自立のレベルと方法などが記載されている）を打ち出し、それに基づいて実際のケアが行われている。より機能の高い携帯端末の利用、ベッドサイド端末の設置などにより、紙に頼らない、より安全面に配慮された環境が実現できるものと考えている。

図6-2. MRIのオーダー確認画面

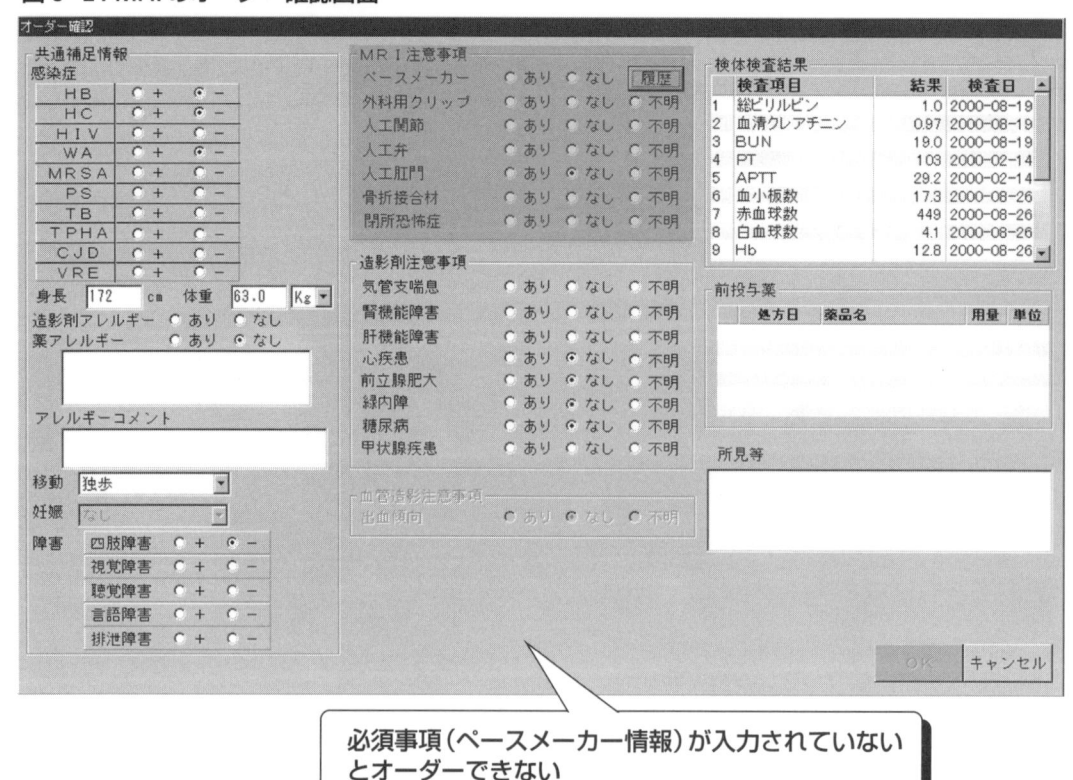

必須事項（ペースメーカー情報）が入力されていないとオーダーできない

図7-1. KHIS-21の画像情報系システム：PACSとWeb-PACSの構成図

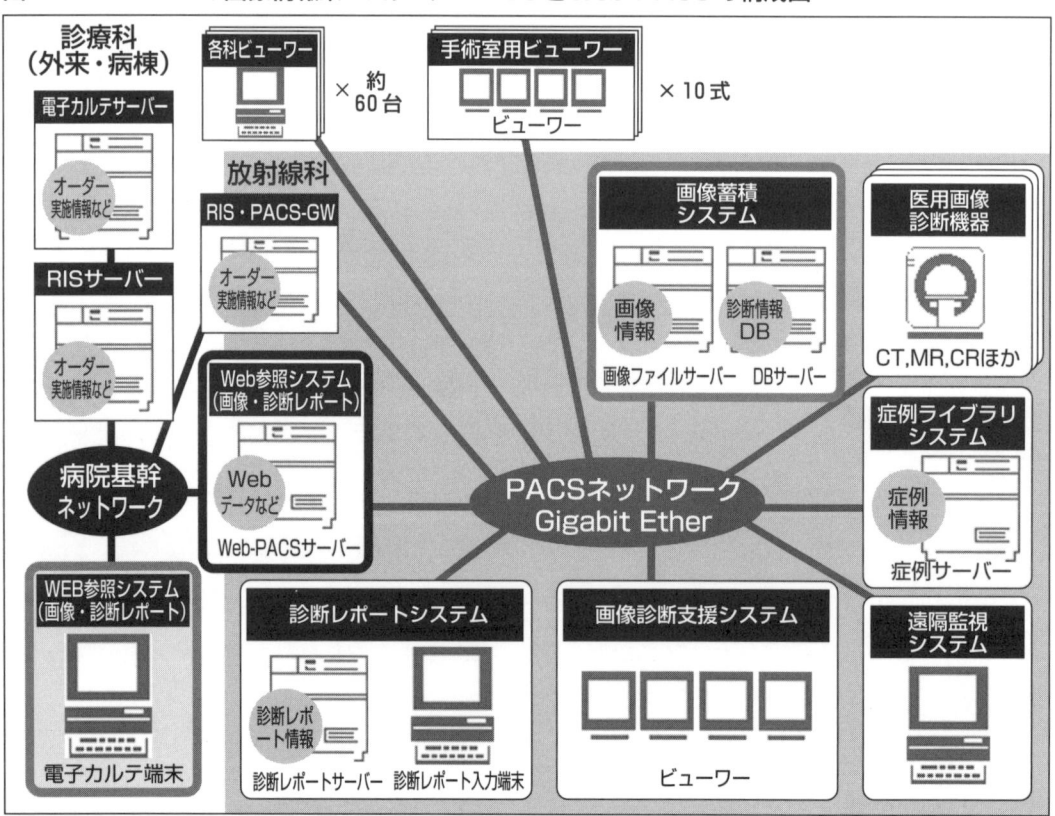

図7-2. PACSの原画像

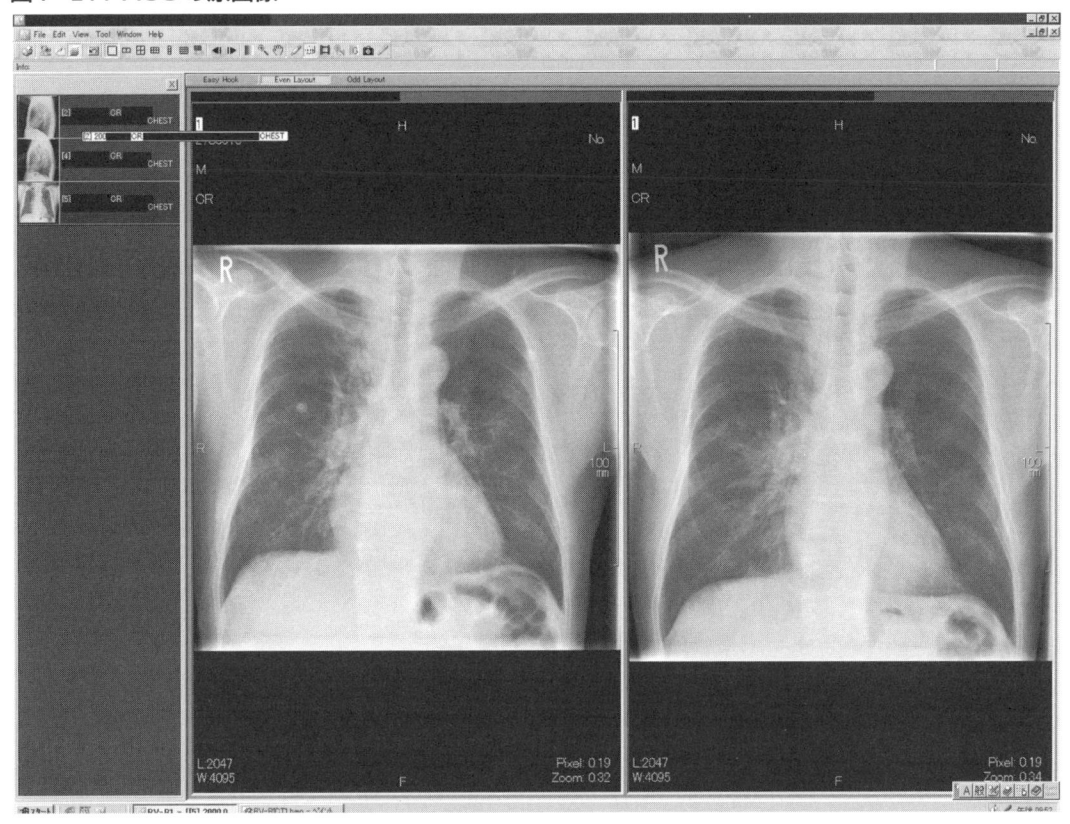

図7-3. Web-PACSの参照用画像

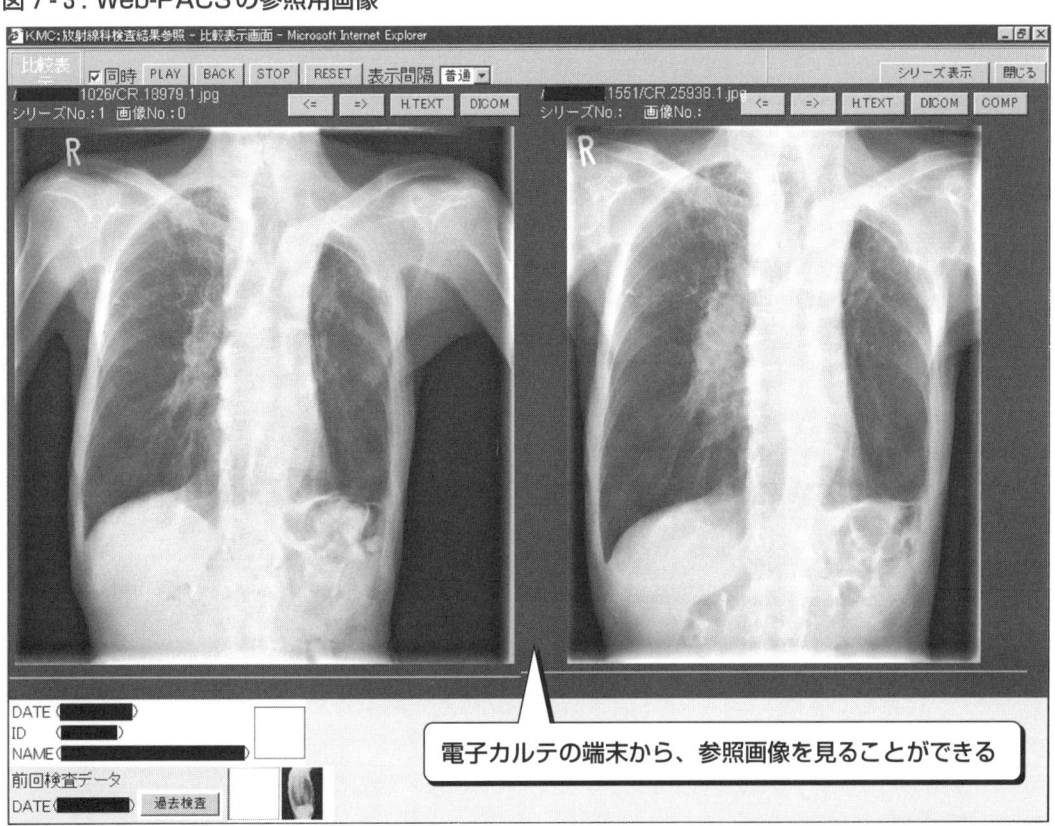

電子カルテの端末から、参照画像を見ることができる

電子カルテとクリティカルパス ●71

図8-1. 処方オーダー画面（DO処方）　　図8-2. 処方オーダー画面

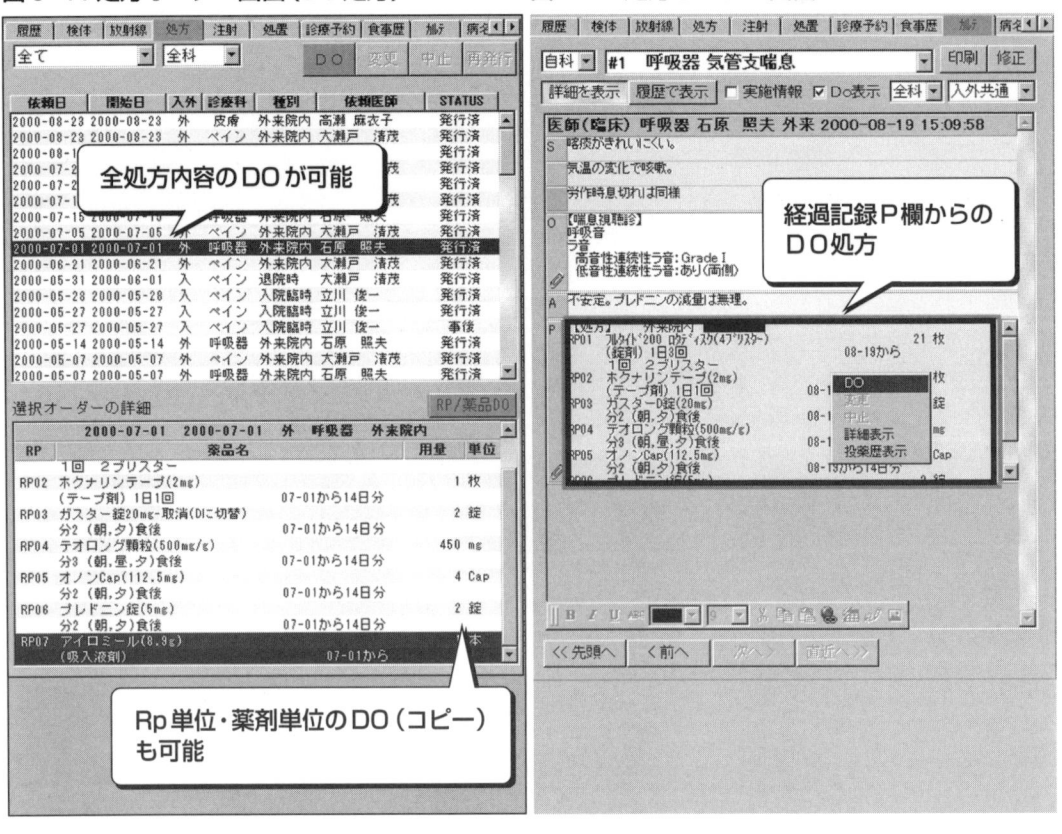

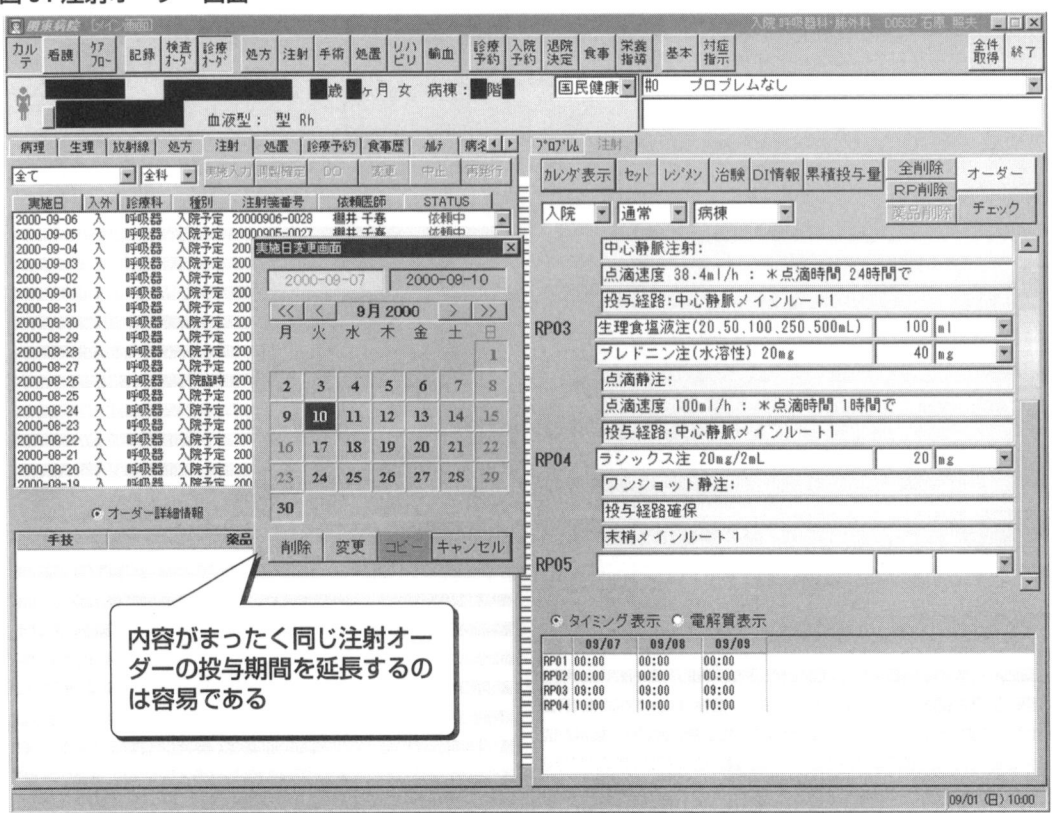

図9. 注射オーダー画面

図10. 処置オーダー画面

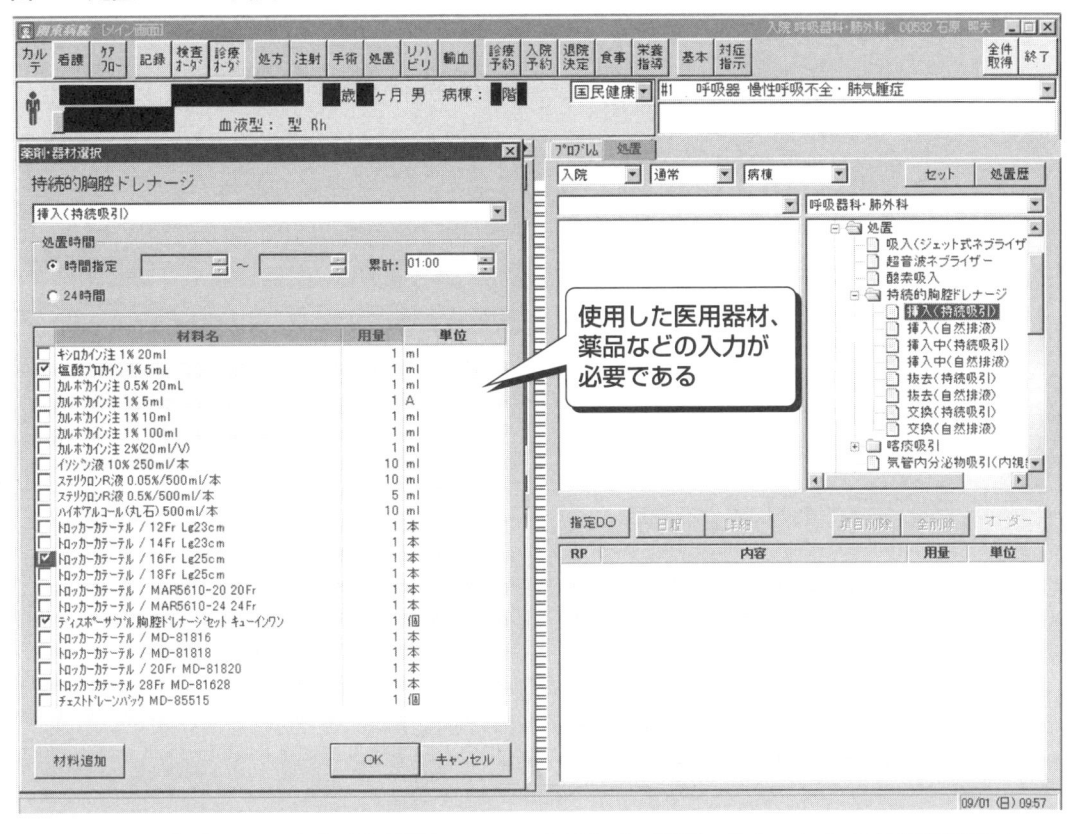

使用した医用器材、薬品などの入力が必要である

図11-1. 略称検索による病名登録画面

英字での検索も可能。同義語、類語も示される

図11-2. 科別マスターからの病名登録画面

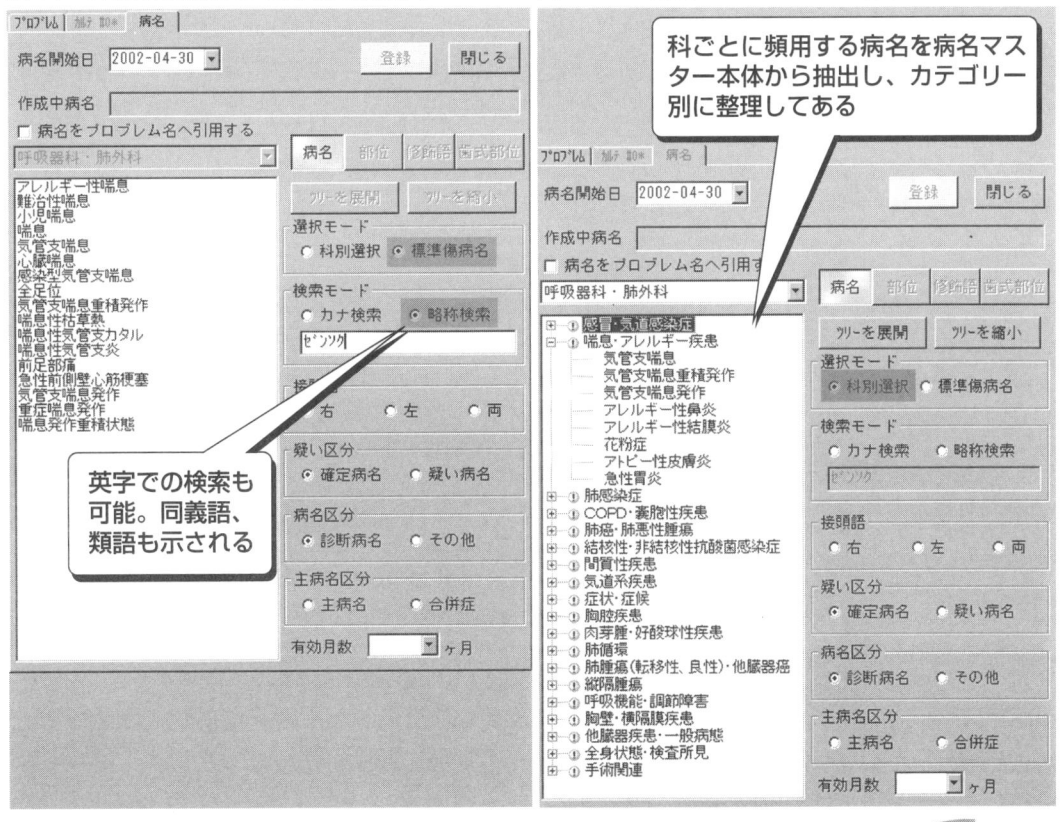

科ごとに頻用する病名を病名マスター本体から抽出し、カテゴリー別に整理してある

電子カルテとクリティカルパス ●73

図12. 再診予約オーダー画面

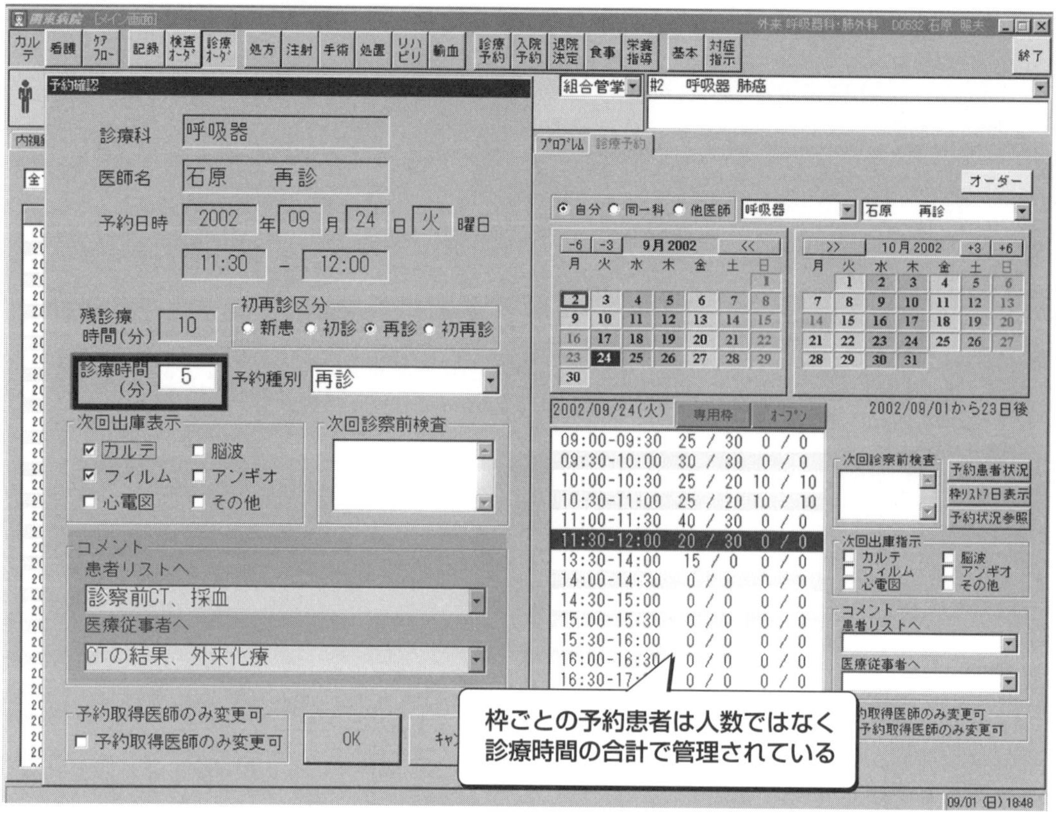

Electronic medical record and critical path

PART-2
NTT東日本関東病院の電子カルテ紹介●

電子カルテのメリット・デメリット

NTT東日本関東病院
副院長・外科部長
小西敏郎

電子カルテの導入により、日常診療は大きく姿を変える。医師がデータを入力することからすべての診療が始まり、情報は患者にも共有される。このまったく新しい医療システム導入のメリット・デメリットを具体的に紹介する。

■モニター画面を通じ、医師・患者の信頼関係が向上する

▶電子カルテに抱く懸念と現実

2000年12月に新病院がオープンしたNTT東日本関東病院（旧名・関東逓信病院）では、電子カルテシステムが導入された。これまでの紙カルテとレントゲンフィルムをまったく使用しない、ペーパーレス・フィルムレスの新システムKHIS-21（Kanto Medical Center Hospital Information System 21世紀）による診療が始まった[1]（図1）。

厚生労働省は電子カルテ（Electronic Medical Record：EMR）を2006年までに400床以上の病院の60％の施設に導入する方針であり[2]、わが国で電子カルテは急速に展開しつつある。一般には電子カルテによる診療では、診療患者数が限定され、また医師がキーボード操作に専念してモニター画面ばかりみてしまうので患者を丹念に診察できなくなり、医師・患者間で人間関係不在の医療にな

ると危惧する声が多いようである。

しかし、これまでの私どもの実感を率直に申し上げると、電子カルテにより診療が迅速となり効率もよくなった。また、すべての医療内容を画面をみせて患者に正確に紹介できるので、モニター画面を通じて医師と患者の信頼関係が向上することは必定である[3]。まさに電子カルテは、21世紀に求められる患者中心の医療体制への変革において、必要不可欠なものであるといえる。

■日常診療のすべてが効率的で確実に。事務処理も容易となる

▶日常診療のすべてを医師がキーボード入力

当院の電子カルテは、3年間の年月をかけてNTTとIBMが協同で開発した。実際の外来診療では、従来のように紙のカルテに書き込むことなく、モニター画面を患者と一緒にみながら診察している（図2）。医師はキーボ

ードで病歴や症状・所見、検査結果などを入力し、すべての検査や処置、点滴・注射内容、そして処方、さらには入院予約や次回の診察予約などを電子カルテシステムでオーダーしている。

　電子カルテと聞くと、一般には診療記録をワープロ入力しているだけであると思われるかもしれない。しかし、当院の電子カルテシステムは、単にドクターの診療記録をキーボード入力するだけのものではない。血液検査に始まり、放射線・内視鏡・超音波・心電図検査や細胞診、切除標本の病理診断などすべての検査オーダー、さらには各種の処置や外来診察・入院の予約、あるいは手術の申し込みに至るまで、日常診療のすべてを医師がマウスおよびキーボードで入力（以下、キーボード入力）している。

▶優れた効率性と確実性

　また、他院からの紹介状も、スキャナーで電子カルテの中に取り込まれている。診断書や他院への診療情報提供書も、電子カルテで作成することになっている。

　手術記事も、術中写真や切除標本のスケッチをデジタルカメラで撮影して入力すれば、ビジュアル中心のわかりやすい記事とすることができる（図3）。

　諸検査や処置・処方・点滴はすべて医事会計システムに連動しており、事務処理も容易で確実となる。

　さらに、すべての薬剤の処方や点滴処方もキーボード入力であり、抗癌剤の注射の場合はあらかじめ登録してあるプロトコールの中からクリック操作で選択すればよい。このた

図1．電子カルテ端末の並ぶナースステーション

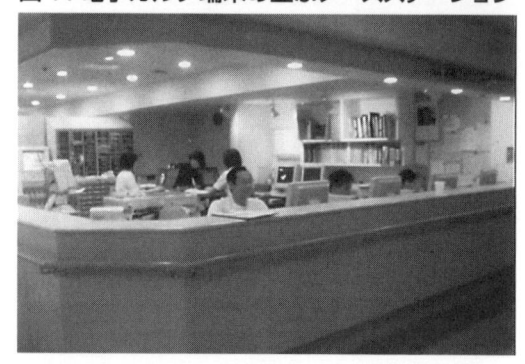

図2．モニター画面で説明する外来での診療

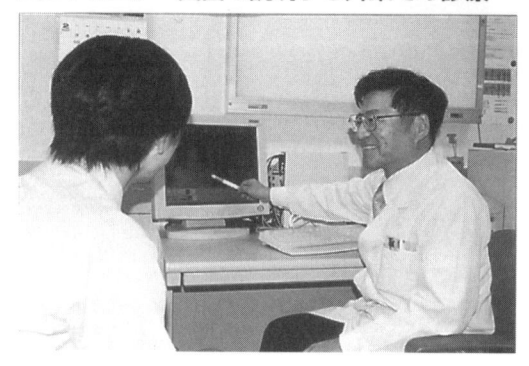

めきわめて短時間の操作で、書き間違いや読み間違いのない正しい薬剤が、正確な投与量・投与法・投与間隔の指示となって瞬時に薬剤部に伝えられる[4]（図4）。当院の電子カルテシステムは、薬剤処方・点滴処方に関してもリスク管理の面からきわめて優れているといえる。

電子カルテによって得られたさまざまなメリット

▶KHIS-21の長所

　電子カルテシステムは、慣れれば診療を効率的に行え、検査結果の参照も迅速で、正確でミスの少ない診療ができる。また、プリント機能もふんだんに利用できるので、患者への情報開示も容易であり、医療サービスは間

図3. 画像が豊富な電子カルテの手術記事

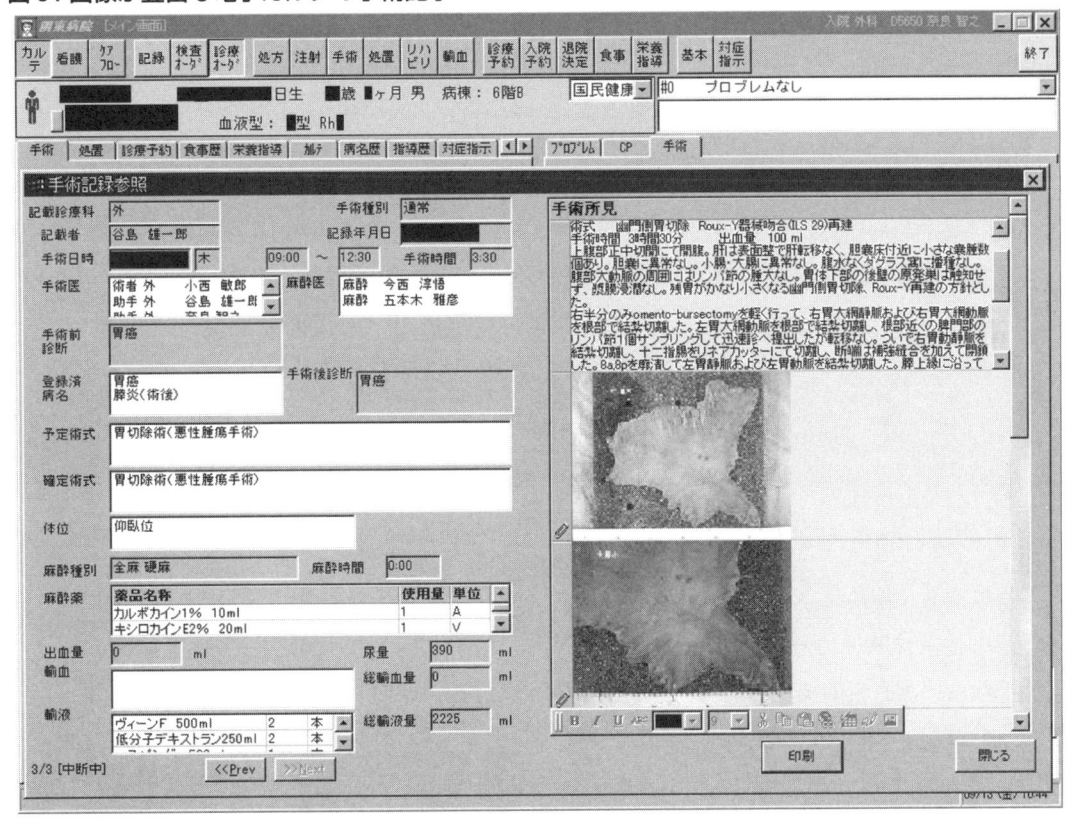

図4. 電子カルテによる抗癌剤の点滴オーダー

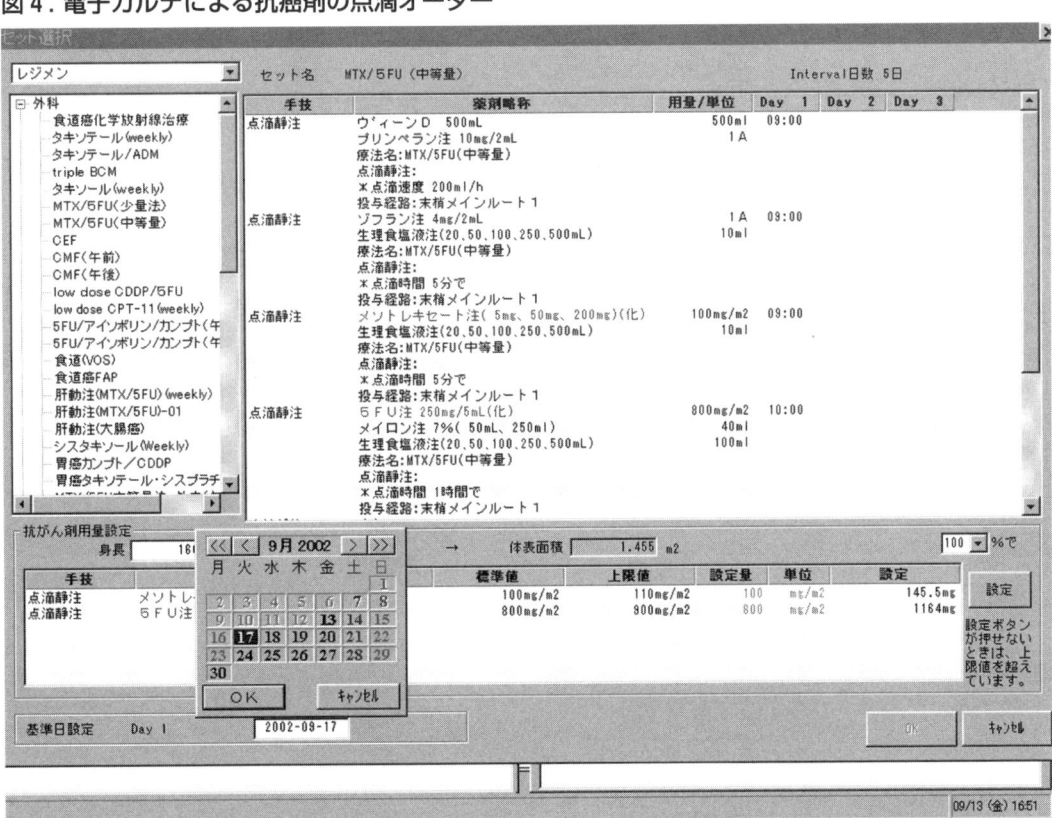

違いなく向上する。さらに医療スタッフ間の情報の共有化も推進され、チーム医療の展開に貢献する。これまで1年半、電子カルテで診療してきたが、**表1**に外科医からみたKHIS-21の長所をまとめた。

▶伝達が正確になる

電子カルテでは、テンプレートやペースト機能があるので慣れれば入力は速い。これはワープロで手紙や論文を書くのとまったく同様である。さらに従来のような、書いた本人も判読できないような文字はなくなり、伝達される情報も正確となる。電子カルテでは記述内容を他人に簡単に見られてしまうので、記載が詳細になり、微妙な言葉遣いにも配慮するようになってくるようである。

抗癌剤のレジメンを登録制にしたので、複雑な多剤併用療法でも誤薬・過量投与や、過頻回投与が少なくなるのは間違いない[5]。事実、これまで抗癌剤投与の間違いは発生していない。

▶どこからでもアクセスできる

電子カルテでは端末があれば、どこでも、だれでも、いつでも、カルテ内容・レントゲンフィルムを確認できる。伝票やフィルムを運搬する必要はなく、学会発表前のデータ整理も、病歴室ではなくお好みの時間に医局で可能である。

また、パソコンのプリント機能をクリックすれば容易にカルテの内容を印刷できるので、外来診療中にコピーのため、診察室を離れることはなくなった。他院からの紹介状もスキャナーで電子カルテに取り込まれており、返事の有無をチェックすることも容易である。当科から紹介医への返事が停滞することはなくなったと考えている。

▶カルテ改ざんは不可能

さらに、どんな操作も指示も、医師名・日時が正確に記録されている。端末画面を開くだけで、操作を開始した指紋登録者の名前が記録されており、どのような修正指示を行っても、修正前後のすべての記録とともに、執行者名・日時・端末機名が記録保存されている。したがって、いわゆるカルテの改ざんはまったく不可能であるといってよい（**図5**）。

電子カルテのデメリットは「慣れ」が解決する

▶高齢者ほど、慣れるのに時間が必要

電子カルテは慣れるまでは大変である。筆者も電子カルテによる診療の開始前に、不安な気持ちで3か月にわたるトレーニングを受

表1. 電子カルテ（KHIS-21）の長所

1. 慣れれば速い（テンプレート・ペースト機能ほか）
2. 正確
3. 判読しやすい
4. 誤薬、過量投与、頻回投与が少ない
5. 運搬が不要（端末があればどこでも）
6. 情報の共有化（いつでも・だれでも）
7. コピーが不要（カラーのプリントも可能）
8. 医師ですべてができる
9. 患者も理解できる
10. 改ざんが不可能
11. カルテのチェック、データ整理が実に容易

図5. 改ざんが不可能な電子カルテ

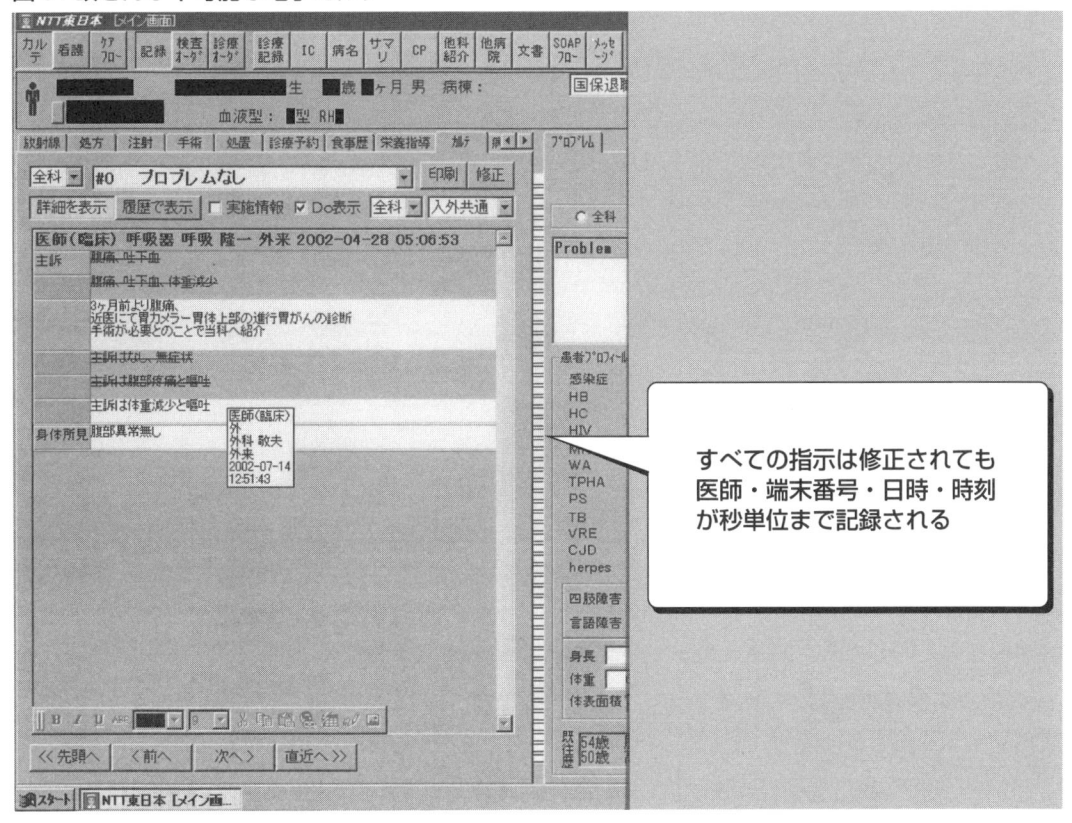

すべての指示は修正されても医師・端末番号・日時・時刻が秒単位まで記録される

けた。また、開始してから慣れるまでに3か月は要した。「慣れるまでの時間は、年齢に比例する」というのが筆者の実感である。

高齢者は新たな変化を受容できないのは世の常であり、電子カルテは「高齢者の首切り道具」ともいえる格好のリストラ装置である。しかし、医学においては、経験豊かなベテランの医師・ナースの大きな力を必要とするのが日常診療の世界である。高齢者の立場を考慮した優しいトレーニング体制や教育システムの開発を望みたい。

当院の電子カルテでは、看護業務もすべてキーボード操作である。特殊なナースしか、電子カルテの病院に勤務できないと思われるかもしれない。しかし、若いナースは日常生活で携帯電話に慣れているので、キーボード操作に慣れるのもきわめて早い（図6）。問題は、婦長・主任クラスの年配のナースであろう。

当院では、看護部の院内伝達を院内LANシステムですべて行い、あらかじめパソコンに親しむような方策をとった。開始前の2年間は、すべての病棟婦長のデスクにはWindowsのノートパソコンが置かれていた。

表2. 電子カルテ（KHIS-21）の短所

1. 慣れるまでに時間が必要
2. 高齢者は抵抗する
3. ナース業務もパソコン化
4. イラスト・図が書きにくい
5. 訂正しにくい
6. 医師に権限が集中
7. データ量の多いカルテは時間がかかる
8. 患者に隠せない

また2つの病棟では、PDAタイプの看護支援システムをモデル試用することで、徐々に電子カルテにナースが慣れるように準備していった。むしろ、Macintoshしか使えない医師のほうが、Windowsに通暁した年配の婦長に、電子カルテでは立ち遅れていると思われるフシもあった。

▶シェーマ入力の問題

電子カルテでは、ペンタッチ入力やお絵かきソフトのマウス入力で絵を描くことになる。当科では手術記事のスケッチは、従来と同様にカラーで描いたスケッチをデジタルカメラで撮影して入力したり、スキャナーで記録している（原画保存の煩雑さはあるが）。しかし、多忙な日常診療の中で、イラストやシェーマをペンタッチ入力やマウス入力で記入することは、きわめて困難である。外科では外来の診療録にシェーマはほとんどみられなくなったが、他科では独自に登録したシェーマを用いている。あらかじめ種々の絵のテンプレートを作成しておくのも、一つの方法である。

▶癌告知の問題

癌の告知をはじめ、再発の状況まで、ほぼ真実をご本人に説明することの多い現在でも、場合によってはご本人には事実を伏せねばならないこともある。モニター画面が直接患者の目に入ることのない入院業務ではあまり問題にならないが、患者にモニター画面を直接おみせしながら診察する外来診療では、戸惑うこともある。

入力する病名を胃癌とはせずに、胃潰瘍や胃腫瘍とせざるをえないこともある。ただし、

図6. ナースステーションで

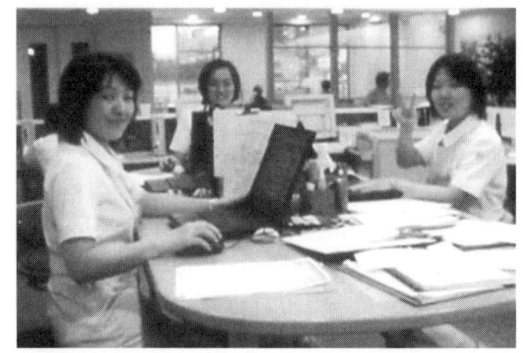

携帯電話を使い慣れた若いナースは、キーボードをまったく気にしない。

これまでの経験では、真実の内容をお話ししない患者は高齢者や社会的な非適応者のことが多いので、モニター画面に関心のない方が多いようである。

■ すべての情報をオープンにすることで、医療への信頼が増す

▶私が経験したエピソード

電子カルテは、慣れてくれば一般に危惧されるような医師と患者との人間関係が崩れるようなことはなく、むしろ、患者の医師や診療内容に対する信頼度が電子カルテによって良好になると強く感じている。

その一例として、私が最近経験したエピソードを紹介する。1年前まで当科外来へ良性の乳腺腫瘍で通院しておられた50歳の女性が、「自分の過去の病歴のコピーをいただきたい」と不服顔でおみえになった。お話を伺うと、その方は1か月前に他院で乳癌と診断されて乳房切除術を受け、現在、強力な化学療法を受けておられるとのことであった。当院で1年前までの2年間に受けた治療内容に不満を感じて受診されたとのことで、部長の私

がこの患者に対応させていただくことになった。「診断が間違っていただろうからこのような結果になった。ぜひ、カルテのコピーがほしい」との意向で受診されたのである。

そこで、患者に電子カルテのモニターの前に私と一緒に座っていただき、過去の紙カルテの内容を詳しくご説明しながら、目の前で経過を詳しく電子カルテに入力した。部長として、当時の担当医への私の信頼感を率直に述べたことも重要であったが、疑問を感じてコピーがほしいといっておいでになった患者が、当科での診療内容を電子カルテで目の当たりにすることにより、すべてを理解され、「コピーは結構です。私の場合は診断が難しかったことがよくわかりました」といってお帰りになった。電子カルテのモニター画面で改ざん不能のすべての情報をオープンにすることにより、確定診断の困難な病状であったことをご理解いただいたのだと思っている。

当院の電子カルテには、すべての診療内容・検査結果が誰にも読解できる字で正確に記録されており、瞬時に画面で説明できる。また、簡単にプリントアウトしてお渡しできるので、医療に対する不信感は発生しにくくなるものといえる。

■ 電子カルテは今後、わが国の医療改革に大きく貢献する

電子カルテシステムは、21世紀の医療に求められている診療録開示によるインフォームド・コンセントの実践や、EBMに基づいた治療方針の策定、さらにリスク管理の向上には欠くことのできない重要なツールである。

クリティカルパスも電子カルテで操作されており[6]、電子カルテは今後さらに改善され、21世紀のわが国の医療改革に大きく貢献するものと考えている。

文献
1) 小林寛伊：電子診療録システムの実際. 医師・看護婦・コメディカルのための診療録電子化への道. 小林寛伊編. 照林社, 東京, 2001, p 4-5.
2) 厚生労働省保健医療情報システム検討会：保健医療分野の情報化にむけてのグランドデザイン. http://www.mhlw.go.jp/shingi/0112/dl/s1226-1.pdf
3) 小西敏郎, 針原康：クリティカルパスと電子カルテ. 病院・薬剤業務と電子カルテ. 折井孝男編集. 第一製薬, 2002年3月, p16-24.
4) 針原康, 小西敏郎：電子カルテとクリニカルパス. 小西敏郎編集. 消化器病セミナー85 消化器疾患のクリニカルパス. へるす出版, 東京, 2001年12月, p 27-36.
5) 針原康, 小西敏郎：リスク管理とクリニカルパス. 癌と化学療法 28(3): 324-329, 2001.
6) 針原康, 小西敏郎：クリニカルパスとIT革命. カレントテラピー 20(8): 794-797, 2002.

Electronic medical record and critical path

PART-2
NTT東日本関東病院の電子カルテ紹介 ●

内科診療における電子カルテの実際

NTT東日本伊豆病院
内科部長
伊藤愼芳

内科診療における電子カルテの実際を、消化器内科に例をとって紹介する。外来診療では、画像や検査結果を表示しての説明が患者に好評である。課題は多いが、新たなリスクを見逃すことなく、柔軟に対応することが必要である。

■電子化のメリットを最大限に引き出すために

▶周到なシステム構築が重要

電子カルテは便利な面が多く、急速に普及しつつある。ただし、導入してひとたび動き出してしまうと、あとで気づいた問題を是正するには、費用などの面から困難なことも多い。したがって、電子化のメリットを最大限に引き出すべく周到なシステム構築が重要である。

電子カルテを使い出すと、オーダリングや単なる記録以上にカンファレンス、患者説明などでも診療上欠かせない道具となってくる。

ここでは、消化器内科という比較的多くの画像を利用する立場での体験を紹介する。今後の参考になれば幸いである。

■画像や検査結果を示しての説明は説得力があり、好評

▶外来診療の例

図1に、現在胃潰瘍のヘリコバクター除菌治療を行っている症例のカルテを示す。病歴の記載に加え、潰瘍の状況を示す画像、ヘリコバクターに関する検査結果などを表示している。患者に説明する際、説得力があり、好評である。

▶入院治療の例

図2・3には総胆管結石で入院治療を行った症例の退院サマリーの一部を示している。画像は、クリックすると大きく表示できる。プリント出力は白黒だが、テキストファイルと画像ファイルをフロッピーディスクで受け渡しすることも可能である。

図4はこの症例の「温度板」の一部を示している。画面の一部をクリックすると、細かい記録が現れる。

図1. 外来診療の例（胃潰瘍のヘリコバクター除菌治療）

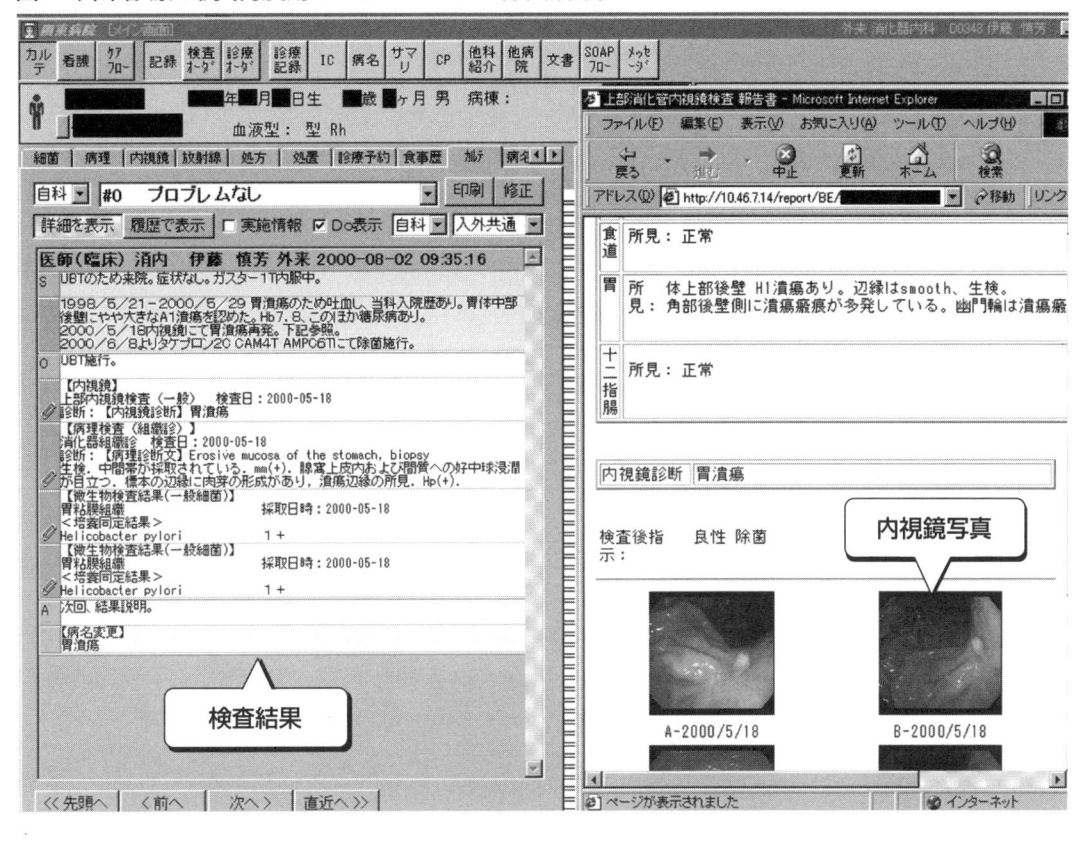

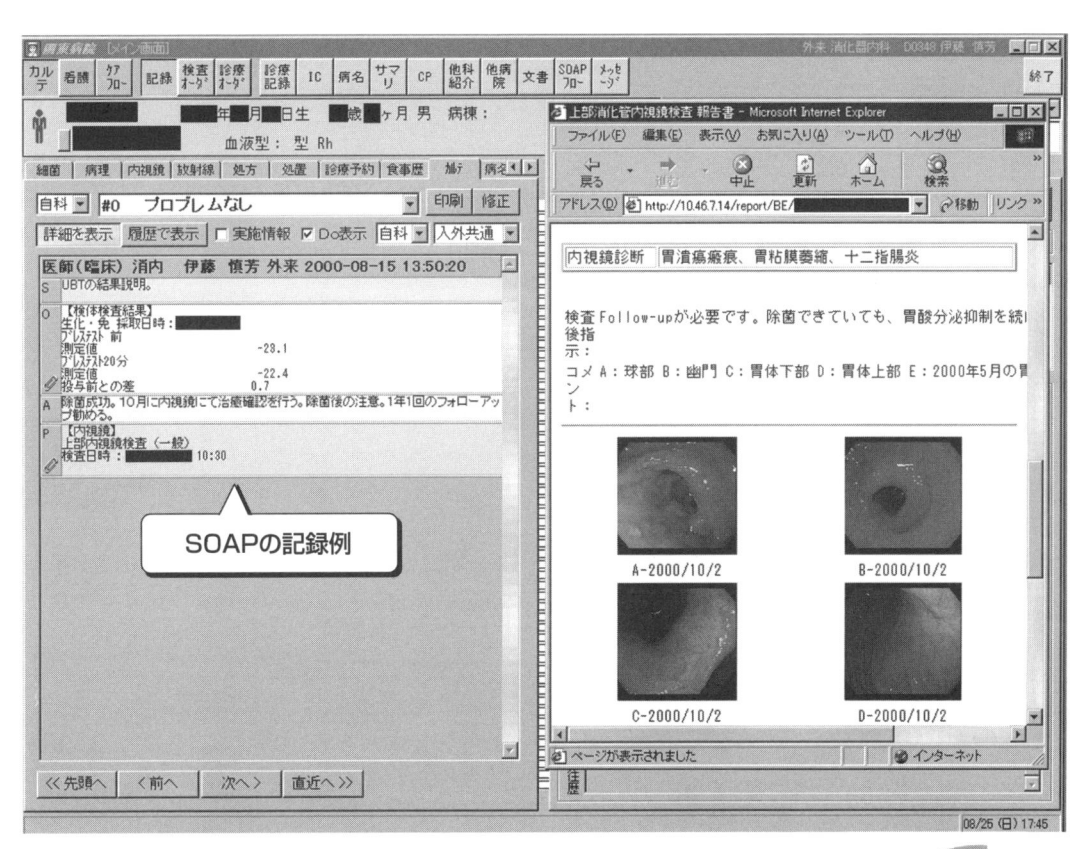

図2. 退院サマリー

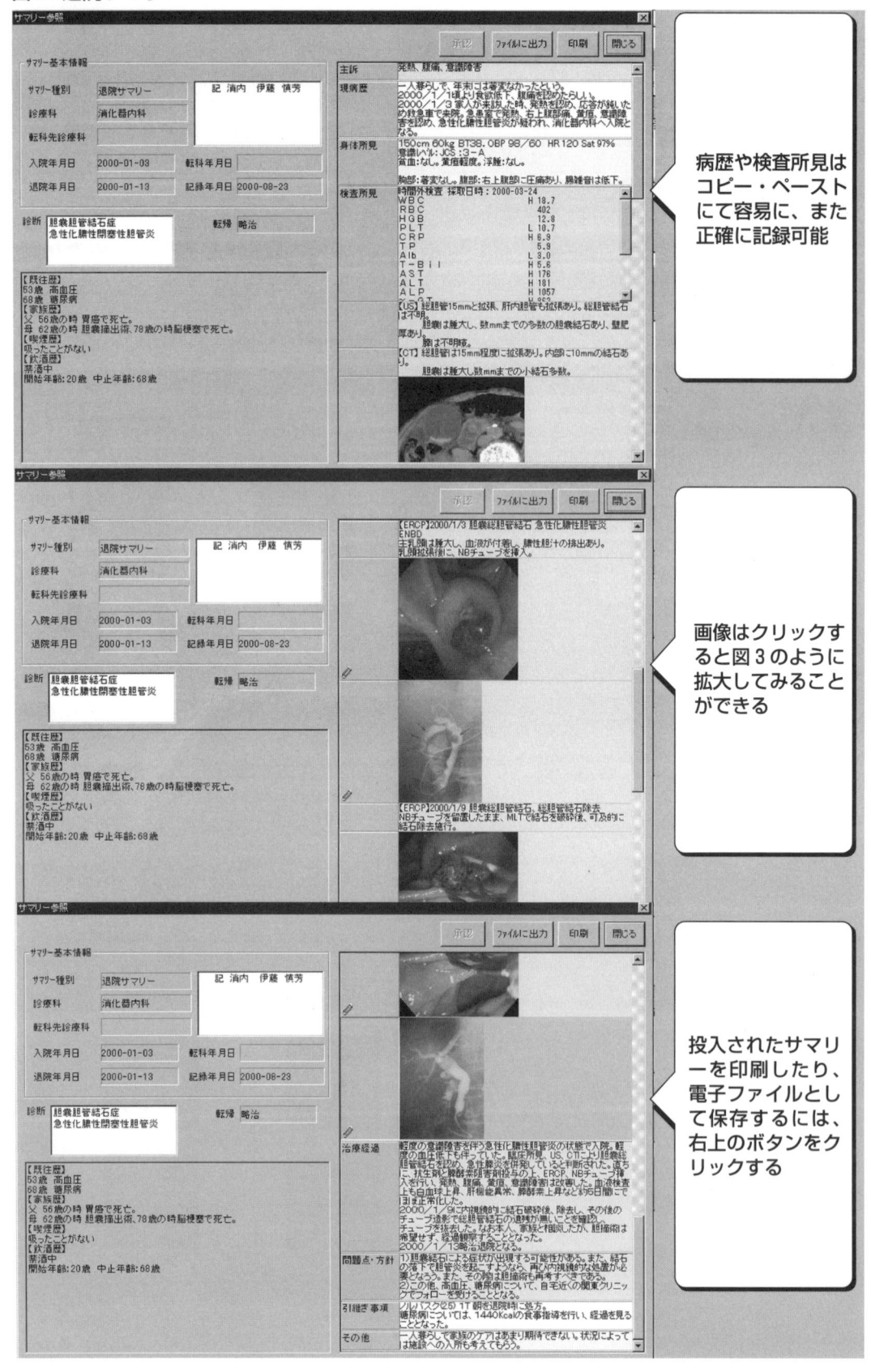

病歴や検査所見はコピー・ペーストにて容易に、また正確に記録可能

画像はクリックすると図3のように拡大してみることができる

投入されたサマリーを印刷したり、電子ファイルとして保存するには、右上のボタンをクリックする

図3. 画像の拡大画面

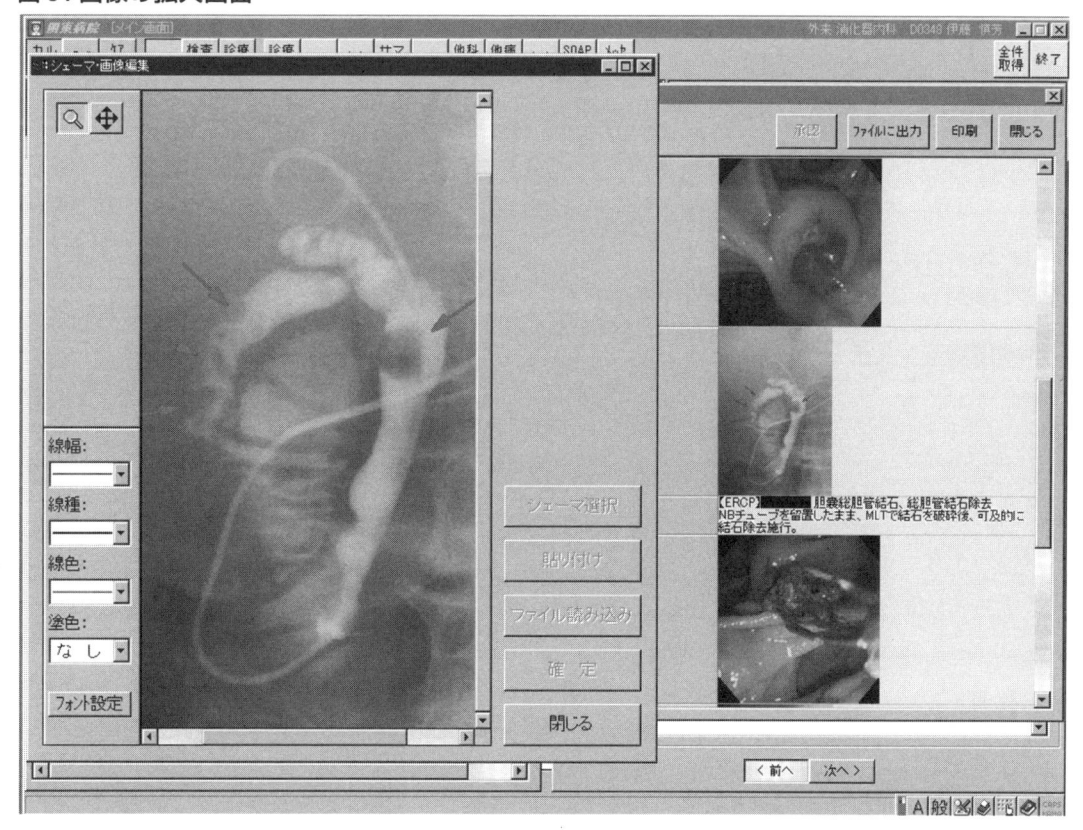

図4. 温度板

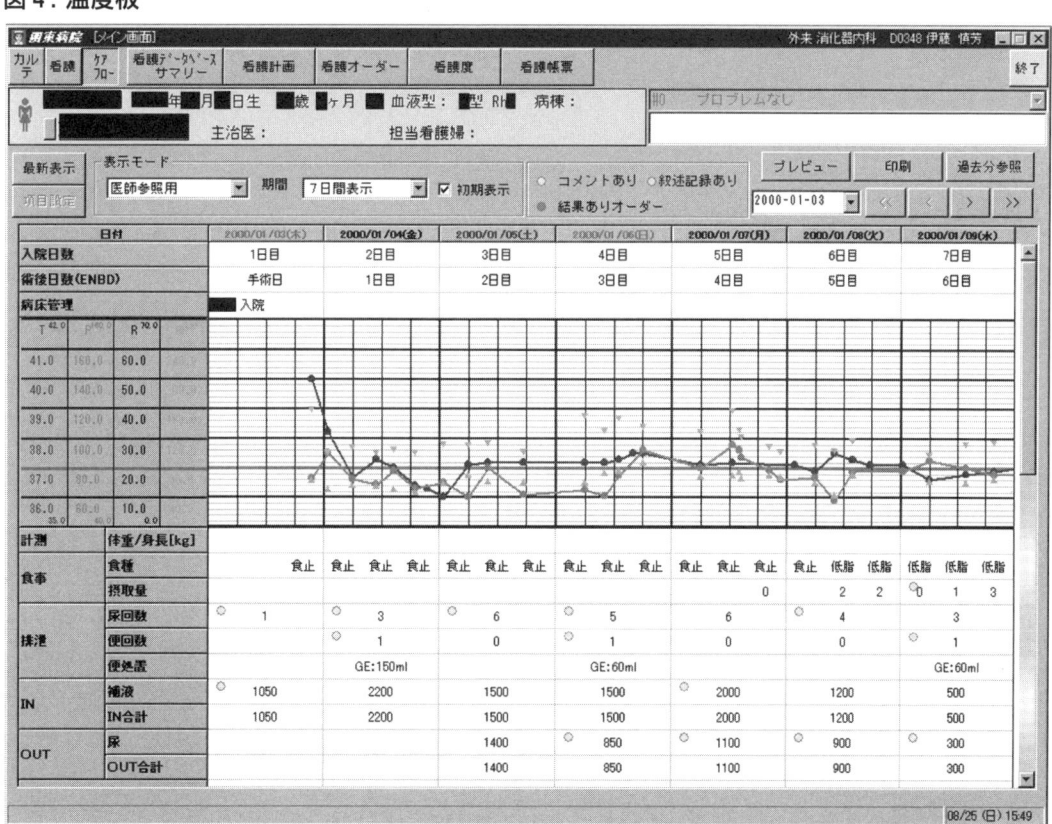

電子カルテとクリティカルパス ●85

図5はこの症例の検査結果の推移を表示している。必要な項目を時系列表示する機能は、頻繁に利用されている。

■ 電子カルテにおける内視鏡システムには、課題が多い

▶内視鏡検査システム

電子カルテを中心とした中核システムには37の部門システムがつながっており、内視鏡システムはその一つである。図6のように内視鏡室の業務に沿って、依頼確認→前処置→検査実施→実施内容の確認→報告作成（＋電子カルテにて病理依頼を作成）という流れで、画面を展開しながら業務を確認し、記録することができる。

さらに、電子カルテで入力された予約情報を受け、内視鏡の会計情報や内視鏡レポート、実施状況を送り出している。これらの病院情報システム間ではXML（Extensible Markup Language）が用いられている。

内視鏡所見は、MST（Minimum Standard Terminology）という標準的な用語を選択しながら文章の作成を行い、記録している（図7）。この用語で不十分なときは、自由にテキスト入力が可能である。

▶内視鏡システムと電子カルテの問題点

・電子化で作業が軽減するのか？

予約業務や医事会計部門などは省力化が図られたが、医師の作業負担は若干増加した。たとえば、前処置の実施についてみると、紙の処置伝票に内視鏡室の看護師がチェックしていたような処置の内容（いつ、誰が、何の薬を、どれだけの量、投与したという記録）は、医師が入力している。

医事会計業務やレポート作成、病理依頼作成の手間が最低限になるように工夫しないと、結局「電子化＝効率化」にはならない。すなわち、何を電子化するのか、誰が入力するのかについて、十分議論する必要がある。

・二つのシステム間の問題

病理への依頼は、電子カルテシステムを起動させて、必要な情報を入力する必要がある。連携のよいシステムであれば、内視鏡レポートを作成した段階で病理側へも必要な情報を送ることができるはずである。しかし、現在の方法では、新たに電子カルテ上で病理オーダーを発行するため、22の手順が必要となる。その際、クリックやボックスからの選択だけでなくテキスト入力も含まれ、レポートの主要部分の作成と同じ作業が要求されている。

一方、残念ながら電子カルテ上の内視鏡レポート（図8）では、一部を代表した小さなサムネール画像しか表示されないので、納得が得られないことが多い[注]。内視鏡システムの端末では細かい所見が読めるが、重要な画像についてはjpeg画像ファイルを作成している。そして、共通の端末を利用したり、フロッピーディスクを介したやりとりで、カルテ上に添付している。

・MSTについての問題

消化器内科の医師でもMSTに対する理解が十分でないため、異なった用語が使われている。最低限のMSTと、より詳しい診断や記載に必要な用語については、医学教育や研修医の段階から十分に周知して、ローカルな用語は最小限にする努力が必要である。

図5. 検査結果一覧

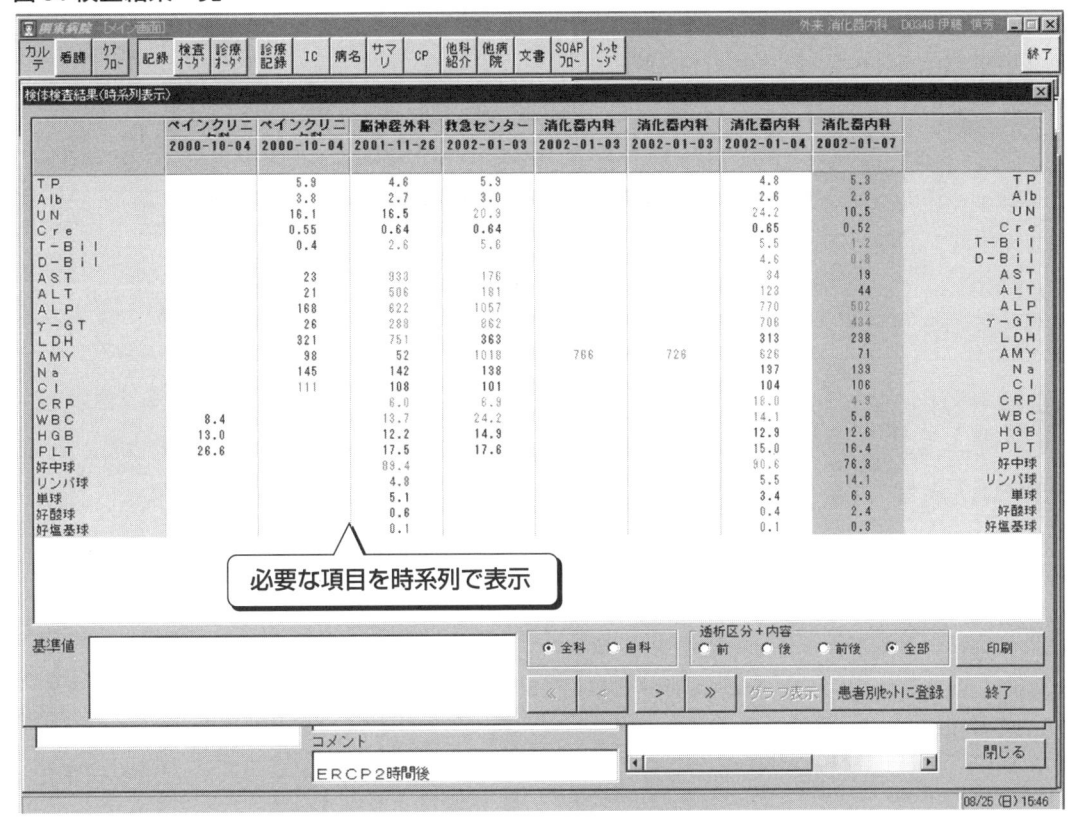

図6. 内視鏡システムの業務支援

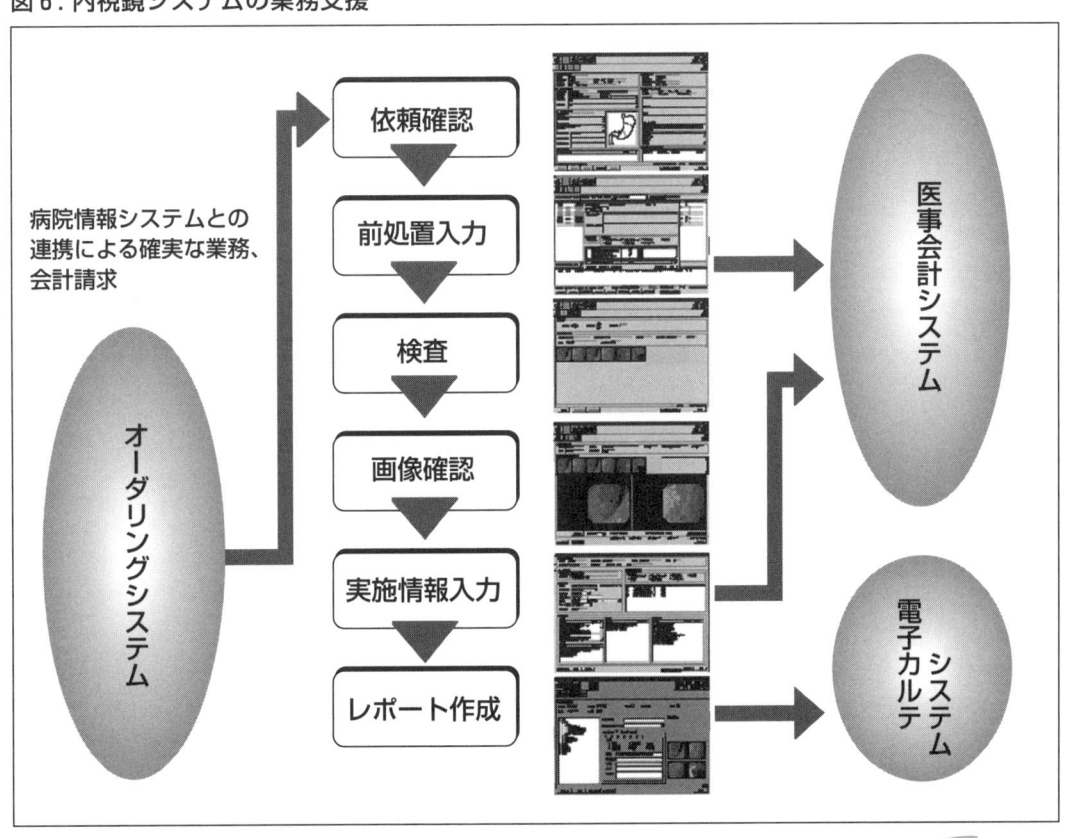

レポート作成時、MSTを意識しながらある程度自由に所見を記載してもらい、診断が確定した段階で、診断や所見の正確さと標準化を意識した用語のチェックを行うことが必要である。これにより、その後の検索や統計処理が効率的で正確となる。

■ 電子カルテの導入により診療上さまざまな変化が現れる

▶ 開かれた医療への転換

外来では、患者さんにも画像や検査結果をみせて説明し、カルテの記載も行っている。また、病棟でも電子カルテは本人や家族への説明に欠かせない道具となっている。これは、医師と患者間の情報の共有化を示しており、「閉ざされた医療」から「開かれた医療」への重要な変革となった。

▶ カンファレンスや他科紹介時の活用

症例検討は端末があれば可能である。回診前の症例検討、関係各科の合同カンファレンスでは、投影した画面を多数の関係者でみながら行っている。従来、回診前にカルテや検査所見、フィルムを準備していたが、現在では端末上で病歴整理や重要画像の抽出作業を行い、プレゼンテーションを要領よく行うようにしている。

また、カルテやフィルムを持って相手に届けていた他科紹介も、現在では簡単になった。離れた者同士がPHSにて話しながら、それぞれ端末を前にして協議することすらできるようになり、利便性は向上した。

▶ スケッチが姿を消す

マウスやペンタブレットでの描画は面倒である。従来、カルテやレポートに描いていた病変のスケッチは、ほとんど姿を消した。代わって、重要な画像を貼り、矢印などをつけて病変を表すようになっている。

一方、消化器の形態診断という視点からは、病変の特徴をスケッチで捉える作業が省かれたことになる。しかし、この作業は研修医には必要な作業だったようにも思われる。今後、認識した病変を言葉で正確に表現する訓練がより重要となろう。

■ 電子カルテの利便性が生む新たなリスクに注意を

▶ 利便性とセキュリティー

電子カルテでもっとも便利に感じる点は、院内1200台のどの端末でもカルテをみて検査データや画像を確認でき、必要な記載ができることであろう。

逆に、セキュリティーが甘いと情報漏出が起こりやすい。多人数がかかわるだけに、ガードを固くする必要がある。接続したまま放置された端末や訓練用のパスワードでカルテをのぞくという行為は、大きな問題である。

▶ コピーやペーストの多用とリスク

コピーやペーストは便利な機能である。このため、カルテでは各種のレポートのコピーや病歴の重要部分も、しばしばその後別のものにコピーされていく。しかし、原本に誤りがあった場合、短時間のうちに多くの誤ったコピーが貼付されてしまう。あとから原本が訂

図7. MST入力によるレポート作成

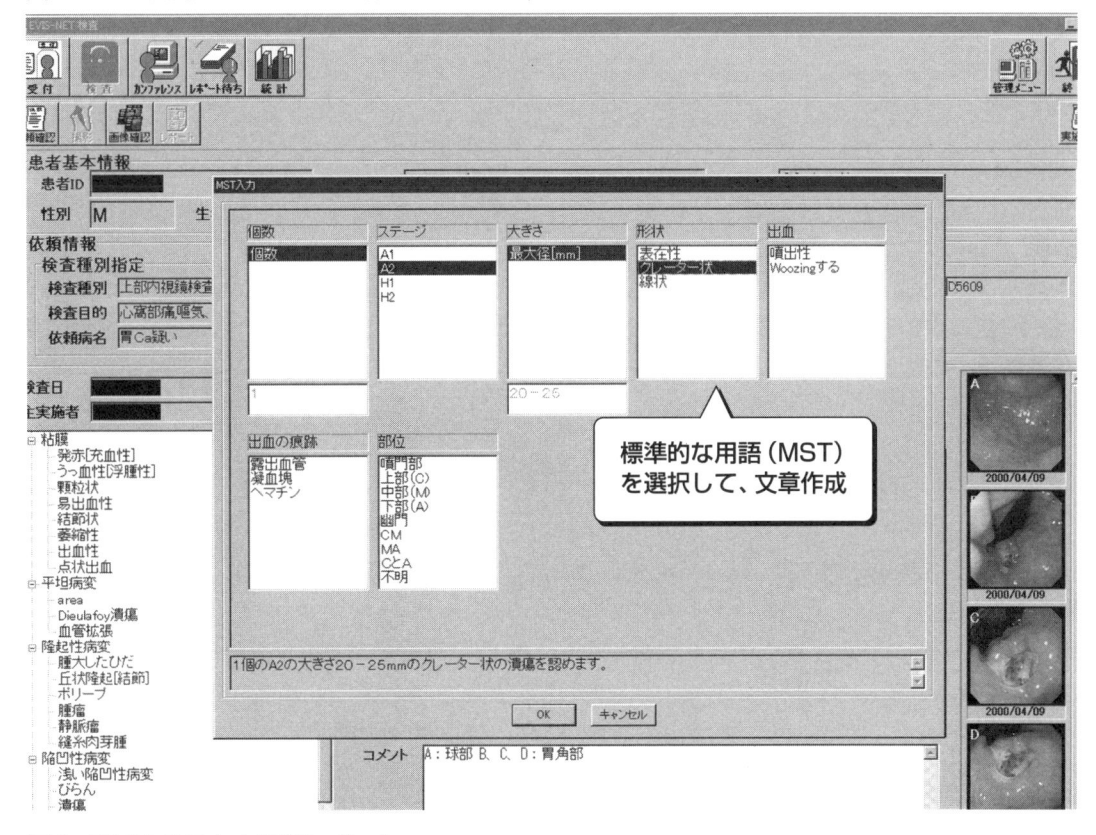

図8. 電子カルテと内視鏡レポート

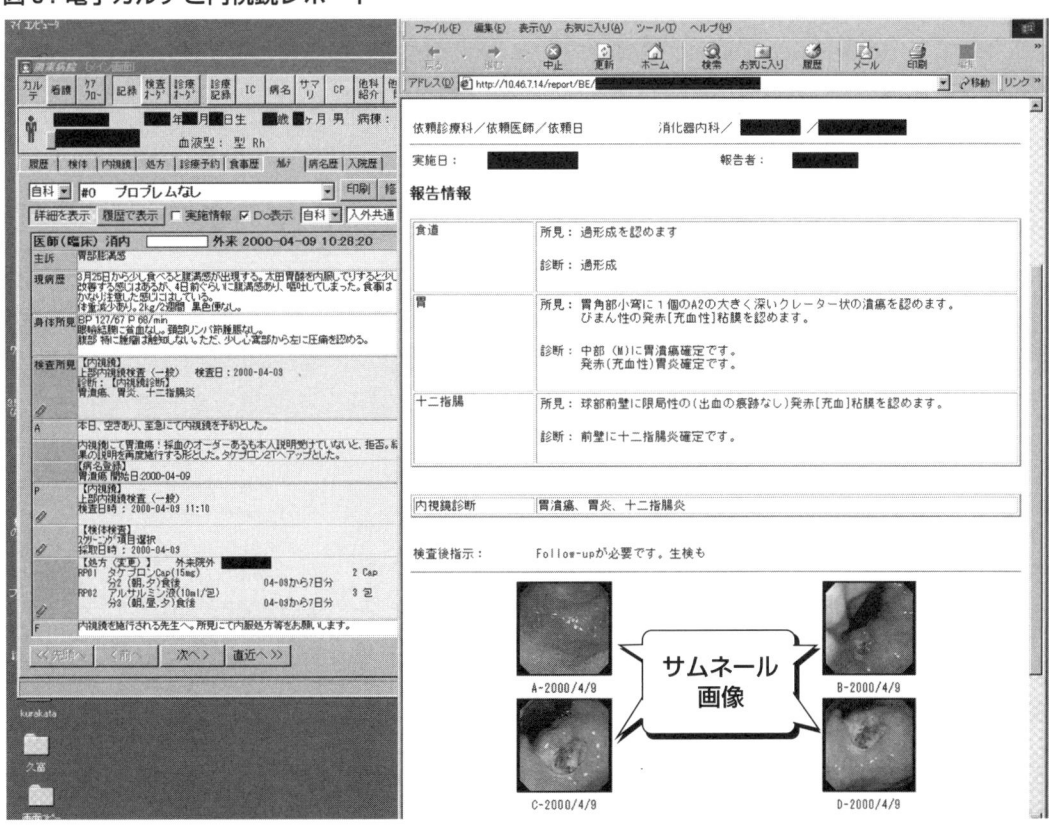

電子カルテとクリティカルパス ●89

正されても、コピーのすべてを訂正すること は難しくなっている。

重大な訂正では、カルテの訂正のほか、関係部署に直接連絡するなどの配慮が必要である。また、カルテをチェックする指導医や各科部長は、特にサマリーなどの重要部分の誤りを必ず訂正する必要がある。

▶過誤対策上の利点と新たなリスク

「カルテが届いていない」「レポートが届いていない」「撮影フィルムの入れ違い」などのトラブルは、電子カルテシステムにより解決した問題である。ただし、たとえば「薬剤禁忌の症例に誤用すること」は一応ガードがかかっているが、禁忌であることの入力が抜けていることもあるので、頼りすぎるのは危険であろう。

一方、「患者の誤認」「検体の間違い」などの誤りは、実際の現場で起きている。画面上の患者名と実際の患者の確認は、常に必要である。

また「クリック箇所の誤りによる患者の誤認、処置項目や薬剤の選択ミス、投薬量などの入力ミス」などが新たなミスとして生じており、思い込みをしたりチェックを怠ると、誤りが生じる。

▶ペーパーレスは実現されるのか？

ベッドサイドで頻繁に行われている超音波検査は、電子化の除外部分とされたため、ハードコピーが紙カルテに保管されている。所見がテキスト入力され、重要な画像のみ画質は悪いがスキャナーで取り込んでいる。これ以外にも、紹介状、診断書、承諾書など紙媒体の記録が若干残っている。

紙の消費については、各プリンターで多種の印刷が行われ、むしろ増えたようである。これは、検査の注意書き、注射などの指示書、患者に渡す処方箋、各種ワークシートが印刷され、特に、中止や変更のたびにも印刷されるためである。また、画面のハードコピーもメモ代わりによくプリントされている。ただし、紙やフィルムの保管上の問題解消や他の数々の利点を考慮すれば、紙の消費が増えたとしても無駄遣いにしない方策を検討すべきなのであろう。

▶費用対効果の検討が必要

システム導入、維持の経費は無視できず、現状ではきわめて高額である。紙やフィルム部分からの移行がある場合、古い資料をどこまで電子カルテシステム内に投入するか、並行して利用するのかなどの検討も必要で、移行に伴う作業や費用も軽視できない。

電子化による変化に柔軟に対応していくことが大切

▶医療の質の向上に向けて

消化器内科における電子カルテ、内視鏡システムなどの現状を紹介し、問題点も指摘した。もう「紙」の時代に戻ることはないので、変化には柔軟に適応していく必要があろう。

さらに、新たな活用法を見出して、診療レベルの向上や医療の安全性の改善につなげていきたいと願っている。

注）2003年に添付される画像は診断を行ううえで支障のない画質のものに改善された。

Electronic medical record and critical path

PART-2
NTT東日本関東病院の電子カルテ紹介

外科診療における電子カルテの実際

NTT東日本関東病院
手術部長・外科主任医長
針原 康

電子カルテ導入直後は、紙カルテからの転記など余分な労力を要したり、とまどうことも多い。慣れるにしたがって、電子カルテによる診療は利便性の高いものであることがわかる。患者パスによる説明は大変好評である。

■電子カルテ導入直後のとまどいを乗り越えて

▶はじめに

電子カルテ導入直後は慣れないためにとまどいを感じていたが、徐々に慣れてくると電子カルテのよさが理解できるようになった。

本稿では、電子カルテを用いた外科外来診療、入院診療の実際について提示する。

■外科外来での電子カルテの実際
──診察準備から入院予約まで

▶外来診察の準備・予習

院内のどこにいても電子カルテを開くことにより、外来予約患者のリストが参照できる。したがって、前もって血液検査や放射線検査などの各種検査結果を検討したり、治療方針をコンサルトすることが容易である。

外来診察の準備・予習が手軽にできることは、電子カルテの大きな利点の一つである。

後述する抗癌剤注射なども、前もってオーダーしておくと便利である。

なお、電子カルテ導入直後には、電子カルテに病名・処方内容・血液検査結果データだけは移行していたが、当然ながら文章による記載は一切移行されていなかった。したがって、電子カルテ導入後に初めて受診する予約患者全員について、外来前日に診察に必要な情報を従来の紙カルテから電子カルテに転記する必要があった。手術日・術式・病理結果・経過中の問題点などに関する記載を行ったが、開院当初はこの記載のため、外来前日に数時間を要することも多かった。

新病院開院後4か月間は、従来の紙カルテを外来受診患者全員について準備した。その後、従来の紙カルテは特にオーダーした場合のみ準備されることになっている。

▶外来患者の診察室への呼び入れ

新病院では患者のプライバシー保護を重要

視し、「患者の名前を呼んで外来診察室に呼び入れることをしない」「院内放送で患者の呼び出しをしない」などを決めた。したがって患者の診察室への呼び入れは、電子カルテと連動する表示盤番号にて行うことになった。

外来担当医師が自分の外来患者リストから患者を選択し、表示盤との連動ボタンをクリックすると、カルテが開くとともに診察室の外の表示盤番号が変わるので、患者はそれをみて診察室に入室することになる。

▶検査のオーダーと結果参照

電子カルテは各種検査部門システムと連動しているので、日常診療のすべての検査オーダーは電子カルテを通して行われ、結果もすべて電子カルテ上で参照できる。たとえば放射線検査や内視鏡検査などは、必要事項を記入のうえ、患者の都合を尋ねて日時を決め、予約する。

検査結果については結果が出しだい、電子カルテ上で参照できる。従来と比較して報告書やレントゲンフィルム運搬の必要がないので、格段の速さで結果が参照できるようになった。放射線検査の画像は検査が終わりしだい、電子カルテ上でも、専用の医用画像蓄積通信システム（PACS）でも参照可能である。読影終了後にはその報告書を電子カルテで参照できる。通常、キーフィルムを貼付したわかりやすい報告書が作成されている（図1）。

▶レジメンによる抗癌剤注射オーダー

当院ではリスク管理の面から、抗癌剤注射は事前登録した電子カルテ上のレジメンから選択する方式を採用し、自由入力オーダーはできないことにした。新しいレジメンは、投与1～2日前に抗癌剤の種類・標準投与量・最大投与量・投与間隔などを記載して薬剤部に提出し、チェックを受けたうえで電子カルテに登録されることになる。このシステムの採用により、オーダー段階での抗癌剤投与に関する間違いは皆無とすることができた。

実際には、電子カルテ上で登録されたレジメンの中から目的のものを選択すると、身長・体重から体表面積が計算され、標準投与量が自動的に算出されたレジメンが展開される。投与日を指定することで、調剤される前段階（調剤確定待ち）までのオーダーが行われる（図2）。

前述した外来予習の際には、この調剤確定待ちの段階までオーダーしておく。最終的には、外来診察にて患者の状態と血液検査の結果を確認して調剤確定を行うと、その旨薬剤部に伝達されることになる。締切時間の設定はあるが、注射調剤は原則としてすべて薬剤部にて行われる。

▶外来から始まるクリティカルパス

外科では乳癌手術、腹腔鏡下胆嚢摘出術、鼠径ヘルニア手術、内痔核手術などについては、外来にて入院予約を行った時点で患者に患者用クリティカルパスを渡し、説明することにしている。通常の外来診療の中で行うので外来看護師の負担は大きいが、入院前に入院中の様子がわかるので、患者には大変好評である。

外来での説明内容に関しては、電子カルテ外来サマリーの中に記載する。記載を容易にするため、テンプレートを登録してある（図3）。

▶入院予約画面

効率のよい診療のためには、手術日を決めて、入院日を決める必要がある。入院は、電子カルテ上で入院日・病名・目的・受け持ち・食事の種類など必要事項を記入して予約する（図4）。院内の空きベッドは一括管理されているので、この方式で入院に対応できている。

▶紹介状の取り込みと報告状の作成

クリティカルパス導入により、平均在院日数が短縮化されている。病床稼働率を維持して収益を上げるためには、患者数を増やす必要があり、病診連携をはじめとして紹介患者を増やす努力が必須となっている。紹介状に対して迅速に返事を書くことは、紹介患者を増やす努力の基本である。

当院では紹介状をスキャナーで取り込んで、電子カルテに登録するシステムを採用した。いつでも紹介状が参照でき、また紹介元の住所・病院名・医師名が登録されるので、返信ボタンをクリックするだけで、自動的に宛名が記入された報告状画面が展開されるので、返事を書くことが容易となっている（図5）。

他病院履歴に記録が残るので、紹介状に対して返事を書いたかどうかが一目瞭然でわかるのも電子カルテの利点である。

■外科病棟での電子カルテの実際 ──入院計画から手術記載まで

▶入院診療計画書の作成

入院診療計画書も電子カルテ上で作成する。したがって、入院診療計画書が作成されたかどうかもチェックが容易である。入院診療計画書が作成されていない場合には、患者カルテを開いたときに、作成されていない旨の警告表示が現れる。

▶ケアフローを用いたカンファレンス

電子カルテ導入前は温度板（患者の体温、血圧、脈拍などを経時的に示した表）を用いて毎朝カンファレンスを行っていた。現在は、電子カルテ上のケアフローを用いてカンファレンスを行っている。ただし、従来の温度板をめくるスピードに比べると、ケアフローが展開されるのにかかる時間は多少長いので、問題のある患者のみケアフローを開くことにしている。

ケアフローには体温・血圧・脈拍だけでなく、輸液量・尿量・そのほか必要な観察項目も記載されるようになっている（図6）。

▶手術申し込み

手術申し込みも電子カルテ上で行う。手術部門システムと連動しており、手術予定が調整されたうえで、電子カルテ上で手術予定が参照できるようになる。手術台帳も電子カルテ上に作成されることになる（図7）。

▶手術記載

手術記載にはシェーマと文章とが必要である。電子カルテではシェーマをどのように描くかが問題となる。当初はペンタッチを用いて電子カルテ上で手術のシェーマを描くことを考えたが、実際には精密な絵を描くことは困難である。最終的には、紙に描いたシェーマをスキャナーで取り込んで、登録するシステム（原画は診療録ファイルに保存）を採用している（図8）。

▶術中写真・標本写真

術中写真や標本写真を積極的にデジタルカメラで撮って、電子カルテに登録している。内科とのカンファレンスや紹介医への返事にわかりやすい情報提供が可能となる（**図8**）。

▶他科への診察依頼

他科への診察依頼も必要事項を記入して、電子カルテ上で行われる。履歴として、いつどの科に診察依頼が行われ、どのような返信が得られたかが一目でわかるようになっている。

日常の外科診療で電子カルテシステムのよさを実感

▶おわりに

以上、電子カルテを用いた外科診療の実際を提示した。電子カルテ導入後、「院内のどこにいてもカルテを開き記載や指示ができる」「情報を全スタッフ間で共有できる」「検査結果などを迅速に参照できる」など、電子カルテシステムのよさを実感しながら、日常の外科診療を行っている。

図1. 検査結果報告書

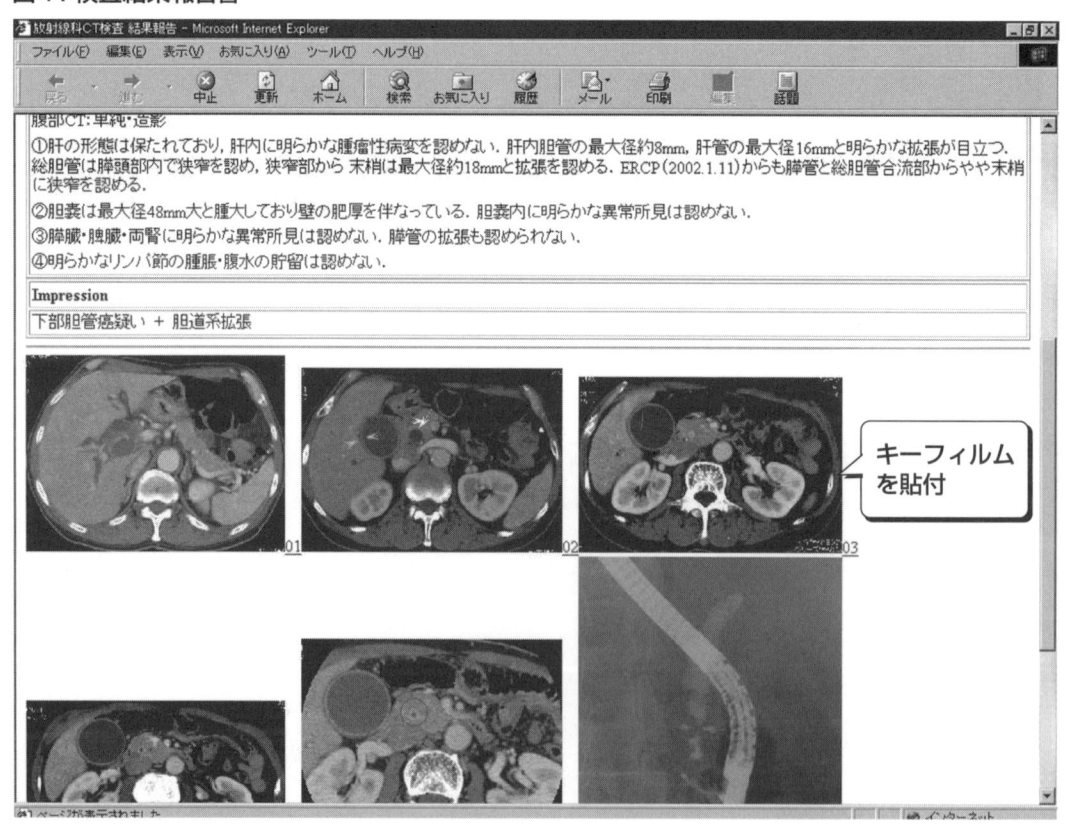

図2. 抗癌剤オーダー

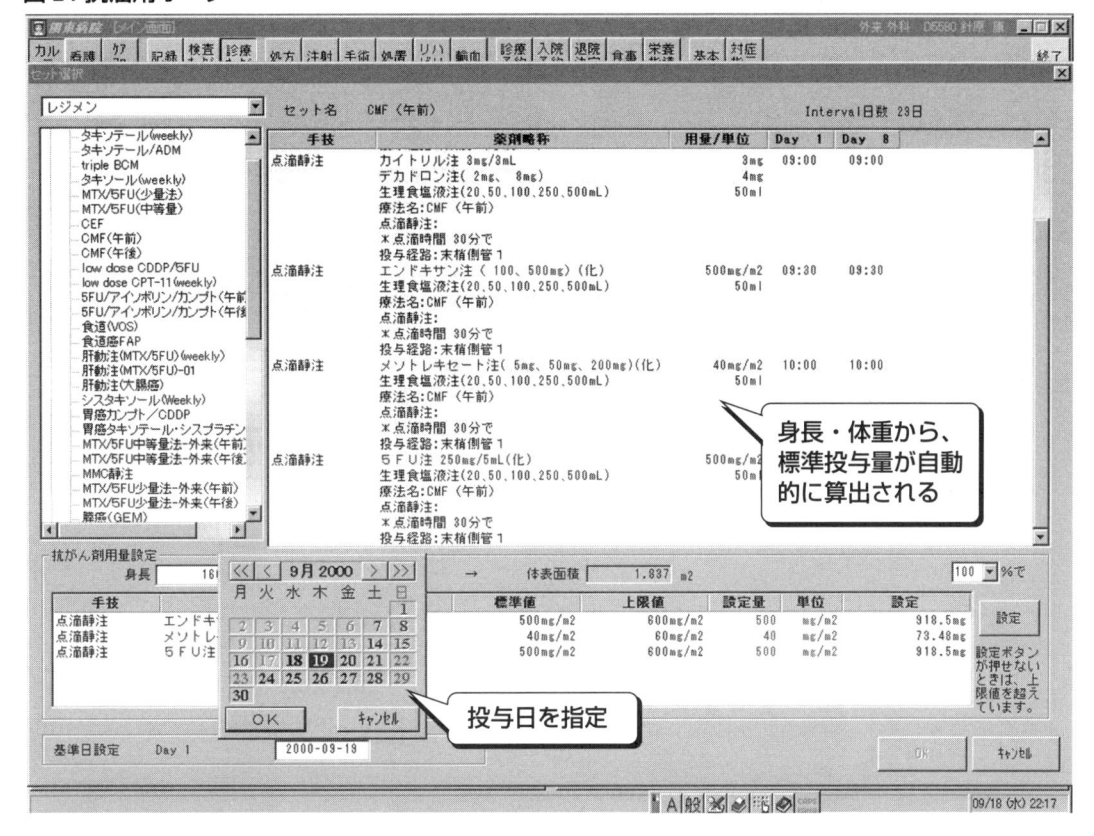

図3. 外来サマリー

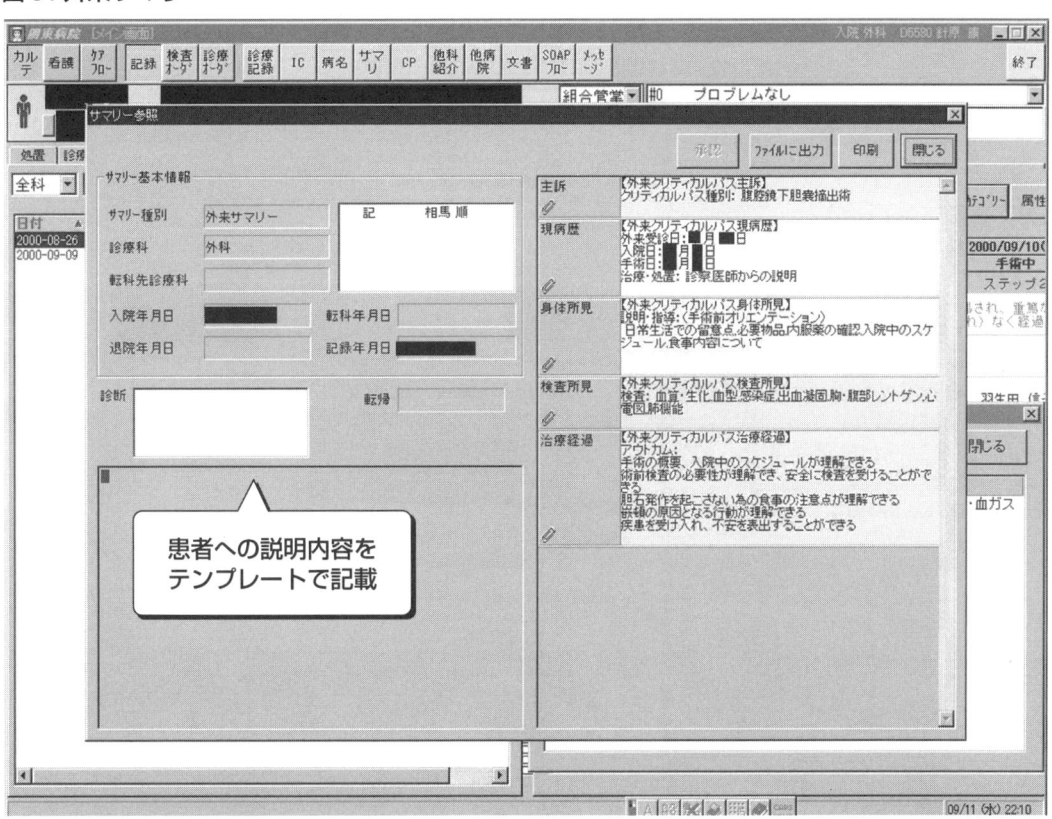

図4. 入院予約オーダー

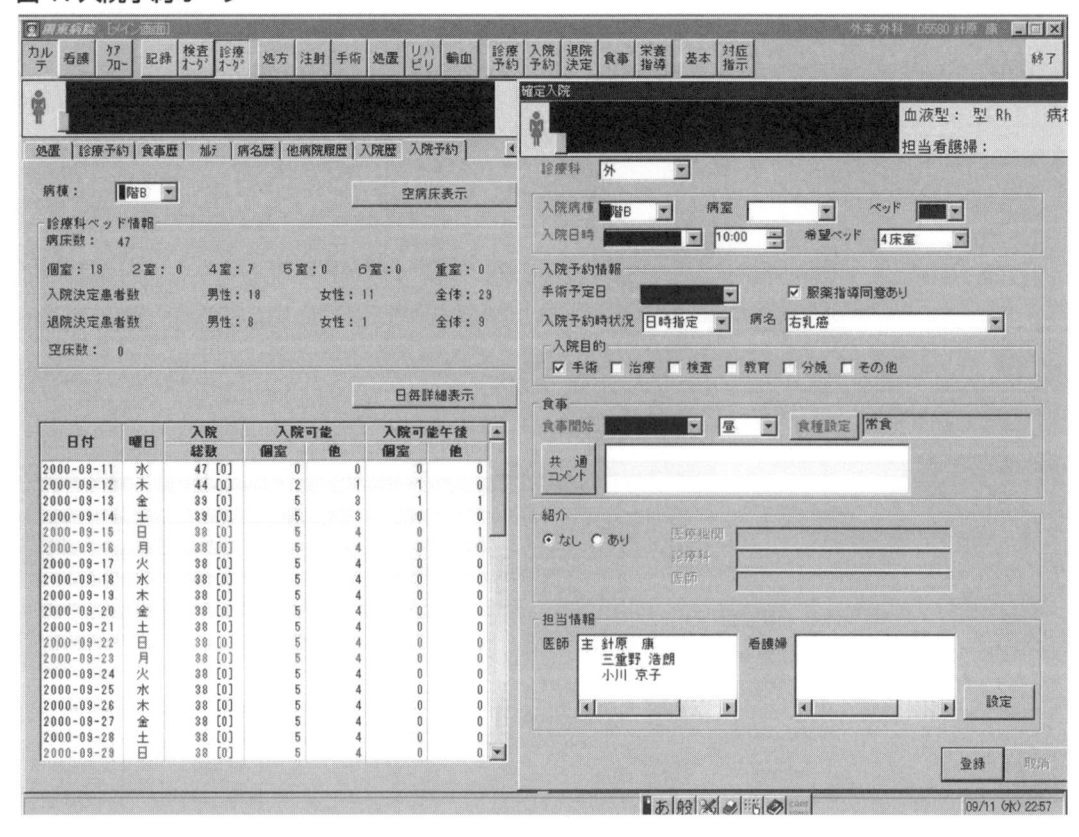

図5. 紹介状の返事

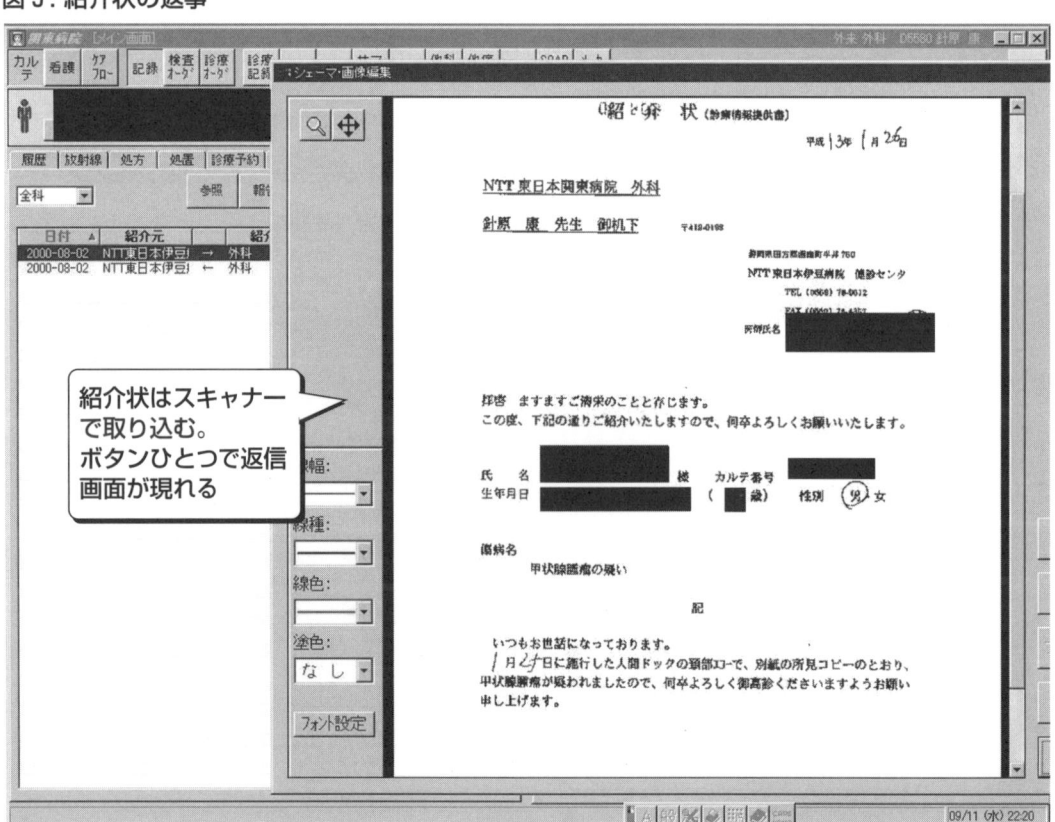

紹介状はスキャナーで取り込む。ボタンひとつで返信画面が現れる

図6. ケアフロー

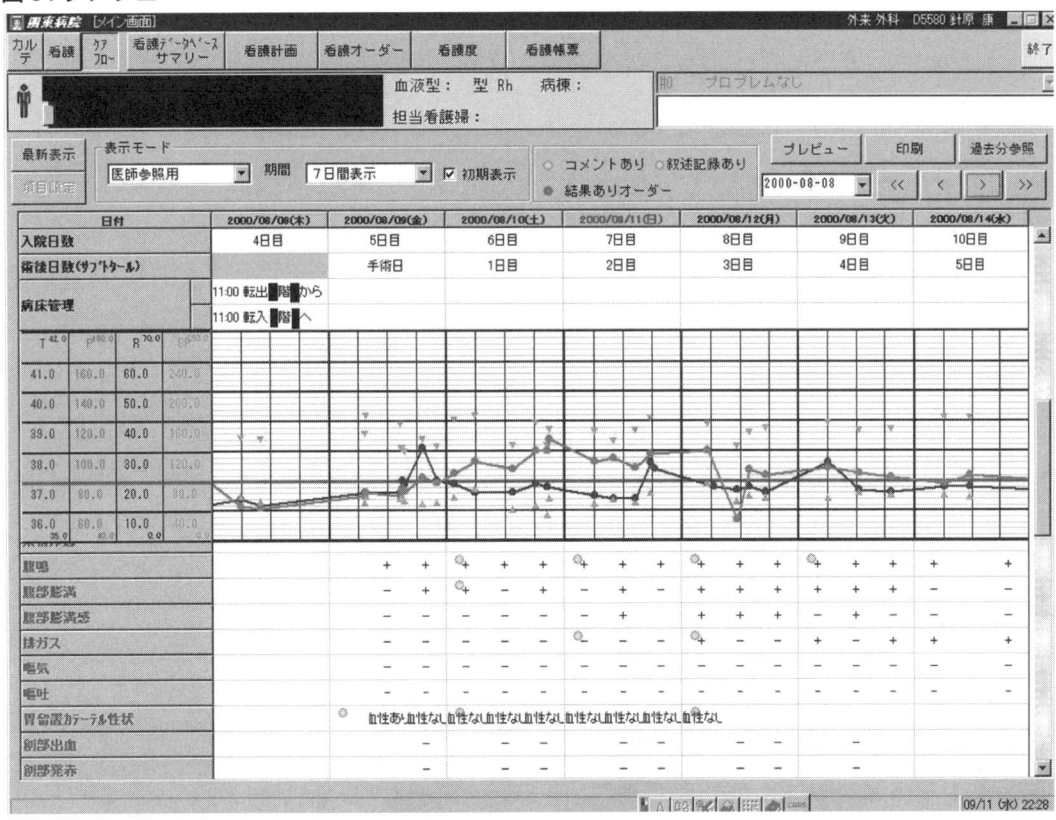

図7. 手術申し込み

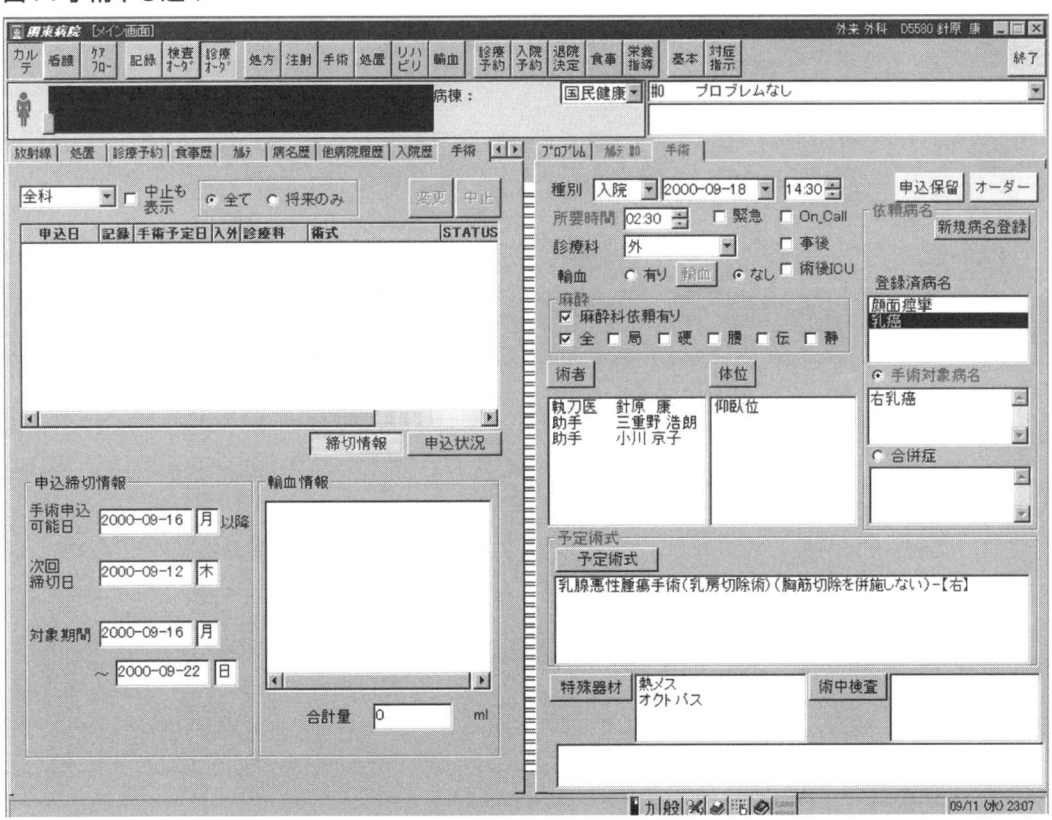

電子カルテとクリティカルパス

図8. 手術記載

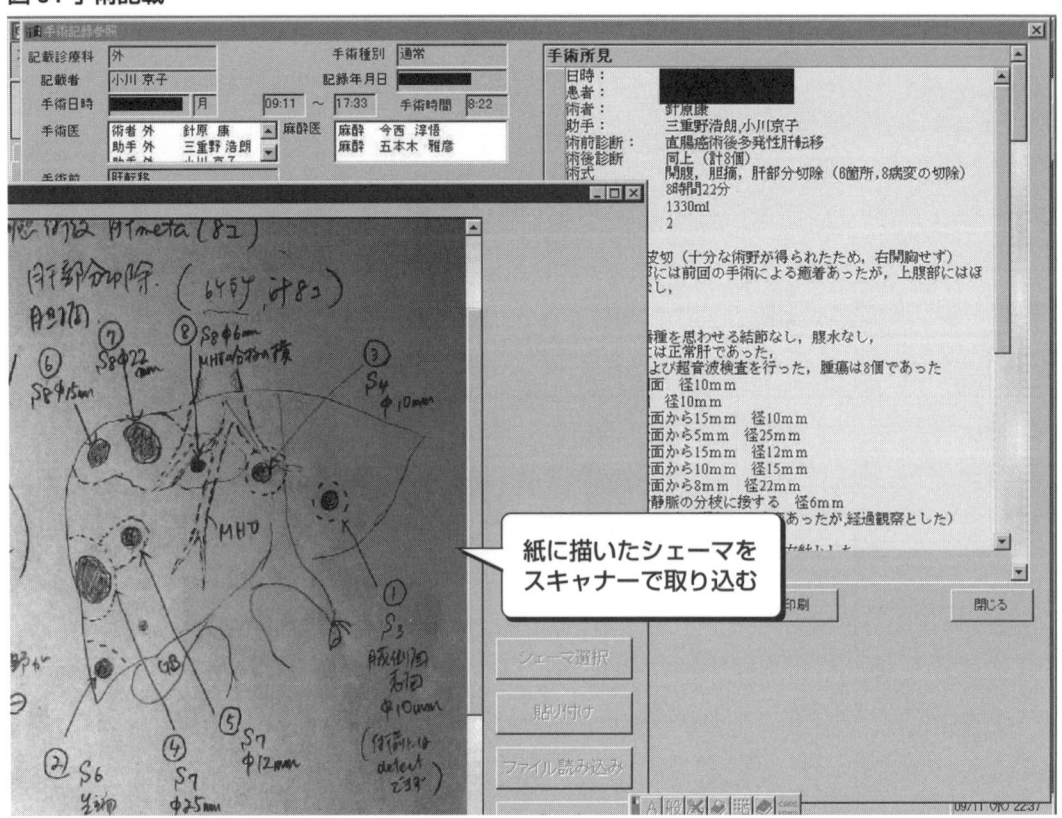

Electronic medical record and critical path

PART-2
NTT東日本関東病院の電子カルテ紹介

NTT東日本関東病院
心臓血管外科医長
中谷速男

心臓血管外科領域における電子カルテの実際

当院では新病院開設以来、心臓・大血管手術症例を含む年間150例の心臓外科診療を電子カルテで行ってきた。心臓外科領域で汎用する電子カルテ機能やICUのシステムを紹介するとともに、電子カルテによる変化について述べたい。

■ 手術・入院が中心となる心臓外科の特性と電子カルテ

▶ 電子カルテによる診療

近年、コンピュータとりわけインターネット技術の発達により、社会活動の隅々まで電子化は浸透してきている。医療の分野でも、診療録の電子媒体での記録・保存要件が発表され、電子カルテが急速に展開されている。

心臓外科は手術治療を中心に入院業務が主となる。心臓手術症例の特徴は、一般病棟・手術室・ICU・循環器専門病棟と、約2週間の入院中に病院内をダイナミックに動きながら、保険診療点数で30～35万点になる介入が行われることである。

私たちは新病院開設以来、年間約150例の心臓・大血管手術症例を含む心臓外科診療を電子カルテで行ってきた。この2年間の経験から、心臓外科領域で汎用する電子カルテの機能やICUでの部門システムを紹介し、電子カルテによって何が変化したのか述べたい。

■ 術後評価や画像検査などに有用。ICUには専用システムを採用

▶ 一般血液検査

われわれが使用している電子カルテの基本ソフトは従来のオーダリング専用ソフトから発展したもので、オーダリングを中心とした機能はかなり作り込みが進んでいる。術後の血液生化学データや、凝固検査結果の経時的変化などは簡単な操作で表すことができ、術後評価や投薬量決定などの助けとなる。

また、外来などでは糖尿病や高脂血症など慢性疾患の治療の際に、ディスプレー画面上に検査データを時系列に表示し、それをプリントアウトすることで患者へ正確にわかりやすく検査結果を伝えることができる（図1・2）。

▶ 画像（静止画・動画）検査

電子カルテでは診療記録などの紙に記録されていたような文字情報のみならず、CTや心電図のような画像・波形データもデジタル化さ

図1．一般的な血液検査結果

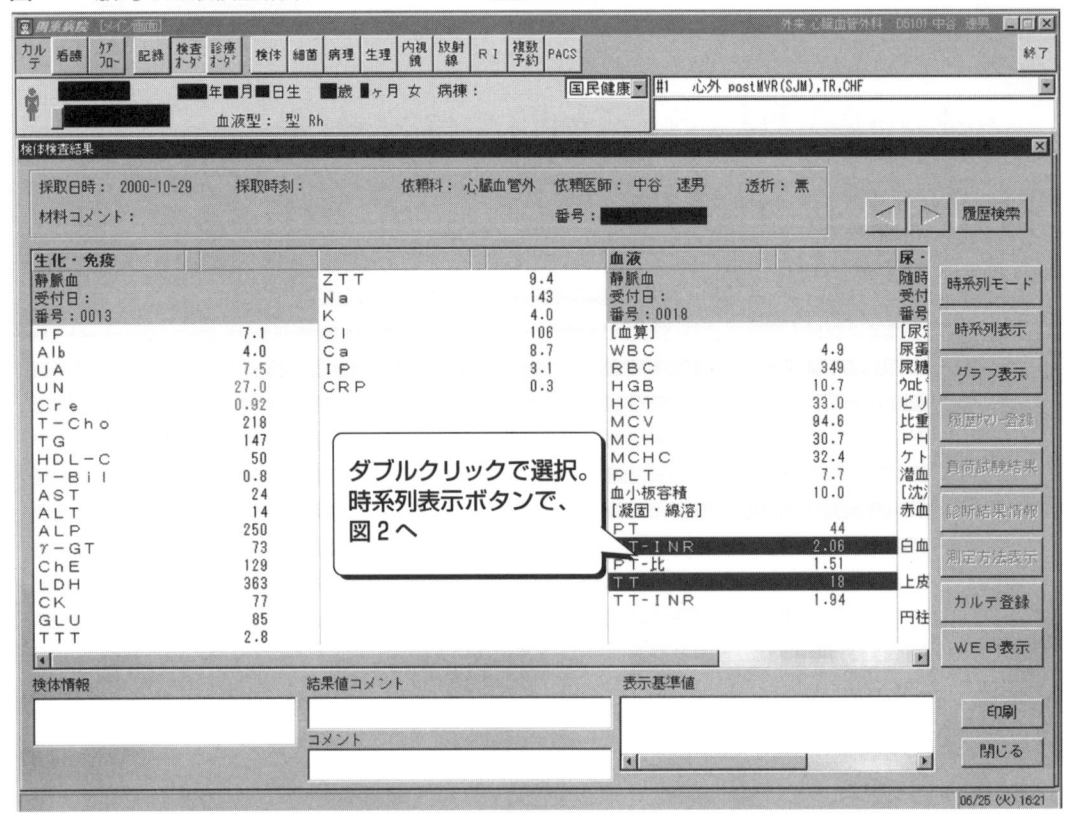

図2．最近の経時的変化

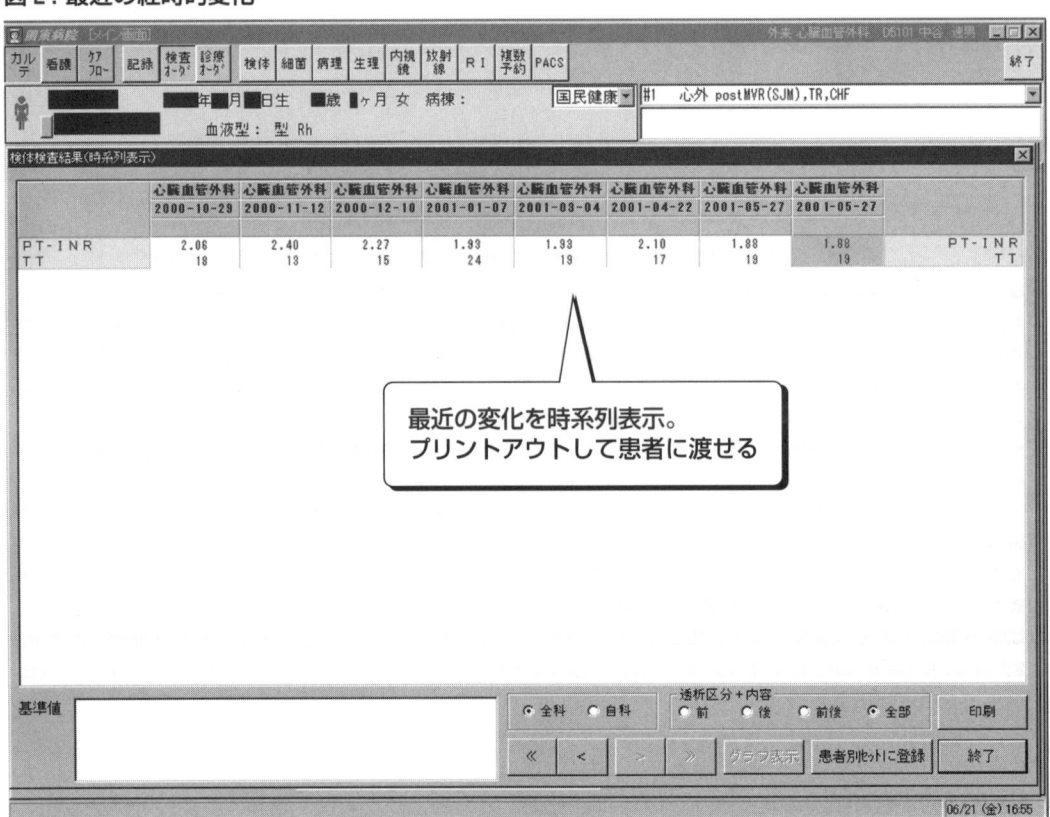

れている。心臓外科の日常診療に、胸部レントゲン・心電図・CT・MR・心臓カテーテル検査などは必須である。たとえば、入院・外来を問わず胸部レントゲンの比較参照は頻繁に行われる診療行為だが、電子カルテでは簡単に任意の前回検査と比較ができる（**図3**）。

またDSA、MR、CTなどの多数の静止画から構成される検査では、自動再生画面を使用すると、画像が次々に表示され三次元的な把握が容易となる。電子カルテに合わせて、静止画像のみならず、動画像に関しても電子的に記録・保存・再生できるアンギオ装置と、専用のネットワークシステムが導入整備された。

この結果、院内各所の複数の端末から常時、また同時に任意のカテーテル画像データにアクセス可能となっている（**図4**）。ただ、動画像の参照は動画専用端末でのみ可能で、電子カルテの一般端末からは、動画像の中から選ばれた複数の静止画像が参照可能となる。

▶ICU部門の電子カルテ

ICUでは患者に対する介入と実施内容、観察結果や各種機器の作動状況など多数の項目を時系列で記録する必要がある。このような点から、一般病棟や外来で使用している基幹電子カルテシステムでは対応しきれないため、専用の部門システムを採用している。

ICU部門システムは記録専用システムで、周辺モニター機器の出力情報の自動記録化、自由な項目設定による疾患別のフローシート作成、自動的バランス計算機能など、主に看護業務の支援機能が優れている（**図5**）。実際に自動記録を行っている周辺機器は、人工呼吸器・血液ガス分析装置・ベッドサイドモニター・連続心拍出量測定装置の4種類となっている。

ICU部門システムは独立したサーバーを持ち、基幹電子カルテのホストコンピュータから患者情報と中央検査結果をリンクするが、ICUの情報は基幹電子カルテへ流れない。ICU部門システムからオーダリング、診療録記載やPACS参照はできないため、各ベッドサイドにはICU部門システム端末と並んで基幹電子カルテ端末が設置されている。

■ 電子化の最大の利点は、情報が広く有効に利用されること

▶電子化による日常業務の変化

実際に電子カルテを使用して感じる利点は**表1**に示す。たとえば、画像の電子化は病棟・外来からレントゲン袋やシネアンギオを保管する大きな棚をなくし、外来診療やカンファレンスの際に看護師や研修医が行っていたフィルムの準備と整理という仕事をなくした。物理的なスペースの変化だけでなく、電子化が各職員の日常業務の内容も変化させたのである。

また、院内全域に設置されてあるPC端末から簡単に電子カルテにアクセスできるように

表1.

1. カルテ（画像データを含む）保管・搬送に必要な省スペース・省力化
2. 手書きよりはるかに良好な見読性
3. オーダリング（処方、検査など）の自動登録による重複記載の不要
4. 複数が同時に同一カルテを参照可能
5. 検査終了から結果参照までの時間短縮
6. 情報のオープン化とより有効な活用

図3. 汎用される画像参照画面　PACSの比較ボタンからこの画面が表示される。過去の任意の画像との比較が可能。

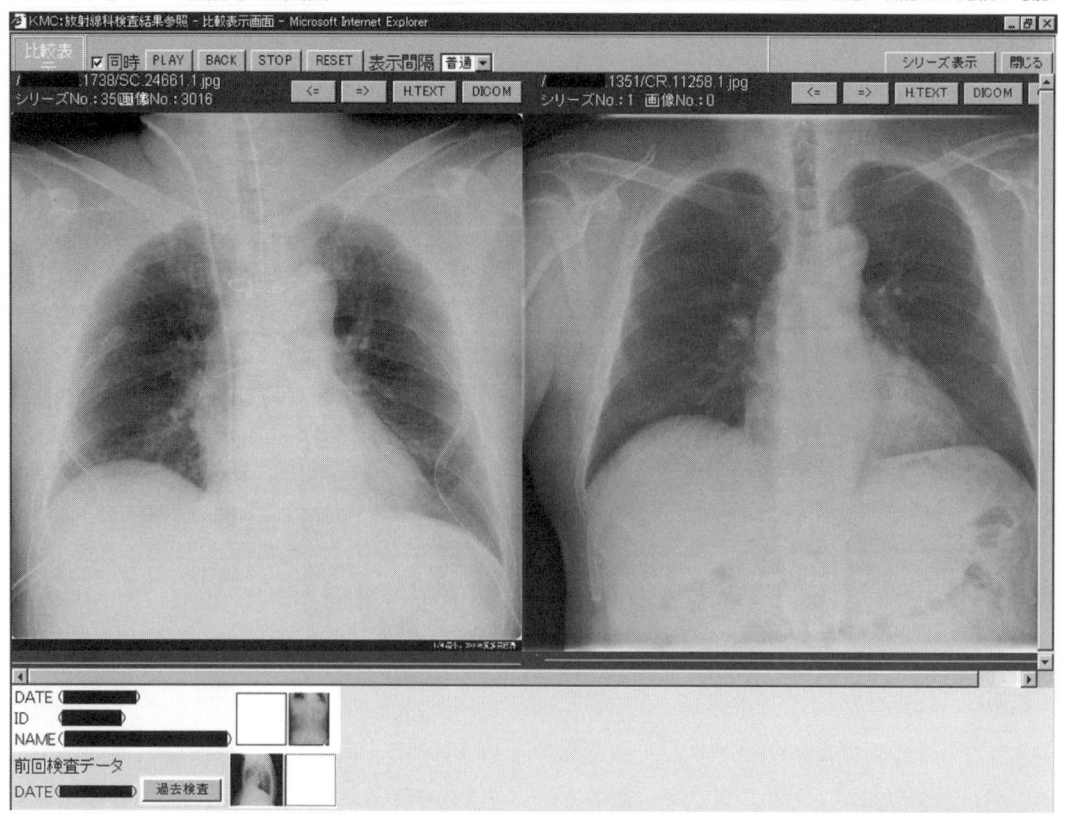

図4. 冠動脈造影の動画像をPC端末から再生している画面
現在進行中の検査も2～3分間の遅れのみで、シーンごとにほぼリアルタイムで院内各所の端末から動画像が参照できる。

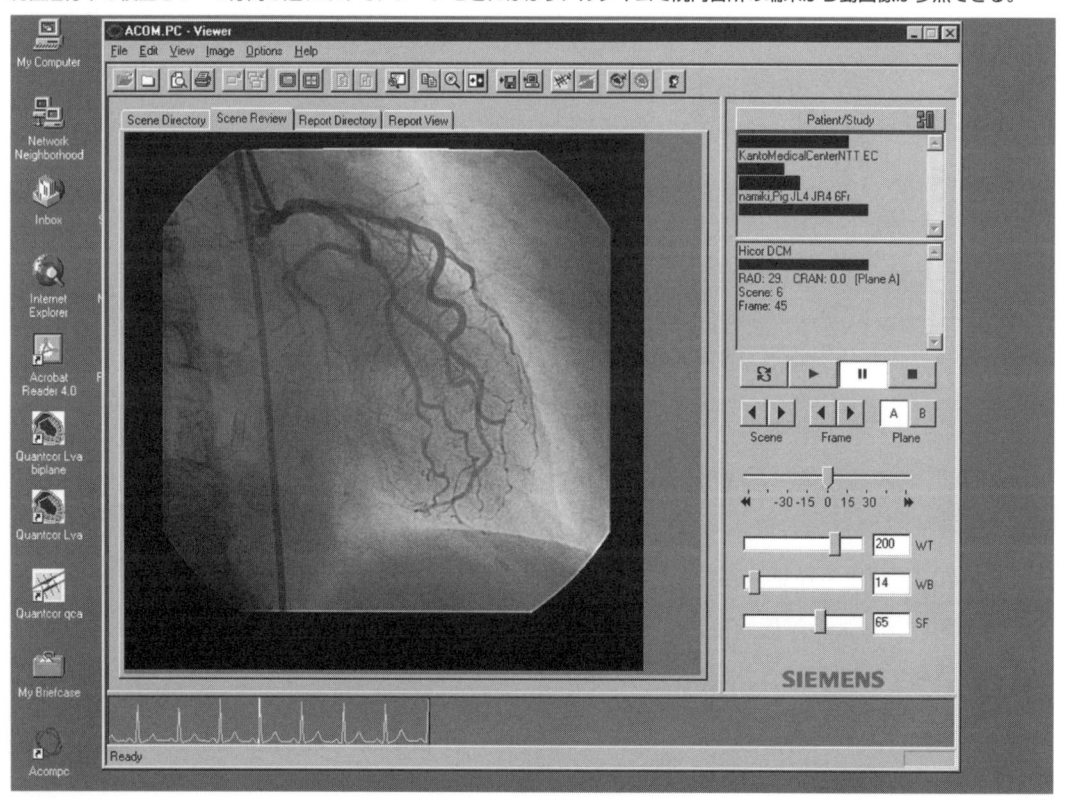

なった。このことは、紙やフィルムに記録されていた情報に比べて、電子カルテ内の情報がよりオープンになったことを意味する。電子化による最大のメリットは情報収集が簡便になり、カルテ内の情報が広く有効に利用されるようになったことである。

■ ITを用いた遠隔地画像診断と病病連携の試み

▶ 心臓カテーテル検査伝送の実用化

これまで病院内での電子カルテの状況を紹介したが、病院を超えてインターネット技術を用いた患者情報の伝送の試みを紹介する（図6・7）。

これまで遠隔地からの患者紹介は、電話・FAXでの患者情報の伝達と、患者または家族が来院しての資料搬送を必要とした。心臓外科領域では、緊急性や移送の安全性の判断が必要であり、また一方で遠路来院されても手術の必要がない場合もある。適切な治療のタイミングと患者サービスの観点からも、遠隔地からの紹介には問題があった。心臓外科領域ではカテーテル検査から重要な決定がされるため、病病連携の一環として埼玉県の病院とISDN回線を用いて心臓カテーテル検査（動画）を伝送するシステムを2001年から実用化した。

このシステムの概略を図に示したが、心臓カテーテル検査の画像転送にはISDN3回線・PC2台・画像ビューワーソフトとルーターを必要とする。紹介元のカテーテルシステムがわれわれの病院のものと同一の標準規格を有するため、本システムは比較的安価で導入可能であった。実際に患者やオリジナルデータが動く前の手術適応の有無や、手術時期など治療方針のコンサルテーションに有効活用されている。

■ 情報の有効利用は、生産性を改善し医療の質を変えていく

▶ 医療資本の有効活用

電子カルテ導入以前、診療行為やその結果としての情報（検査結果、画像、カルテの内容そのもの）は閉鎖的で、情報は各主治医や各診療科内にとどまり、どんなに広くても病院の中だけでしか活用されなかった。診療結果は各科別のカルテというファイルに閉じられ、画像データはフィルムの中に収められ、同じ病院内でも主治医と科を超えて保管されている中から必要な情報を引き出すには、多大な労力を必要とした。

われわれの病院でも、電子化後にようやく情報収集に伴う診療各科や部門間の障壁は低くなった。病院間の情報交換になると、データの移送や紙面を介してのやりとりとなるため、得られる情報はいっそう限られている。今後、病院間での電子カルテの共有化が実現できれば、病病連携などで患者の診療情報はもっと有効に活用されるだろう。

ひとつの情報が広く何度も利用されることは有限な医療資本の有効活用を意味し、医療全体の生産性の改善につながる。また、情報が主治医や病院を超えてオープンになることは、その情報すなわち診療行為そのものの適正さも常に周囲から評価されることになる。

電子化とは、単に情報へのアクセスの利便性が改善されるのみならず、医療全体の生産性と医療の質を変えていくのかもしれない。

図5. ICU部門システムでの心臓外科手術後の基本画面
この画面に記録されている数値のうち尿量とドレーン排液量のみがマニュアルで入力されたもの。他の数字はすべて自動記録されている。

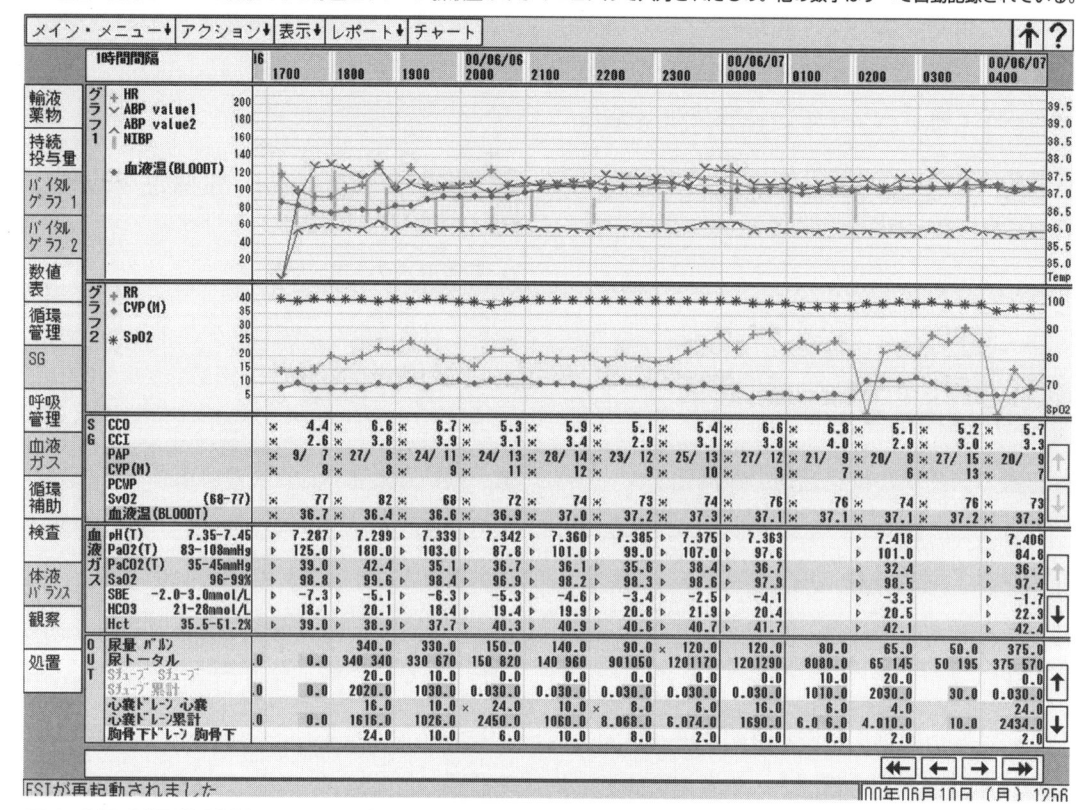

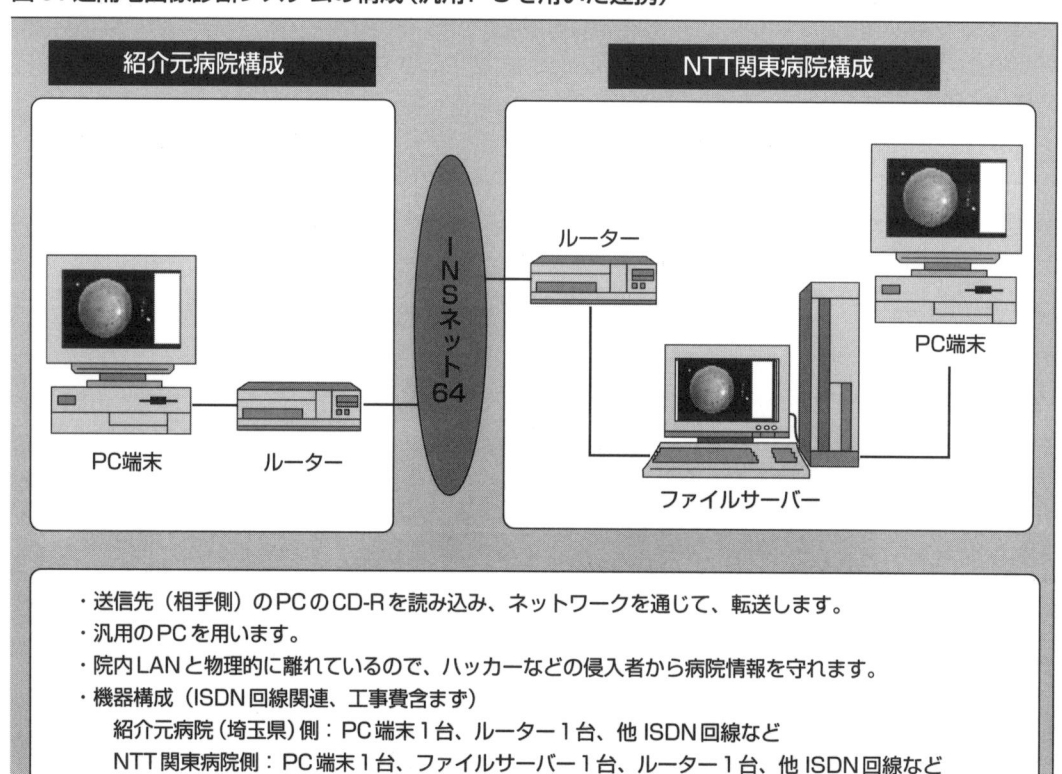

図6. 遠隔地画像診断システムの構成（汎用PCを用いた連携）

- 送信先（相手側）のPCのCD-Rを読み込み、ネットワークを通じて、転送します。
- 汎用のPCを用います。
- 院内LANと物理的に離れているので、ハッカーなどの侵入者から病院情報を守れます。
- 機器構成（ISDN回線関連、工事費含まず）
  - 紹介元病院（埼玉県）側：PC端末1台、ルーター1台、他ISDN回線など
  - NTT関東病院側：PC端末1台、ファイルサーバー1台、ルーター1台、他ISDN回線など

図7. 遠隔地画像診断システムの運用

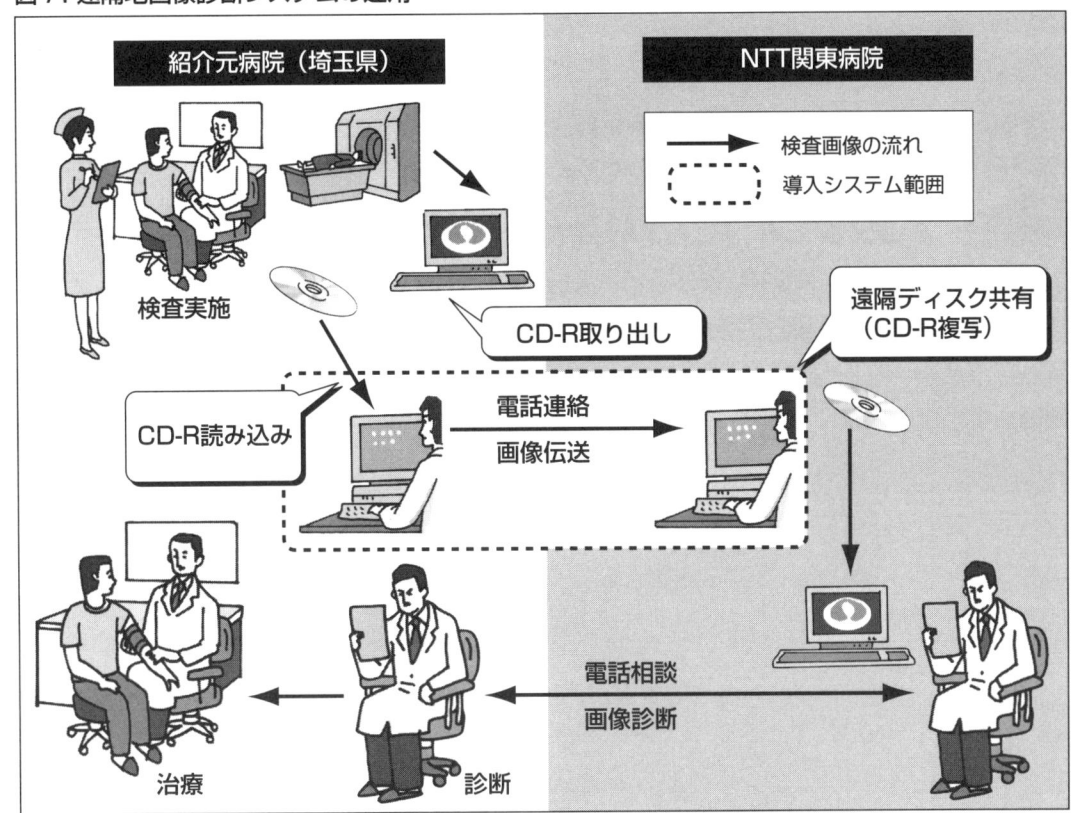

Electronic medical record and critical path

PART-2
NTT東日本関東病院の電子カルテ紹介

放射線診断における電子カルテの利点と課題

NTT東日本関東病院
放射線部医長
野田正信

画像を主に扱う放射線診断は、電子カルテの導入により大きな恩恵を受ける。当院における画像システムの概要、電子化された放射線診断の流れを紹介する。電子化には大きなメリットがあるとともに、解決すべき課題も残されている。

■ 三つのシステムの連携により効率的なシステムを構築

▶ 電子化による利点が多い放射線診断

　電子カルテとは医療の電子化であり、画像を主に扱う放射線診断も電子化を行うことにより、多くの恩恵を受ける分野である。放射線診断を電子化するには、病院情報システム（HIS[注1]）、放射線情報システム（RIS[注2]）、医用画像蓄積通信システム（PACS[注3]）の連携が重要であり、この三つが有効にリンクして初めて効率よいシステムの構築が可能である（図1）。当院での放射線診断の現状を報告するとともに、電子化の利点や導入時の問題点についても報告する。

■ フィルムレス、ペーパーレスを実現した当院での現状

▶ 従来の保存法の限界と電子化

　今まではPACSを構築するにはコストがかかりすぎ、現実的でなかった。しかし、昨今の技術の進歩とともに、DVD[注4]のような大容量の保存媒体が安価に手に入り、ギガビットのLAN[注5]の接続が可能となった。表示端末の性能も日々進歩しているため、電子化された画像がストレスなく臨床の場で扱える環境が整ってきた。一方、マルチスライスCT（MDCT）が開発されて一つの検査に大量の画像が発生し、従来のフィルムによる保存・読影が困難になってきたことも画像の電子化に弾みをつけることとなった。

　フィルムレスを実現するためには、新しい画像とともに、ある程度過去の画像も同様に検索できる必要がある。関東病院では新病院オープンと同時にフィルムレス、ペーパーレスを実現したが、オープンの約2年前からCT、MRを中心とした画像蓄積を開始している。また、過去のレポートも約5年間のテキストデータの蓄積があり、オープンと同時にこれらのデータが活用できる環境を準備した。

　当院における画像システムの概要を、図2に

図1. HIS/RIS/PACSの連携

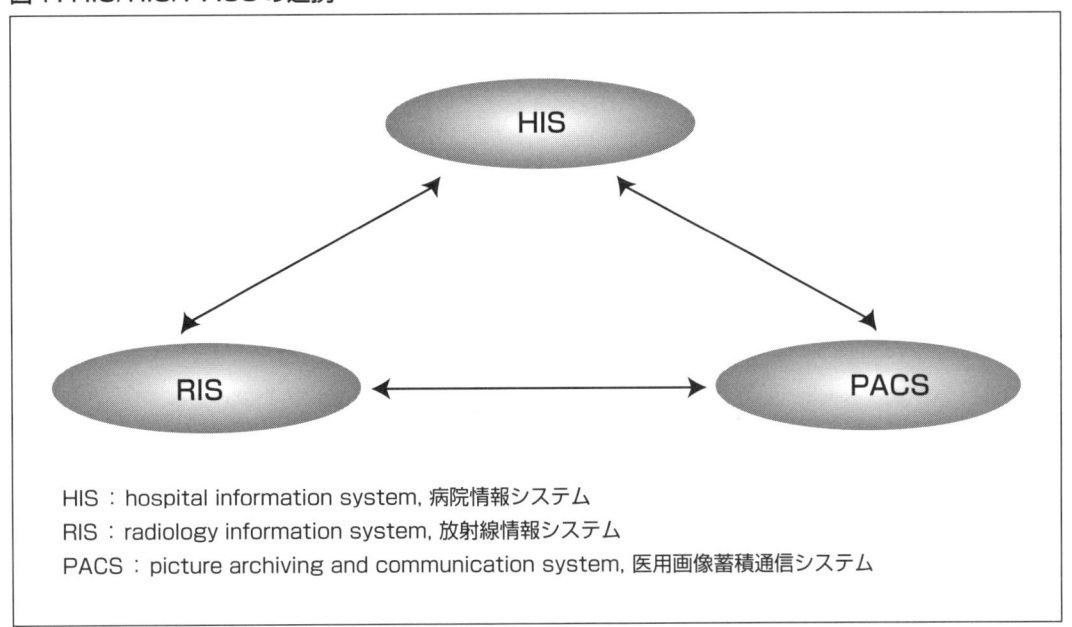

HIS：hospital information system, 病院情報システム
RIS：radiology information system, 放射線情報システム
PACS：picture archiving and communication system, 医用画像蓄積通信システム

図2. システム構成図

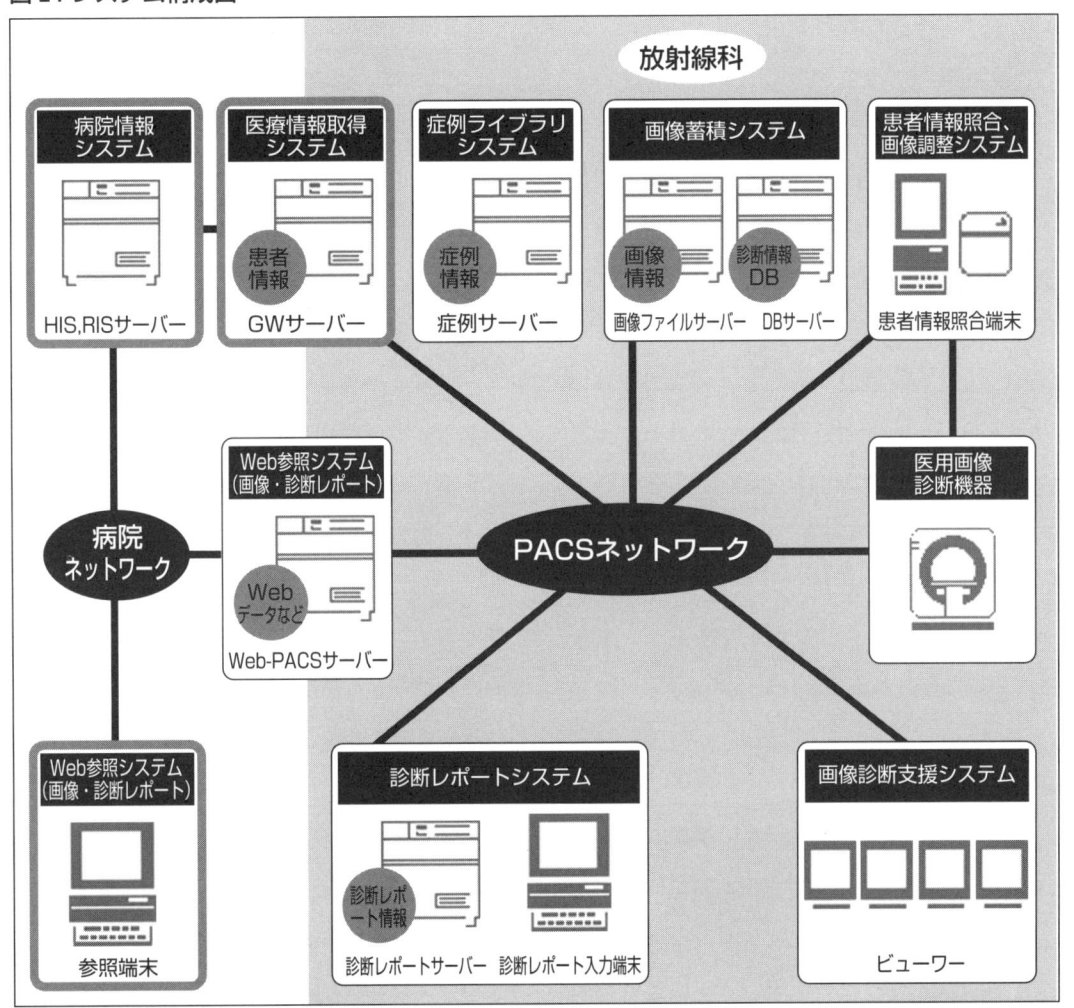

示す。電子カルテのネットワーク(**図2**内太枠)とPACSのネットワークはゲートウェイを介して接続されている。電子カルテ端末は約800台、DICOM[注6]ビューワー端末は約100台用意されている。読影室では3面のDICOMビューワーが9台(1台は高精細CRT4面モニター、残りは液晶3面モニターである)、電子カルテ端末が7台設置され、常勤医5名、研修医1～3名で読影が行われている。

■ 電子カルテ上で素早く画像を閲覧。音声によるレポート入力も可能

▶ 画像データの保存

まず各医師が電子カルテ上で検査をオーダーすると(**図3**)、それを放射線医師が確認(オーダー修正)し、各種の患者情報とともにRISへ送られる。放射線科ではこの情報をもとに患者の受付を行い、各撮影装置(モダリティ)に患者情報を送り検査を行う(**図4**)。

RIS上で実施確認を行うと、検査終了の情報がHISへ伝わり会計処理が行われる。撮影された画像データはDICOM規格を用いてPACSサーバーへ保存し、このときWeb-PACSサーバーへ圧縮されたJPEG画像[注7]も同時に保存する。したがって画像データが2か所に保存されることになる。

▶ 画像の閲覧

画像の閲覧には二通りの方法が用意されている。一つは外来や病棟で画像を見る場合である。電子カルテ上のPACSボタンを選択することで、Webブラウザを用いて圧縮された画像(JPEG画像)を参照することができる(**図5**)。この場合は表示スピードが速く、忙しい外来でもストレスなく画像を見ることが可能となっている。

もう一つがDICOM画像ビューワーを用いる場合である。PACSの画像データを直接表示できるため、画像処理を含めたより詳細な画像観察が可能である。ただし、画像の読み込みには少し時間がかかり、また電子カルテ端末では利用することができない。

▶ レポート作成

読影レポートの作成には画像ビューワーとの連携が重要となる。DICOM画像ビューワーとレポーティングシステムは、同一メーカー(インフォコム社)の製品をカスタマイズして使用しており、連携が重視されている。読影が必要なレポートリストからレポート画面を開くと対応した画像リストが表示され、自動的にDICOMビューワーを立ち上げることが可能である(**図6**)。また、レポートを終了するとビューワー上の画像も自動的に終了することができる。

レポートへの文字入力は、キーボードからの直接入力以外にデジタルディクテーションが可能となっている。これはパソコン上で使用可能なディクテーションシステムを使用し、自動的にレポートと音声ファイルの対応づけが行われるシステムである(音声入力)。トランスクライバーは、どこにあるレポート端末でも音声ファイルを開いて入力することが可能である(**図7**)。キーとなる画像をビューワーから選択し、ワンクリックでレポートに貼付でき、矢印やコメントを追加できる。

図3. 電子カルテの検査オーダー画面

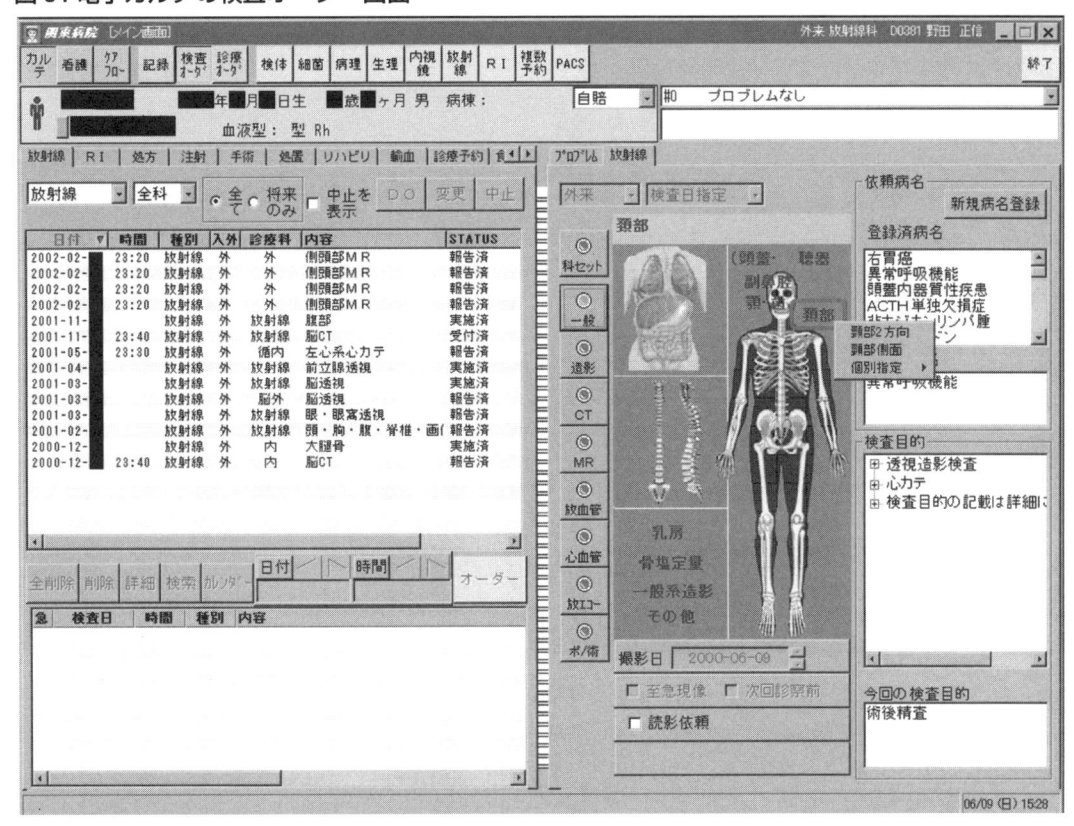

図4. RIS画面

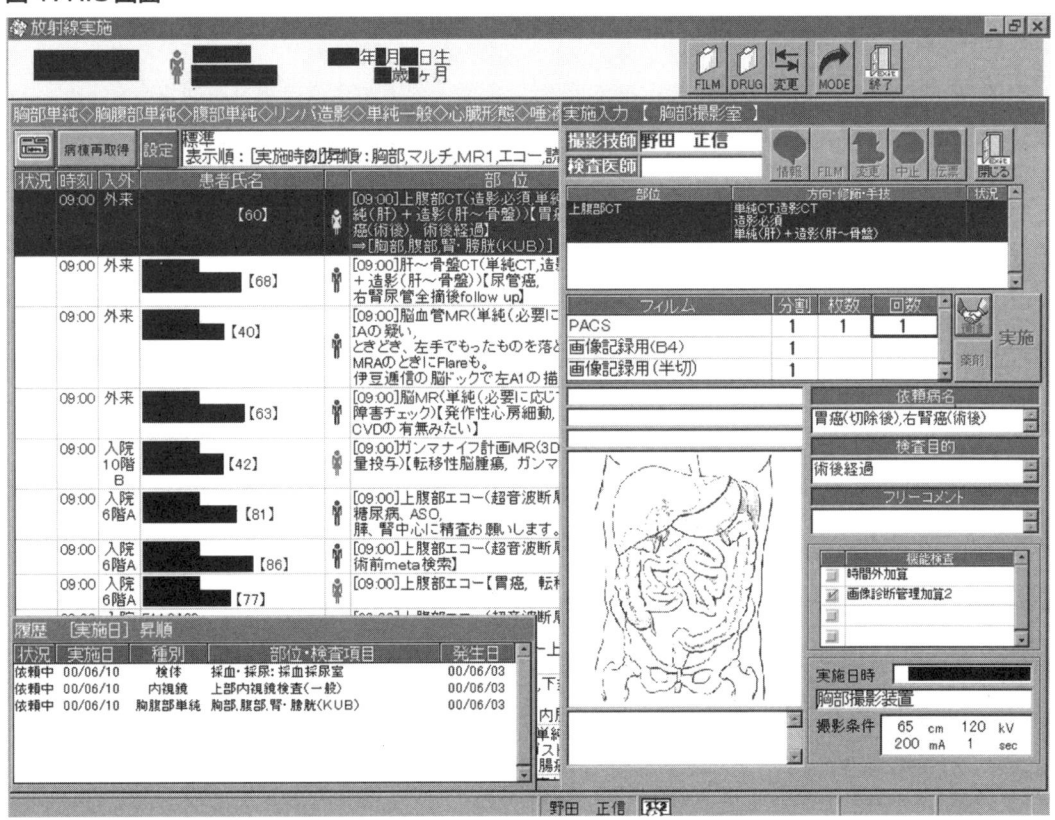

作成されたレポートは確定された段階で、XML形式で電子カルテに送付される。電子カルテでは、テキストのみの画面、またはキー画像も一緒に表示されるWeb画面での表示が可能である（図8）。

■ 画像の電子化は大きなメリットを生む。一方、解決すべき課題も多い

▶ 電子化による三つの大きなメリット

電子化の利点は、以下のようなものである。

・フィルムの保管場所や運搬にかかる人件費の削減効果

画像をフィルムとして管理し、大袋に入れ運搬する必要がなくなる。

・救急の場合に画像がすぐさま閲覧できる

画像が保存されたと同時に、各端末で画像を迅速に参照できる。

・より正確な読影が可能となる

画像データが保存されているため、ウィンドウ幅やウィンドウレベルを変化させたり、CT値を測定したりといった後処理が可能である。

一方、多くの利点とともに、問題点もしだいに明らかになってきた。

▶ データの規格・互換性の問題

CTやMR装置からDICOM規格でデータを保存しても、技師の設定するウィンドウ幅やウィンドウレベルといった基本的項目が保存されない機種が存在した。これでは読影者が最適な条件に設定し直さなくてはならず、JPEG画像のように後から変更ができない場合は、読影に不適当な画像が発生してしまうことがあった。当院では、撮影装置とPACSサーバーの間に画像調整端末（取得ステーション）を設置し、ここでウィンドウ幅などを設定し直して保存するようにしている。

当院で採用した富士フィルムのFCRはデジタル画像のパイオニアであるが、DICOMデータはプライベート形式で保存され、同社のビューワーを使用しないと画像が表示されない問題がある。ほかのメーカーのビューワーでは画像が表示されず、将来システムが変更になった場合、互換性に問題が生じると思われる。

▶ 大量の画像保存、読影の問題

予想したよりも大量の画像が発生するようになり、RAID[注8]の保存期間が短縮し、読み出しスピードも低下してきた。PACSからの読み出しをギガイーサ[注9]にして、読影ビューワーとの接続も直接100-BASEに接続するように変更し、さらにRAIDの保存期間を長くするように容量を増加させた。近年の価格低下から、もっとRAIDへの保存期間を延ばすのが望ましい。また、プリフェッチ機能[注10]も装備しているが、十分に機能しているとは言いがたい。プリフェッチ機能をより洗練した機能とすることが急務である。

読影には過去の画像との比較読影が必須であるが、まだビューワーに十分な機能が備わっているとは言いがたい。比較読影機能の備わっていないビューワーでは、読影は不可能といっても過言ではない。

▶ PACSの今後

PACSでの読影は始まったばかりである。装置の進歩、データの互換性、ソフトの改良、電

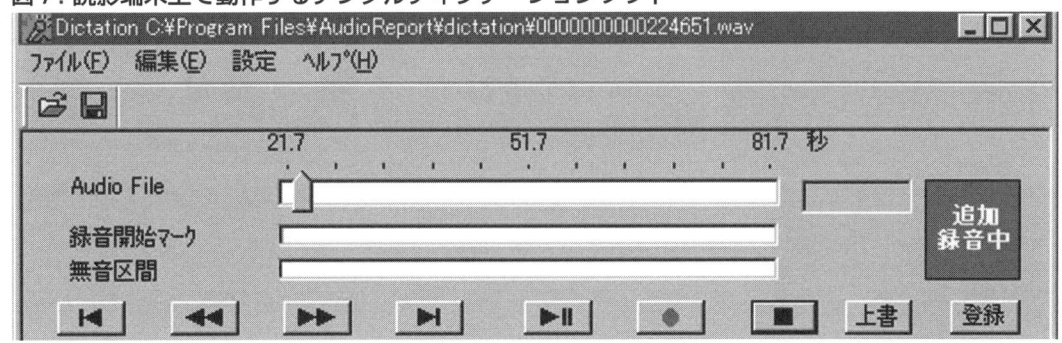

図5. 電子カルテ端末上のWeb-PACS画面

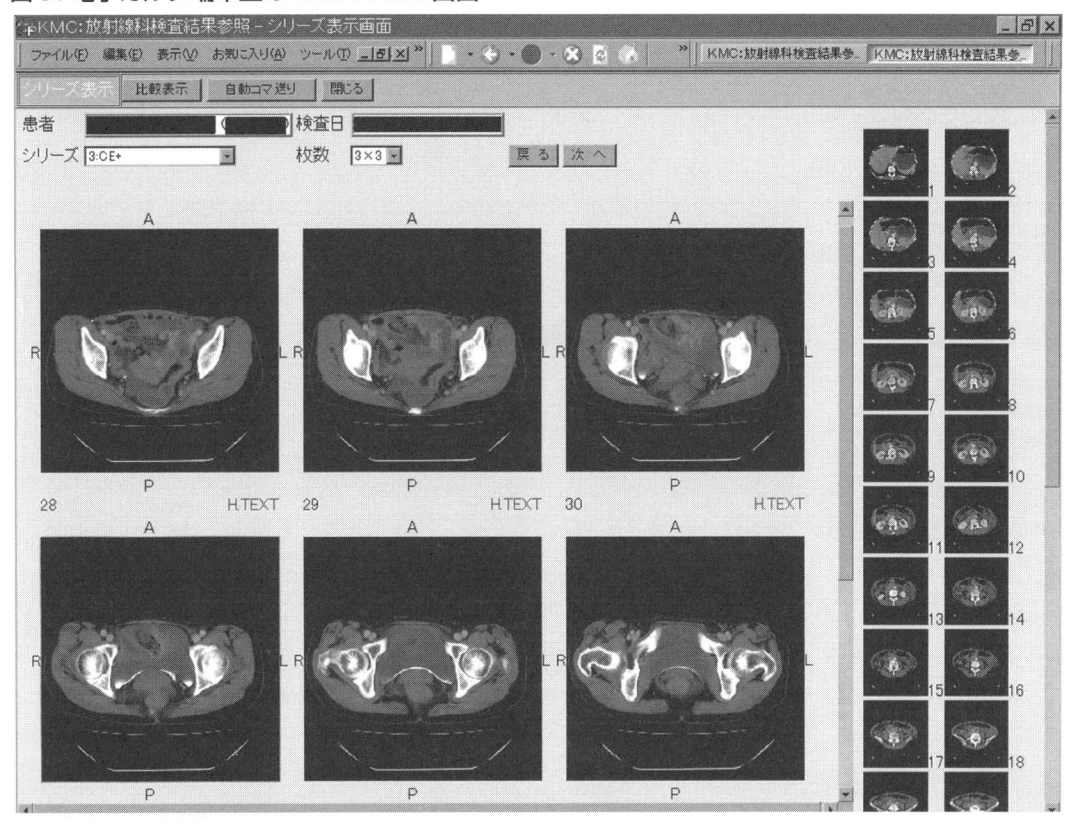

図6. レポーティングシステムとDICOMビューワーの連携

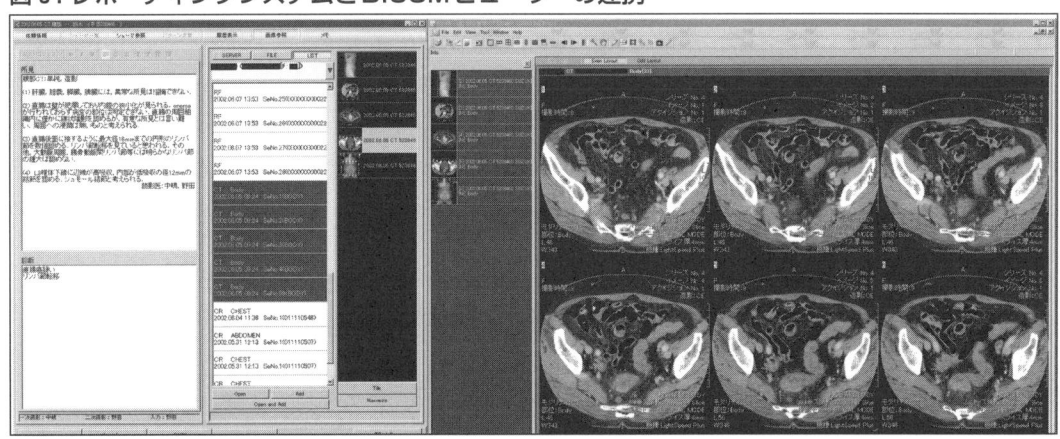

図7. 読影端末上で動作するデジタルディクテーションソフト

電子カルテとクリティカルパス●111

図8. 電子カルテ端末上のWebレポート画面

放射線科CT検査 結果報告

患者ID: ▇▇▇
患者氏名: ▇▇▇▇▇
生年月日: ▇▇年▇月▇日 ▇歳

性別: 女
入外区分: 入院

検査実施日: ▇▇▇▇年▇月▇日
依頼診療科／依頼医師: 救急センター／土岐 真朗
依頼病名: 腸閉塞の疑い
検査目的: 腹痛精査

臨床情報

検査項目: 腹部
報告日: ▇▇▇▇

検査部位: 上腹部CT／
報告者: 野田 D0381

所見

腹部CT：単純, 造影

(1) 胃から小腸は全体に拡張し,内部に液面形成を伴う大量の液体貯留を認める.結腸には拡張は認められない.回腸末端は壁の浮腫状の肥厚を示しているが,拡張は示していない.恐らく回腸での閉塞と思われます.造影後のイメージ28-32にて回腸に相当して小気泡の集蔟蔵が認められます.
(2) ダグラス窩にごく少量の腹水貯留が認められます.
(3) 右腎に9mmの嚢胞と思われる低吸収値結節が1ヶ認められます.
(4) 肝臓,胆嚢,膵臓,脾臓には異常を指摘できません.

Impression

(1) イレウス(小腸閉塞) ⇒ 回腸での閉塞が疑われ,小気泡の集蔟した腫瘤は糸こんにゃくなどの食餌性小腸閉塞が疑われます.食事内容をチェックしてください.
(2) 少量腹水貯留
(3) 右腎嚢胞疑い

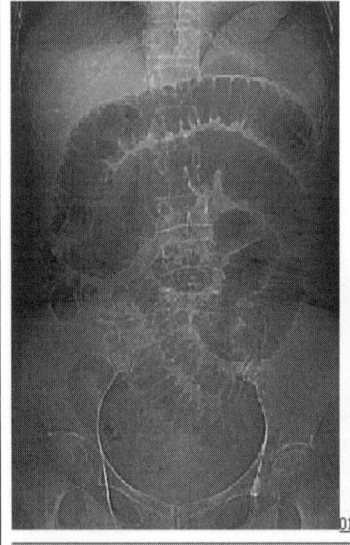

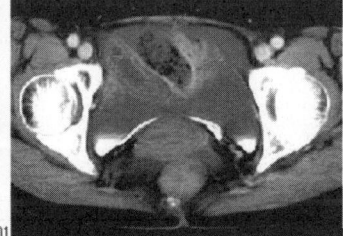

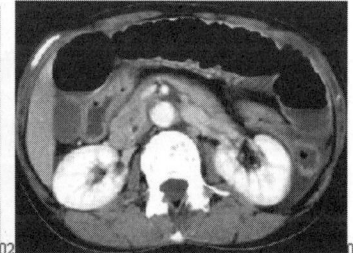

実施情報
手技: 単純CT／造影CT／
コメント:
使用薬剤: オムニパーク300シリンジ 64.7% 100mL/本：100ml／
検査医師名:
検査技師名: 下平 倉史／

子カルテとの親和性をさらに高めてゆくことで、使いやすいものになると考えられる。

注1） HIS：Hospital Information System（病院情報システム）
注2） RIS：Radiology Information System（放射線情報システム）
注3） PACS：Picture Archiving and Communication System（医用画像蓄積通信システム）
注4） DVD：Digital Versatile Disc
注5） LAN：Local Area Network
注6） DICOM：Digital Imaging and Communication in Medicine（医用デジタル画像と通信）
注7） JPEG：Joint Photographic Experts Group（静止画像の圧縮・伸長の国際基準）
注8） RAID：Redundant Array of Independent Discs（複数のハードディスクを並べて速度や信頼性の向上を図った装置）
注9） ギガイーサ：
　　　伝送速度が1000Mbpsの高速ネットワーク
注10） プリフェッチ機能：
　　　データを先読みすることで高速化を図る機能

Electronic medical record and critical path

PART-2
NTT東日本関東病院の電子カルテ紹介

NTT東日本関東病院
薬剤部長
折井孝男

電子カルテ導入による薬剤業務の変化

新病院開設に伴う電子カルテの導入は、薬剤師すべてに意識の転換を迫るほどの大きな変化をもたらした。薬剤部における導入の経緯と、特に服薬指導業務の現状を中心に紹介する。

■ 電子カルテの稼働により、業務に大きな変革が

▶ チーム医療の強力なツール

電子カルテは、チーム医療を効率よく実践するために不可欠なツールとなることが考えられる。しかし、これを使いこなすには、医療に携わるわれわれ薬剤師にも、すべての意識を転換することがまず求められるように思われる。この電子カルテには、薬剤にかかわる情報も数多く記載されている。電子カルテの普及は当然、薬剤師にも無縁のことではなく、特に病棟活動においては、薬剤師の業務を展開するうえで強力なツールの一つであると思われる[1,2]。

そこで、本稿では電子カルテを活用した薬剤業務として、特に服薬指導業務を中心に紹介する。

▶ 薬剤部業務の変化

NTT東日本関東病院(以下、当院とする)の電子カルテシステムは、患者サービスの向上、徹底的な効率化(コスト、稼働)、高品質な医療提供への貢献というコンセプトを基盤として構築された[3,4]。薬剤部では、平成12年12月の新病院開院に伴い電子カルテの稼働という大きな変革が起きた。

この電子カルテの稼働に伴い、特に見読性と保存性に関し薬剤部においても業務の見直しを行なった。その一つとして、薬剤師がICUとCCUを除く全科(全11病棟・全21診療科)に、薬剤管理指導業務を展開することとした。

▶ 全病棟への服薬指導を展開

当院においては、電子カルテを利用した服薬指導を全病棟へ展開するにあたり、大きな問題に直面した。われわれは新病院立ち上げ時に、患者への注射薬個人払い出しなど注射薬ピッキングシステムの導入をふまえた薬剤管理指導業務を全病棟で展開させるためのシステ

ム構築を行っていた。しかし、平成12年12月の新病院開院時には、業務の混乱を防ぐために院外処方せん発行を遅らせたため、外来処方をすべて院内で対応したことから、全科への薬剤師による服薬指導業務を開始する時期の見通しが不明であった。また、薬剤管理指導業務の指導記録の保存が、電子カルテ上では認められていないことも原因であった。

これらの要因から、薬剤師が電子カルテを介して薬剤管理指導業務を行ううえで必要なコンテンツが、十分とはいえない状況にあった。

平成13年4月より院外処方せんの発行が開始され(平成16年1月現在、院外率91％)、薬剤師の病棟業務を開始した(一部の病棟では従来より病棟業務を実施していた)。

■ リアルタイムの患者情報を入手。業務の質向上に寄与

▶ 薬剤管理指導業務[5]

薬剤師がベッドサイドに服薬指導に向かうためには、患者の情報をいかに詳細にとらえるかが、ポイントといえる。それまで行われていたオーダエントリシステムでは、情報の流れは医師から他部門への一方向のものであった。

医師が薬剤部へ処方をオーダエントリする場合を例にして考えてみると、ある患者に対し、どのような薬剤が医師から処方されたのかという情報は得ることができる。しかし、どのような診療プロトコルを医師が採用し、薬剤を選択したかについての情報は薬剤師には伝わらない。その薬剤の選択が適正であったかどうか、その治療効果はどのようなものであっ

たのかを知り、検討する機会をもつことはほとんどなかったといえる。

しかし、電子カルテの導入により、従来の処方オーダエントリシステムでは最大の問題点であったリアルタイムの患者情報を、容易に入手することが可能になった(**図1～4**)。病院情報システムの端末機があれば、時間を問わず、必要なときに必要な情報(記載された医療スタッフの記録、検査値、注射処置、内服状況、退院日程など)をリアルタイムで入手できるようになった。また、医師の診療記録、看護師の看護記録を参照できることから、情報を得るだけではなく、薬物療法における過誤を未然に防止する効果も期待できるようになり、薬剤師が病院内における医薬品のセーフティマネージャーとして活動できる場ができたといえる。

▶ 服薬指導業務

当院では、薬剤師は病棟に常駐していない。しかし、電子カルテの稼働により服薬指導に出向く前のカルテ調査が容易になり、患者に対する服薬指導時に多大な効果をもたらしている。

電子カルテ導入前は、患者への服薬指導の予定直前までの情報(主治医、看護師の診療記録、看護記録)を取得するのが困難であった。情報のタイムラグが生じ、投与予定であった薬剤が中止になっていたり、患者の病態が急変し、薬剤が変更されていたなどの苦い経験をしたことが数多くあった。

電子カルテ稼働の有無にかかわらず、患者に対する面談方法は従来と変わらない。しかし、電子カルテの稼働により面談前に、詳細な患

者情報（患者の治療過程、処方薬剤の中止の有無、患者本人、または家族に対しての申し合わせ事項）を取得し、十分な準備を行ったうえで面談に臨めるようになり、患者との意思疎通も容易になり、服薬指導時の質向上につながっている。

また、医療スタッフとのコミュニケーション不足によるトラブル防止にもつながっている。

▶服薬指導記録

電子カルテへの記録は、診療録、看護記録、服薬指導記録、その他の患者にかかわる情報は問題志向型システム（POS：Problem Oriented System）の理念に基づいた記録方式を用い、SOAP形式により入力している（図5〜8）。

現在、薬剤管理指導業務において、薬剤師がもっとも負荷を要する内容は、服薬指導記録の作成である。この作業を確実に、また、効率よく行うことができる手段の一つとして電子カルテ機能の利用がある。

たとえば、疾病や病態に対する使用薬剤リスト、副作用のチェック項目、服薬指導時の注意点などを、テンプレートや定型文として電子カルテにあらかじめ用意することにより、記録の統一を図り、入力時間の短縮を図ることができると考える。前述したが、薬剤管理指導業務の服薬指導記録の保存が電子カルテ上で認められていないことは、今後の業務を展開するうえでの一つの問題点といえる。

▶薬物療法の質の向上

病棟では電子カルテを投影しながらのカンファレンスが行われる。電子カルテは瞬時にして患者のさまざまな検査などの履歴が参照できるため、カンファレンスは非常に効率よく進められる。その際に薬剤師の情報も記録されているため、患者から得られた薬剤に関わる情報、薬剤の使用方法や副作用、薬の選択についての意見を積極的に述べる機会も多くなっている。

このような一つ一つの意見交換の積み重ねが、医療における薬物療法の質の向上につながるといえる。

▶医療スタッフとの連携

薬剤師には、患者への服薬指導だけでなく、その薬学的知識を医療スタッフに対し、必要なときに必要な形で提供することが要求される。そして、その情報は有効に活用されなければならない。

診療記録情報の共有化やスタッフひとり一人が持つ院内PHSなどによる連絡方法の変化により、薬剤師のもつ知識や経験を従来にも増して診療に活用することが可能となっている。

▶EBM（Evidence-Based Medicine）に基づく薬物療法

患者の情報（疾患と病態に対する処方薬剤、効果または副作用）を電子化することにより、データを収集し、分析することが容易となる。

これにより、患者または各疾患における使用薬剤や副作用などのprospective（前向き）、またはretrospective（後向き）な調査を客観的に、かつ確実に行うことが可能となる。そして、これらの収集したデータを分析・研究することにより、さらなる薬物療法の質の向上が可能になる。当院では、これらのデータ

をクリティカルパス作成時にも大いに活用している。

電子カルテを使いこなすには医学知識の共有化が必要

▶薬剤部業務における電子カルテの問題点

薬剤師、医師、看護師らの医療スタッフが診療記録情報を本当の意味で共有するためには、全医療スタッフが同じ形式でカルテ記入を行うことが必要である。医療スタッフは共通の記入形式を有するカルテ、あるいは標準化されたカルテを使いこなせるようになる必要がある。そのためには、前述したように情報を入力し、情報を読み取るための医学知識の共有化があわせて必要となる。

しかし、現実には薬剤師が医療現場で医師や看護師らと医学知識を共有しているのか、という問題がある。形式的に情報を共有できても、それを活用できなければ、「絵に書いた餅」に等しいことになる。その点、われわれ薬剤師は自らに厳しく問いかけなければならない。薬剤師が医療現場で、本当の意味での病棟スタッフの一員になるためには、この現実を直視し、自らの知識の質をさらに高めなければならないと考える。

情報の共有化は、さまざまなメリットを生み出す

▶電子カルテの将来

今後の電子カルテの向かう方向は、必然的に、同一施設内だけではなく、他の医療施設との情報の共有化である。実際にわが国でも、連携している病院間や地域の診療所間(病診連携)での患者情報の交換が開始されている。

患者データのプライバシー保護やデータセキュリティの問題など解決しなければならない問題は多数あるが、将来的な理想の電子カルテは、「一患者に、全世界で一カルテ」の形式であると考える。薬剤師の観点からも、患者が共通の薬歴をもつことは、薬物アレルギー、相互作用、薬剤の重複防止など、多くのメリットを生むことになる[6]。

▶医療現場での薬剤師の存在感

今後、薬剤師は、医師、看護師ら他のメディカルスタッフと情報を交換するとともに、いっそう自らの知識の質を高め、取得した薬剤に関する知識をチーム医療の一員として患者に還元しなければならない。このような業務の積み重ねにより、病棟など医療現場における薬剤師の存在をさらに高めることが必須である。

文献
1) 折井孝男:電子カルテを薬剤業務に活用する.病院薬剤業務と電子カルテ.エルゼビア・サイエンス・ミクス,2002,p7-11.
2) 折井孝男,坂下可奈子,伊賀立二:電子カルテと薬剤業務.第21回医療情報学連合大会(第2回日本医療情報学会学術大会),東京,2001.
3) 小林寛伊:診療録電子化への道.照林社,2001.
4) 吉原崇之:NTT東日本関東病院の総合医療情報システム.NTTファシリティーズジャーナル:38-43,2001.
5) 坂下可奈子,折井孝男:電子カルテと薬剤管理指導業務.ITで変わる薬剤師実務.エルゼビア・サイエンス・ミクス,2001,p15-19.
6) 田中博:電子カルテとIT医療.新医療,2000.

図1. 処方作成画面

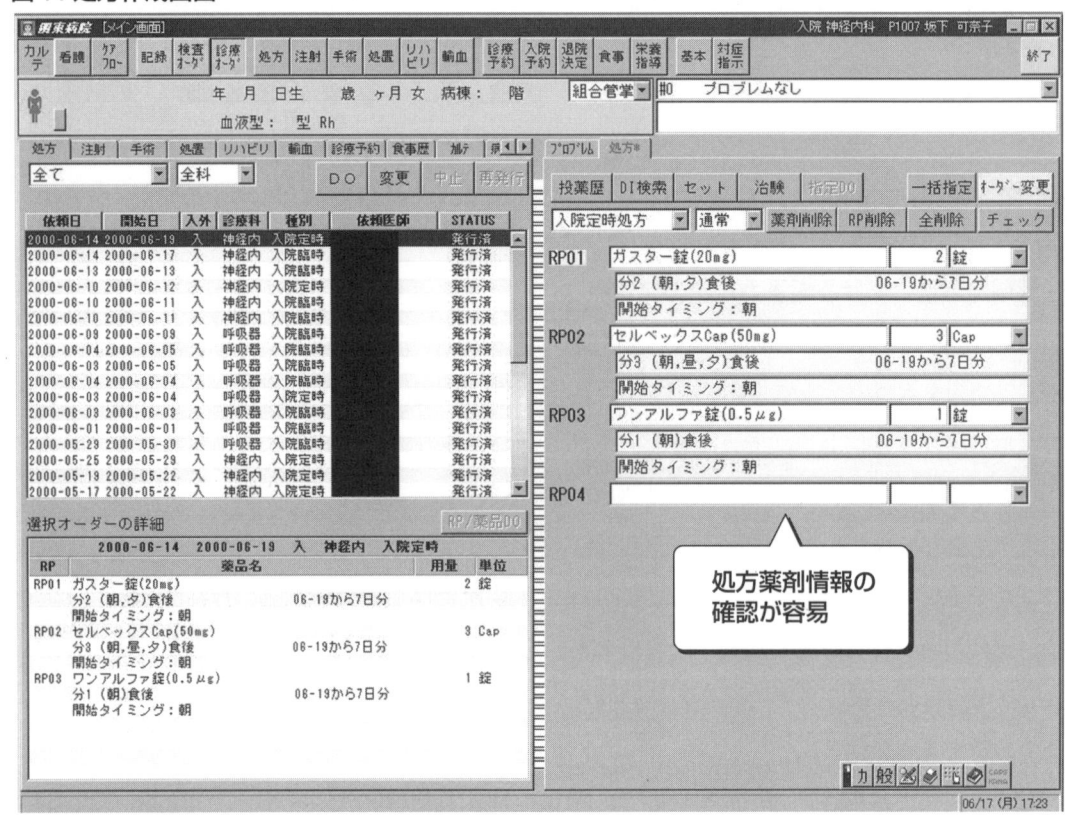

図2. 投薬歴画面

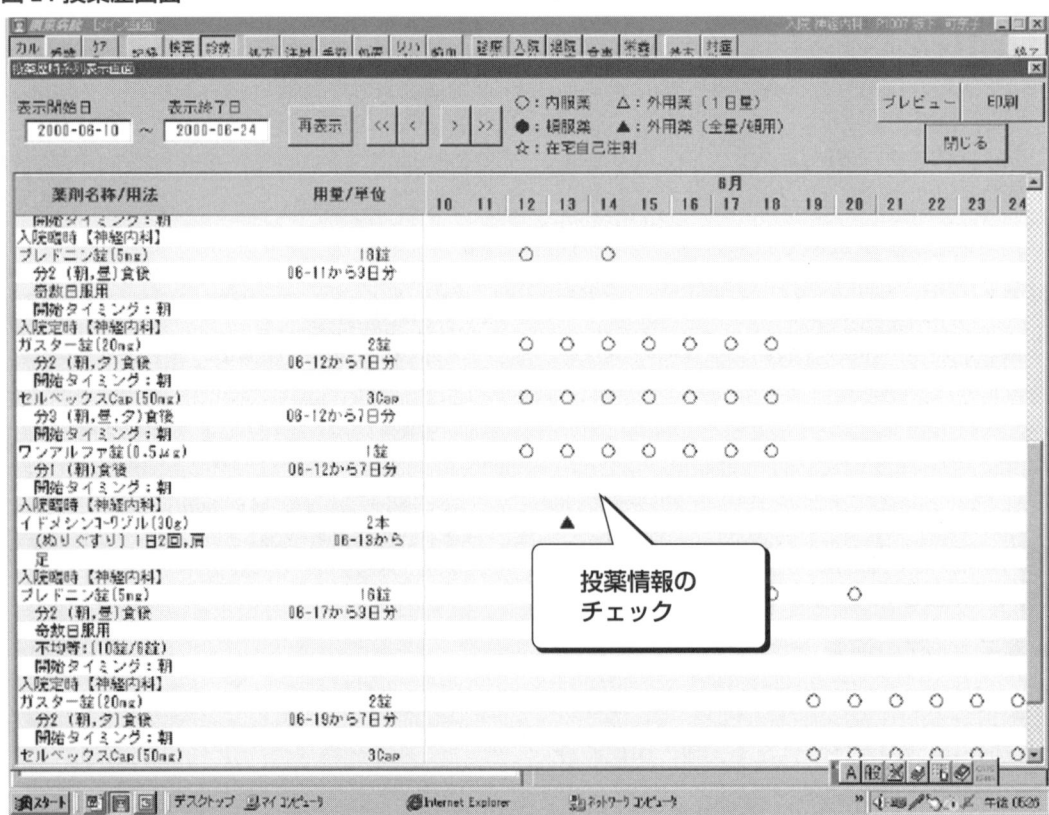

図3. 処方作成画面から医薬品情報画面への展開

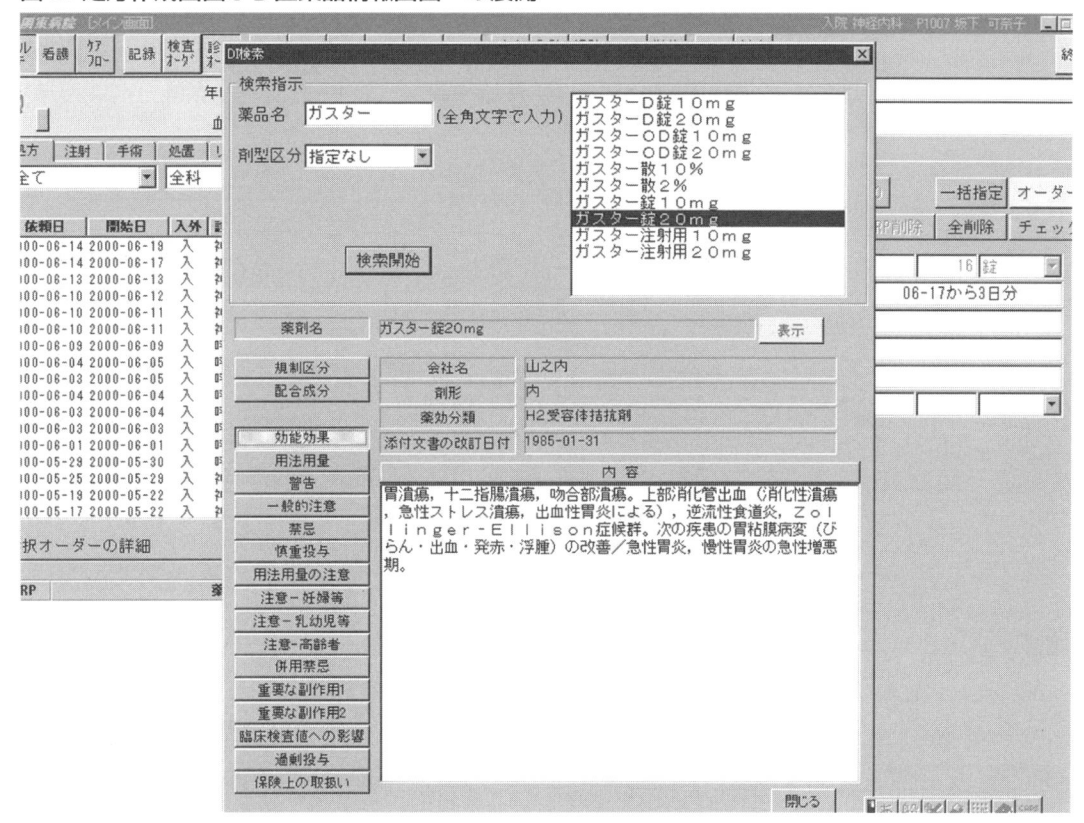

図4. 注射薬投与歴画面

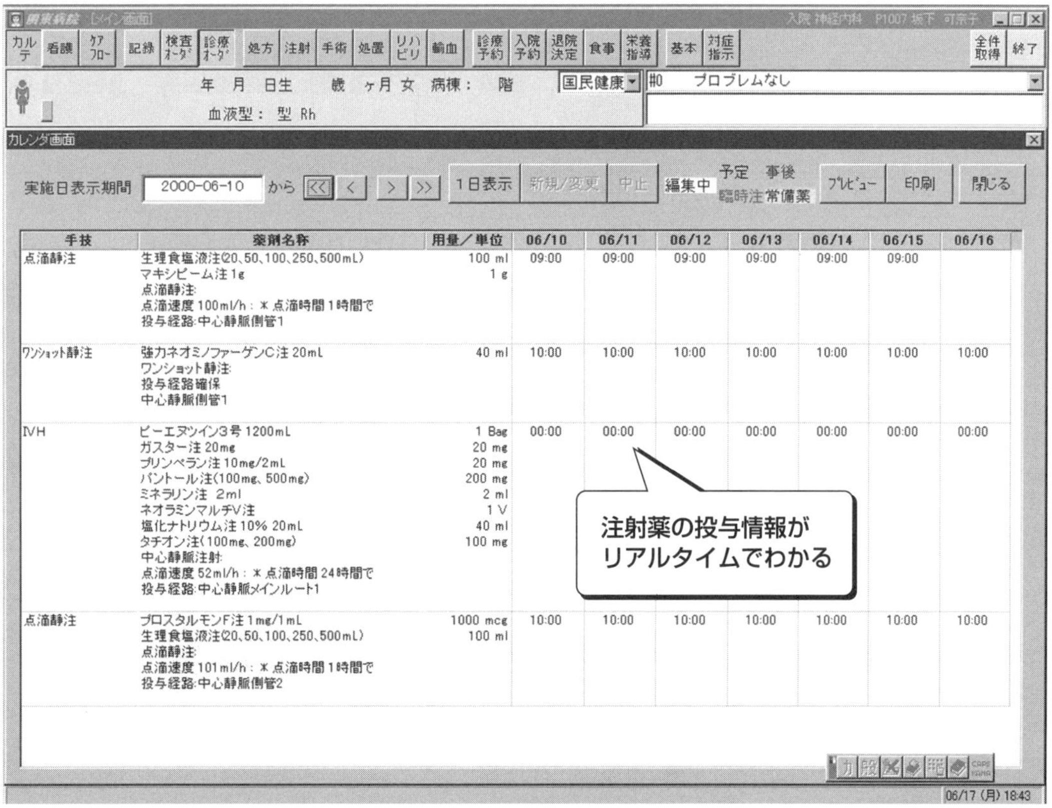

図5. 患者基本情報

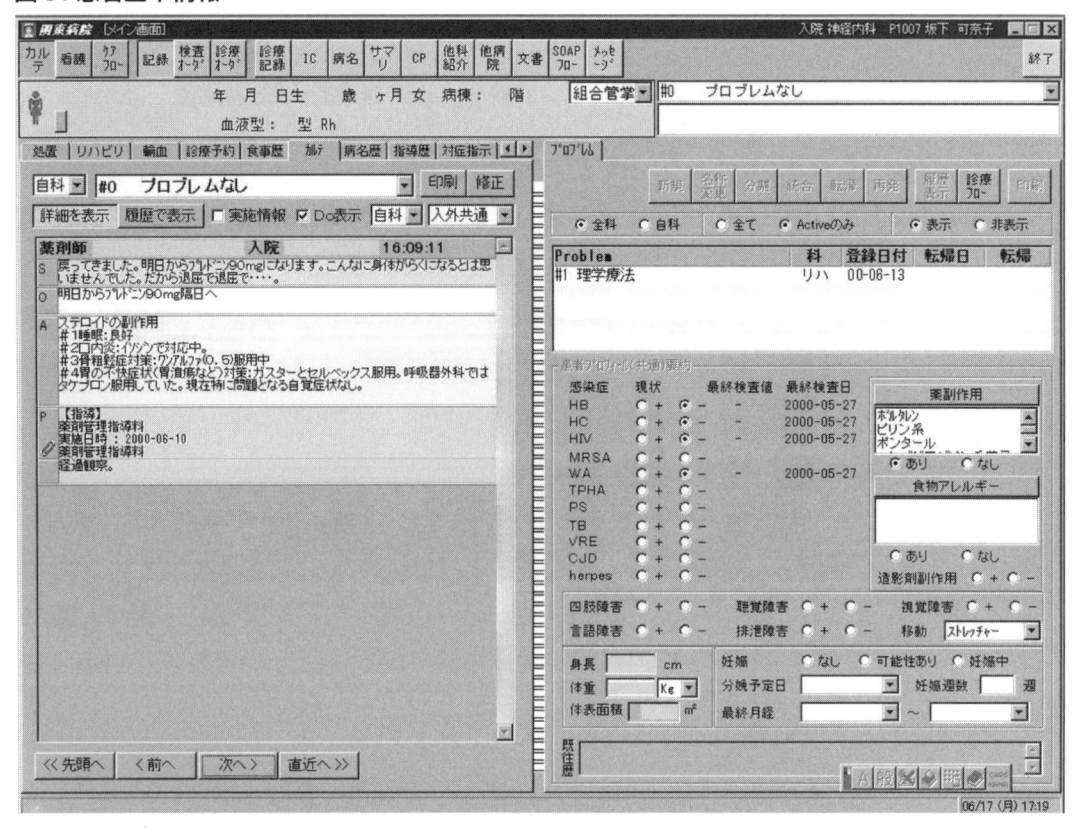

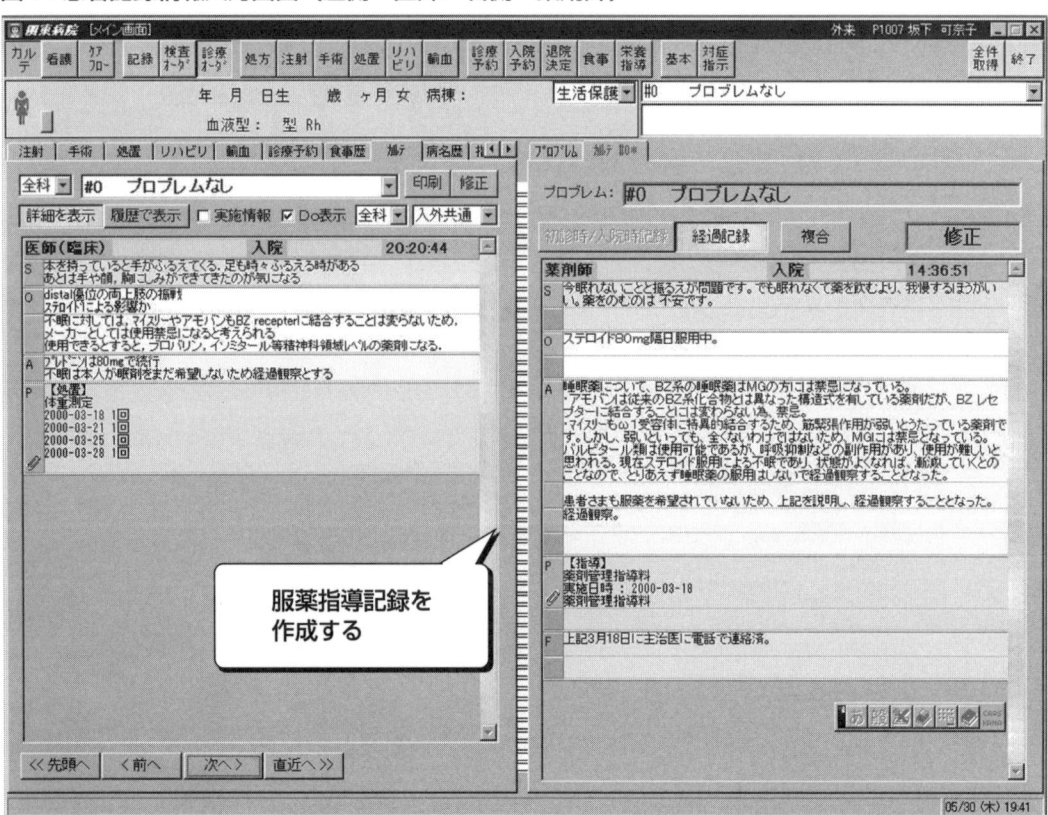

図6. 患者記録情報入力画面（左側：医師、右側：薬剤師）

図7. 患者記録情報入力確定画面

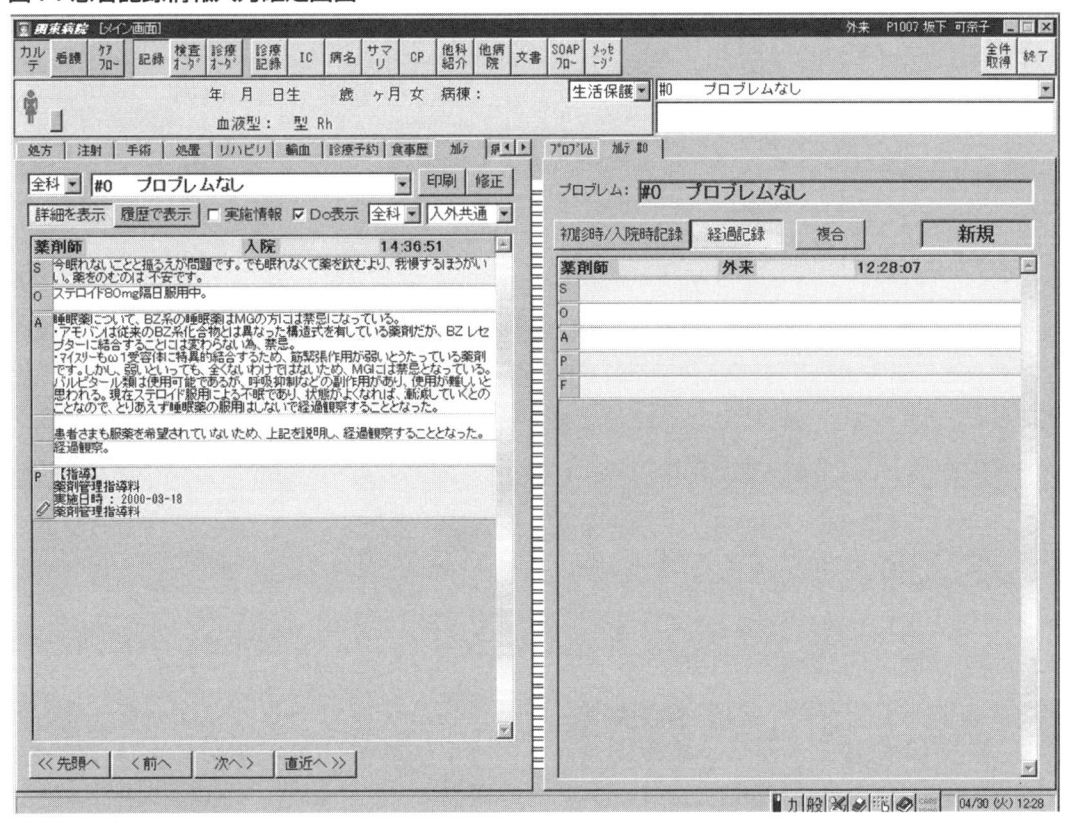

図8. 指導料算定画面

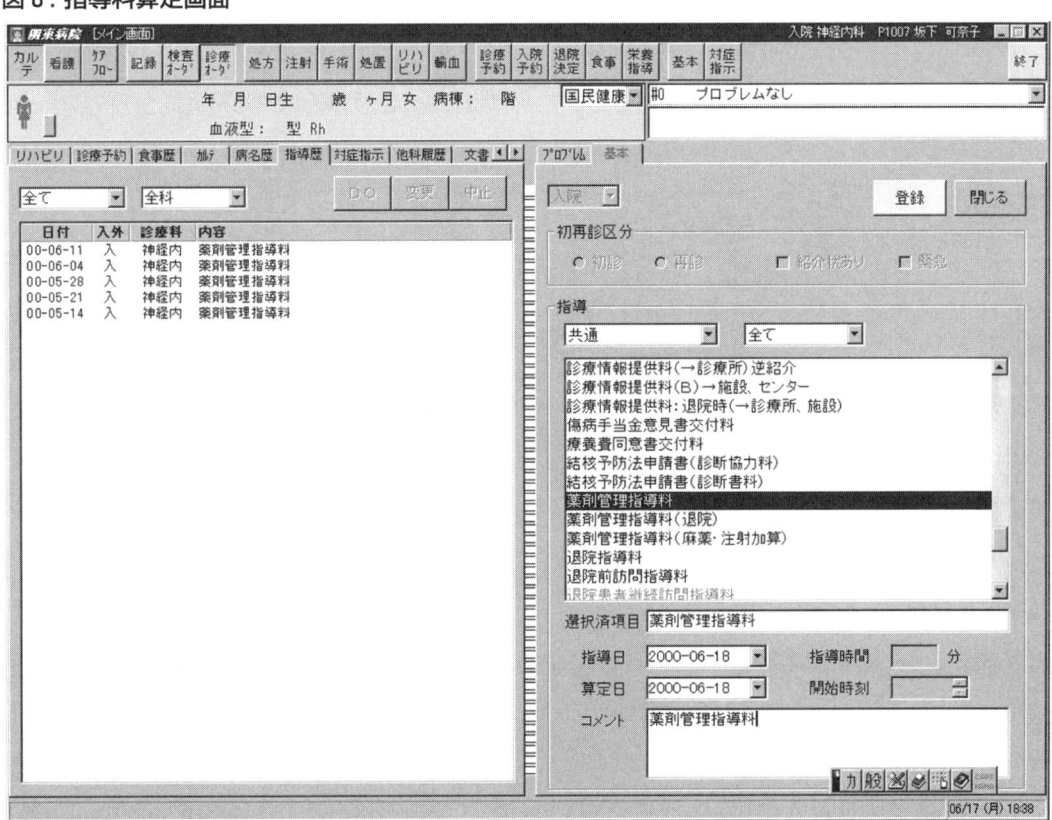

Electronic medical record and critical path

PART-2
NTT東日本関東病院の電子カルテ紹介 ●

看護業務と電子カルテ

NTT東日本関東病院
看護部長
坂本すが

看護記録には「よりよい看護記録」と「記録時間の短縮」の両立が求められる。電子カルテ導入による看護の標準化により、この問題は確実に改善される。看護以外の業務が減り、新たな活動を開拓することが可能になる。

■「よりよい看護記録」と「記録時間の短縮」が、両立すべき二つの課題

▶ 電子カルテシステム導入にあたって

看護記録をどのように行うか、ということは昔から問題とされてきた。「看護過程に沿った看護記録」「チーム医療の中で看護記録をどう行うか」「記録時間の短縮化」「看護診断を用いた記録」「フローシートの有効活用」「POS」「フォーカスチャーティング」「クリティカルパスと看護記録の連動」など、さまざまなテーマで講演会やセミナーが行われ、雑誌で特集が組まれてきた。

これらさまざまなテーマで取り上げられる問題のポイントは、次の二点に絞られる。

・何を、どのように書けば、よりよい看護記録になるか
・看護記録の時間短縮はどう行うか

「よりよい看護記録」とは、患者への継続的なケア提供が可能となる情報伝達、患者に何か起こったときに対処できるような網羅性の確保、他者に批判されないような完全性の確保などが実現できる記録である。

このような目的から、看護記録は大量になってしまい、看護業務時間の3割をも消費してしまう。このため、記録時間の短縮が必要である。この相矛盾する問題を解決しようとして、さまざまな試みが行われてきたのである。

当院の病院情報システム「KHIS-21」もこれらの問題の解決に挑戦している。私は上記二つの問題を矛盾しない形で解決する鍵は、看護の標準化と電子カルテシステム、そして教育にあると考える。このような考えのもと、電子カルテシステムを構築し、運用している。

■ 標準化と電子カルテの機能により質の向上と効率化を実現

電子化によって何が変わったかを考えたとき、看護の標準化による効果、電子カルテの

機能による効果に分けられるのではないかと思う。

▶看護の標準化による変化

当院看護部では、電子カルテ導入に先立って看護の標準化を行った（図1）。これはデータベース作成→看護診断の実施（看護問題の抽出）→看護アウトカムの設定（看護目標の設定）→看護介入の設定（看護計画の作成）→実施→評価という看護一連のプロセスを、NANDAなどのデータを参考に独自に標準化したものである。看護介入は9907通り、看護アウトカムは197通りをつくり、看護標準セット（看護診断→看護アウトカム→看護介入）は949セットをつくった。これらはシステム運用の中で評価され、加入、削除、変更されていく。

これら標準化によって可能となったことは、まず看護の効果が明確になったことである。これまでは、看護一連のプロセスはどうしても看護師個々人の個性により左右され、その効果の判断は難しかった。それが看護診断→標準看護計画（看護介入）→看護アウトカム（看護目標）の設定により、看護の効果を評価するスケールが明瞭になった。看護行為そのものの不統一が問題として残るが、それは教育で対応できると考える。

看護標準化の効果の二つめは、エビデンスの生成である。標準から外れたケースを抽出し（スクリーニング）、それを分析し、外れた原因を抽出する。それを参考にして新しいケアをつくり、それを実施してその効果を見ることで、新しいエビデンスに基づいたケアを生み出すことができる、と考えている。しかし実際はまだ分析まで至っておらず、今後の課題となっている。

看護標準化の効果の三つめは「目線合わせ」ができたことである。先に述べたように、個別患者へのケアの提供を検討し評価する場合、看護師個々人の判断が重要であり、そこにはどうしても実力や考え方の違いが反映され、すっきりとした議論ができなかった。それが標準化により看護師個々人の目線が統一され、ケアの評価検討も行いやすくなったように思う。

▶電子カルテ導入の効果

電子カルテ導入の効果としてあげられることの一つめとしては、病院職員であり、指紋認証できる者なら権限レベルに応じて誰でも患者のデータや記録を閲覧できることである。これによって職員全体に情報が開示され、医療ミス防止などに役立つと思う。

二つめの効果としては、データの自動的な収集が可能となったことである。この機能がなければ、いくら標準からのバリアンス（逸脱）の分析が有効なケア改善活動であっても、実現が困難となる。

三つめの効果としては、記録時間の短縮があげられる。これは看護の標準化による部分も大きいが、その標準化システムを効果的・効率的に運用するには電子化が必須である。標準から外れた場合や、気になることなどは叙述記録が行われるが、それ以外は標準的な項目に沿って記録を進めていけばよい。チェックのみで済み、時間短縮におおいに役立つ（図2〜4）。

四つめは記録の充実である。当院の電子カルテシステムでは発生時および発生点入力の

原則を導入しており、誰が閲覧したか、誰が書いたか、いつ書いたか、オーダーをいつ変更したかが明確になる（図5）。代筆ができなくなり、翌日にまとめて書くようなこともできなくなった。そのため医師も看護師も、忙しい時間をやりくりしながら記録を確実に書いており、記録の充実につながっている。

　五つめの効果としては、これまで看護師が看護業務以外のサービスとして行っていた薬剤運搬や書類運搬の自動化、外来での患者誘導の自動化の効果である。そして先にも触れたが、発生時および発生点入力を原則とした記録の実施により、医師の代筆もなくなった。よって看護師は、これまであった看護業務以外の活動が極力削減された。

■ 看護外業務の削減により新しい活動、付加価値を模索

▶付加価値のある看護活動へ

　以上、電子カルテ導入による看護業務の変化を紹介した。特に強調したいことは、導入に先立っての看護の標準化と、電子カルテの機能そのものにより、患者データを利用できる可能性が飛躍的に増大し、看護師が行う看護以外の業務の削減が実現したことである。

　このことにより今後は、看護本来の役割に基づく、新たな活動を開拓することが可能となるだろう。患者の生活全般のスクリーニングと生活改善指導、育児や子育てにまで及ぶ母親教育など、看護の活動範囲は広い。今後は電子カルテシステムを活用して、看護の新しい活動、付加価値をつくりあげたい。

図1-1. 看護計画立案／看護データベース画面

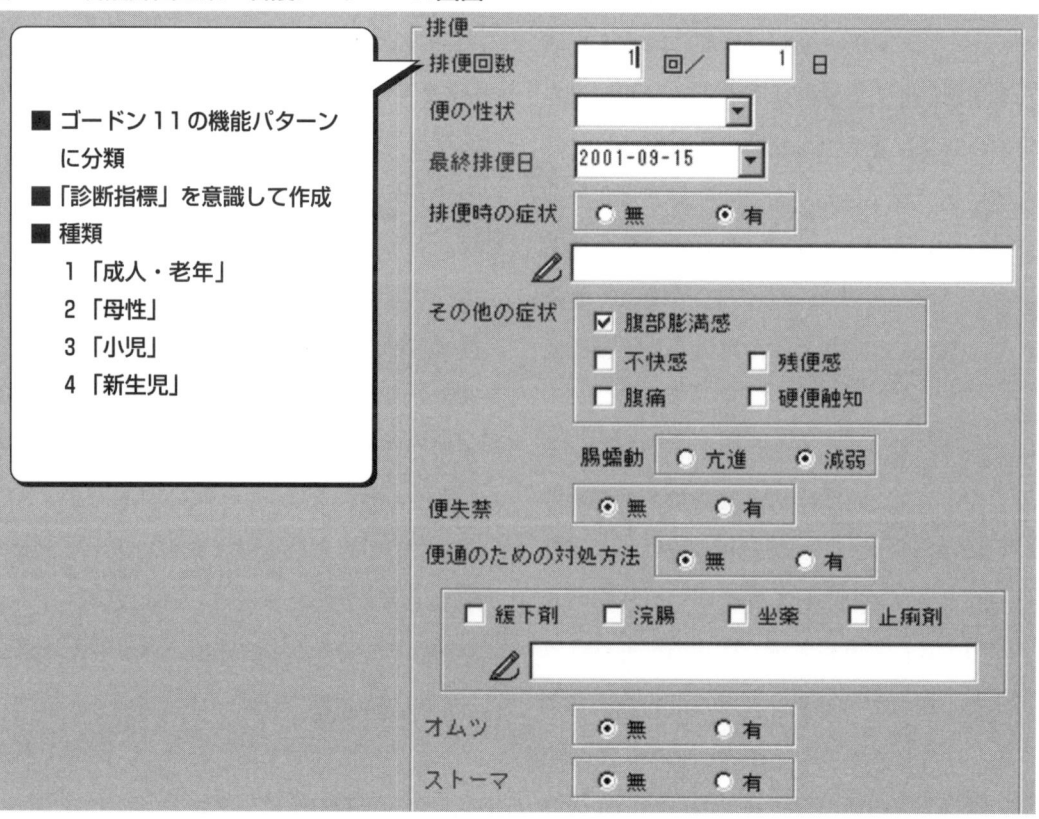

- ■ ゴードン11の機能パターンに分類
- ■「診断指標」を意識して作成
- ■ 種類
  1 「成人・老年」
  2 「母性」
  3 「小児」
  4 「新生児」

図1-2. 看護計画立案／診断から成果指標・看護介入

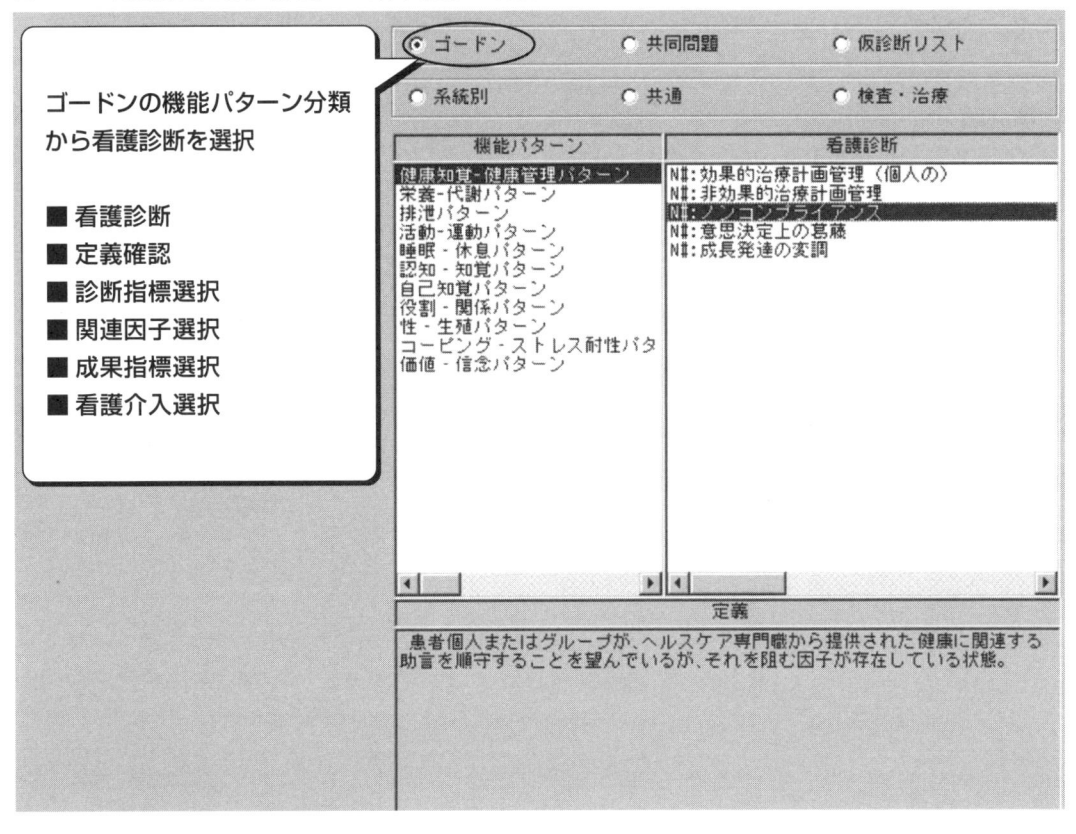

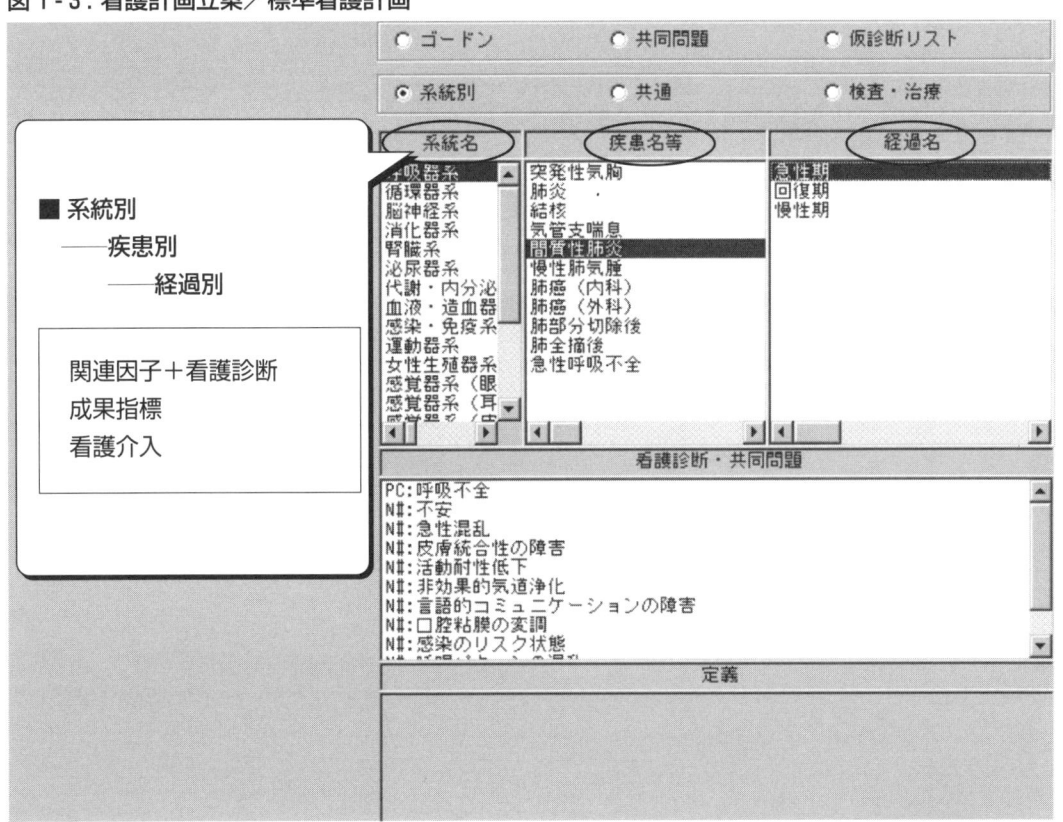

ゴードンの機能パターン分類
から看護診断を選択

■ 看護診断
■ 定義確認
■ 診断指標選択
■ 関連因子選択
■ 成果指標選択
■ 看護介入選択

○ ゴードン　　　○ 共同問題　　　○ 仮診断リスト
○ 系統別　　　　○ 共通　　　　　○ 検査・治療

機能パターン
- 健康知覚-健康管理パターン
- 栄養-代謝パターン
- 排泄パターン
- 活動-運動パターン
- 睡眠・休息パターン
- 認知-知覚パターン
- 自己知覚パターン
- 役割-関係パターン
- 性-生殖パターン
- コーピング-ストレス耐性パタ
- 価値-信念パターン

看護診断
- N#:効果的治療計画管理（個人の）
- N#:非効果的治療計画管理
- N#:ノンコンプライアンス
- N#:意思決定上の葛藤
- N#:成長発達の変調

定義
患者個人またはグループが、ヘルスケア専門職から提供された健康に関連する助言を順守することを望んでいるが、それを阻む因子が存在している状態。

図1-3. 看護計画立案／標準看護計画

○ ゴードン　　　○ 共同問題　　　○ 仮診断リスト
● 系統別　　　　○ 共通　　　　　○ 検査・治療

■ 系統別
　──疾患別
　　　──経過別

関連因子＋看護診断
成果指標
看護介入

系統名
- 呼吸器系
- 循環器系
- 脳神経系
- 消化器系
- 腎臓系
- 泌尿器系
- 代謝・内分泌
- 血液・造血器
- 感染・免疫系
- 運動器系
- 女性生殖器系
- 感覚器系（眼）
- 感覚器系（耳）

疾患名等
- 突発性気胸
- 肺炎
- 結核
- 気管支喘息
- 間質性肺炎
- 慢性肺気腫
- 肺癌（内科）
- 肺癌（外科）
- 肺部分切除後
- 肺全摘後
- 急性呼吸不全

経過名
- 急性期
- 回復期
- 慢性期

看護診断・共同問題
- PC:呼吸不全
- N#:不安
- N#:急性混乱
- N#:皮膚統合性の障害
- N#:活動耐性低下
- N#:非効果的気道浄化
- N#:言語的コミュニケーションの障害
- N#:口腔粘膜の変調
- N#:感染のリスク状態

定義

図1-4. 看護計画立案／標準看護計画

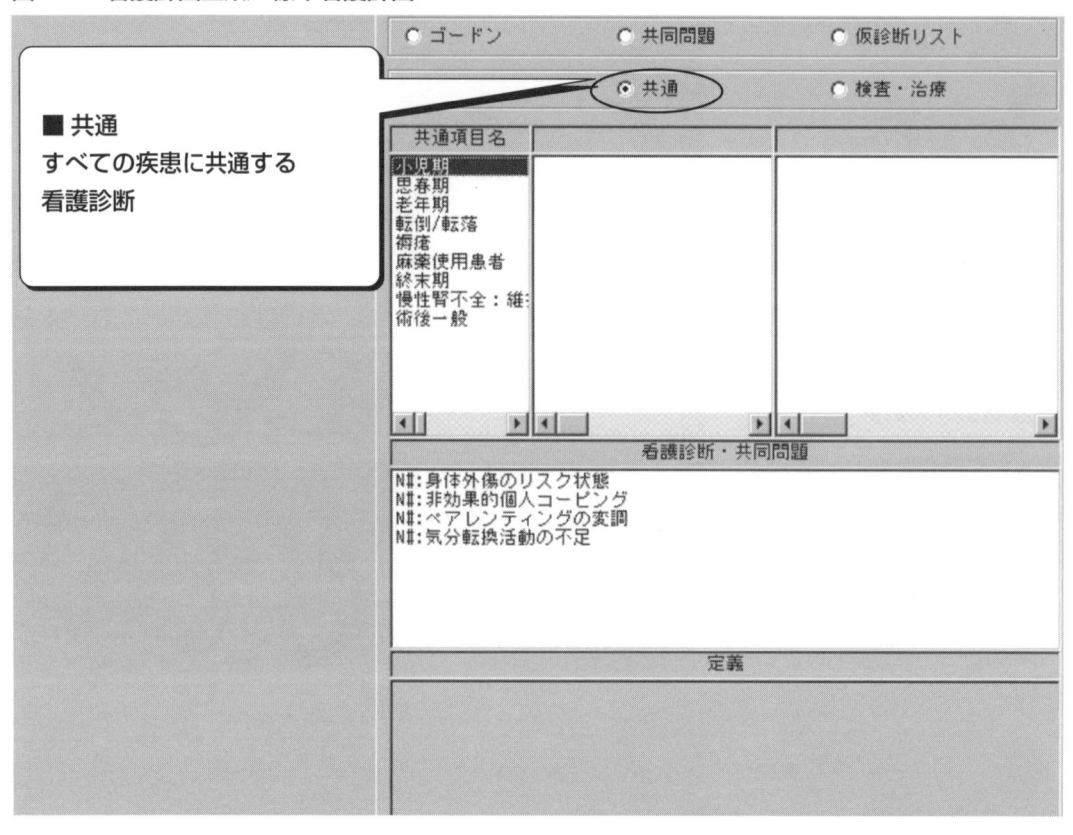

■共通
すべての疾患に共通する看護診断

共通項目名：
小児期
思春期
老年期
転倒/転落
褥瘡
麻薬使用患者
終末期
慢性腎不全：維
術後一般

看護診断・共同問題
N#:身体外傷のリスク状態
N#:非効果的個人コーピング
N#:ペアレンティングの変調
N#:気分転換活動の不足

定義

図1-5. 看護計画立案／標準看護計画

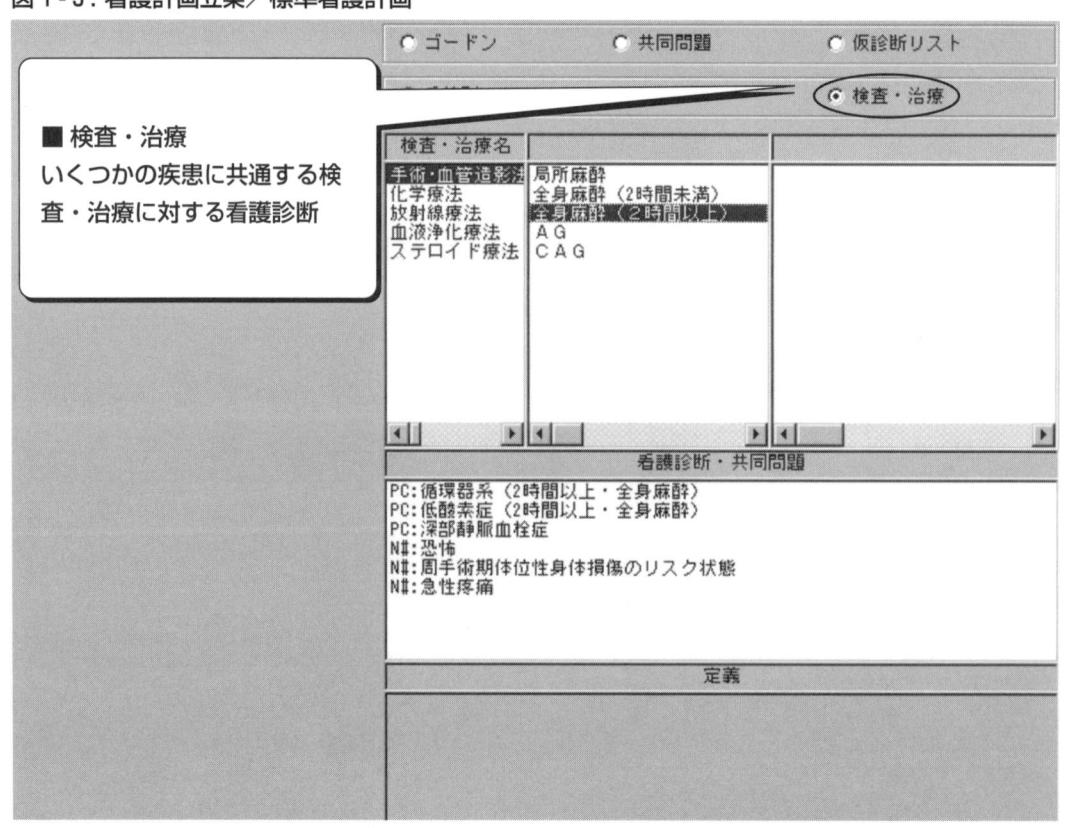

■検査・治療
いくつかの疾患に共通する検査・治療に対する看護診断

検査・治療名：
手術・血管造影
化学療法
放射線療法
血液浄化療法
ステロイド療法

局所麻酔
全身麻酔（2時間未満）
全身麻酔（2時間以上）
AG
CAG

看護診断・共同問題
PC:循環器系（2時間以上・全身麻酔）
PC:低酸素症（2時間以上・全身麻酔）
PC:深部静脈血栓症
N#:恐怖
N#:周手術期体位性身体損傷のリスク状態
N#:急性疼痛

定義

図1-6. 看護計画立案／ケアフロー観察項目

大分類（系統別等）　　　小分類　　　　　項目

リスト選択

大分類
共通
治療
呼吸器
循環器系
脳神経系
消化器系
腎臓系
泌尿器系
代謝・内分泌系
血液造血器系
運動器系

小分類
新生児一般
冷感
心拍異常
呼吸異常
肺野雑音
チアノーゼ
うっ血
出血斑
産瘤
頭血腫
鼻閉の異常

項目
右上肺野雑音
右中肺野雑音
右下肺野雑音
左上肺野雑音
左下肺野雑音

ケアフロー 結果入力

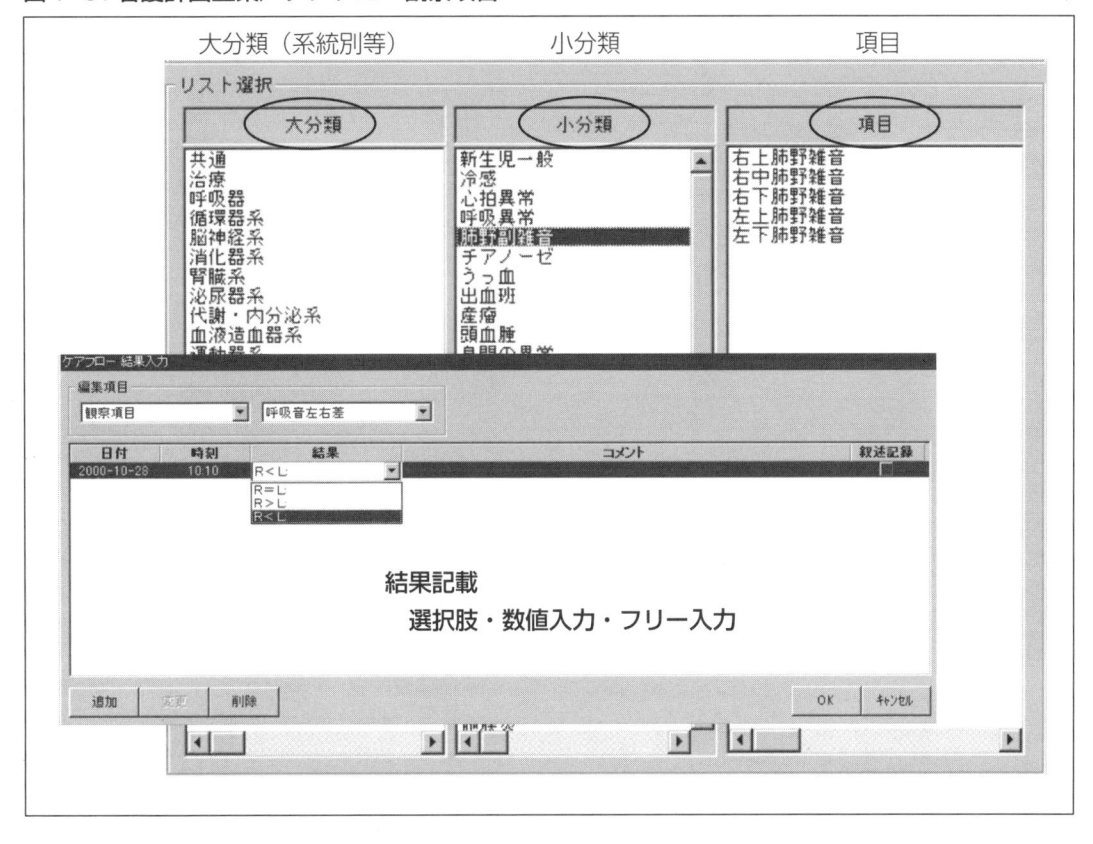

編集項目
観察項目　　呼吸音左右差

日付　　時刻　　結果　　　　コメント　　　　叙述記録
2000-10-28　10:10　R<L
　　　　　　　　　R=L
　　　　　　　　　R>L
　　　　　　　　　R<L

結果記載
選択肢・数値入力・フリー入力

追加　変更　削除　　　　　　　　　　OK　キャンセル

図1-7. 看護計画立案／成果指標

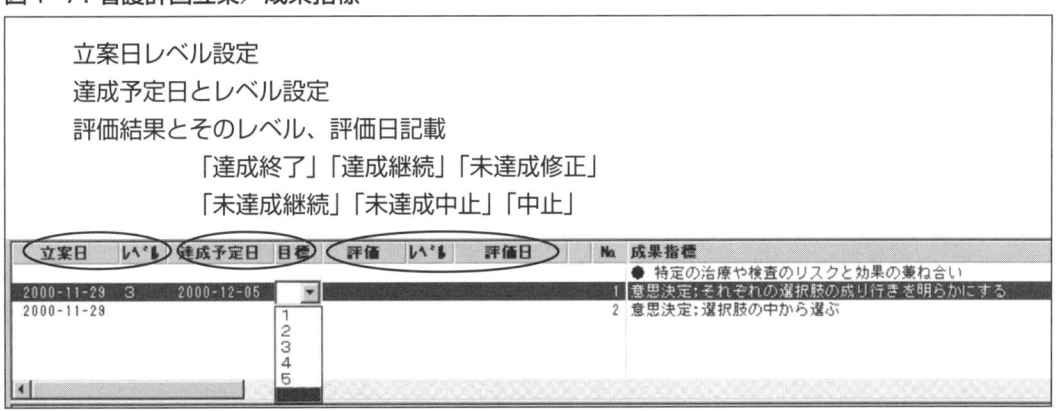

立案日レベル設定
達成予定日とレベル設定
評価結果とそのレベル、評価日記載
　　「達成終了」「達成継続」「未達成修正」
　　「未達成継続」「未達成中止」「中止」

立案日	レベル	達成予定日	目標	評価	レベル	評価日	No.	成果指標
								● 特定の治療や検査のリスクと効果の兼ね合い
2000-11-29	3	2000-12-05					1	意思決定：それぞれの選択肢の成り行きを明らかにする
2000-11-29							2	意思決定：選択肢の中から選ぶ
			1					
			2					
			3					
			4					
			5					

図1-8. 看護計画立案／電子化使用の看護は今までとどう違うか

1. 標準化
2. スクリーニング
3. 個別をどう見極めるか
4. 業務と看護

陥りやすい点は？
看護が明確になる？

図2．ケアフロー画面（看護記録入力画面を兼ねている）

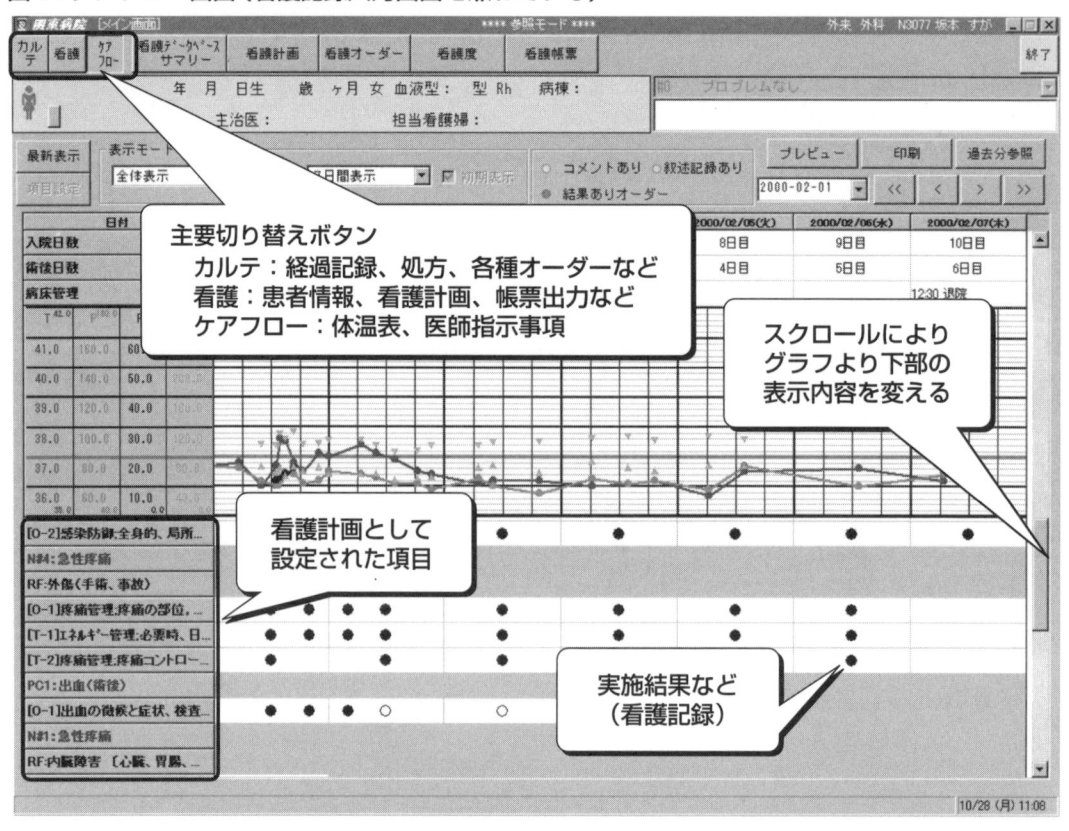

主要切り替えボタン
カルテ：経過記録、処方、各種オーダーなど
看護：患者情報、看護計画、帳票出力など
ケアフロー：体温表、医師指示事項

看護計画として設定された項目

スクロールによりグラフより下部の表示内容を変える

実施結果など（看護記録）

図3．入院患者情報の入力画面（仮診断名の選定画面）

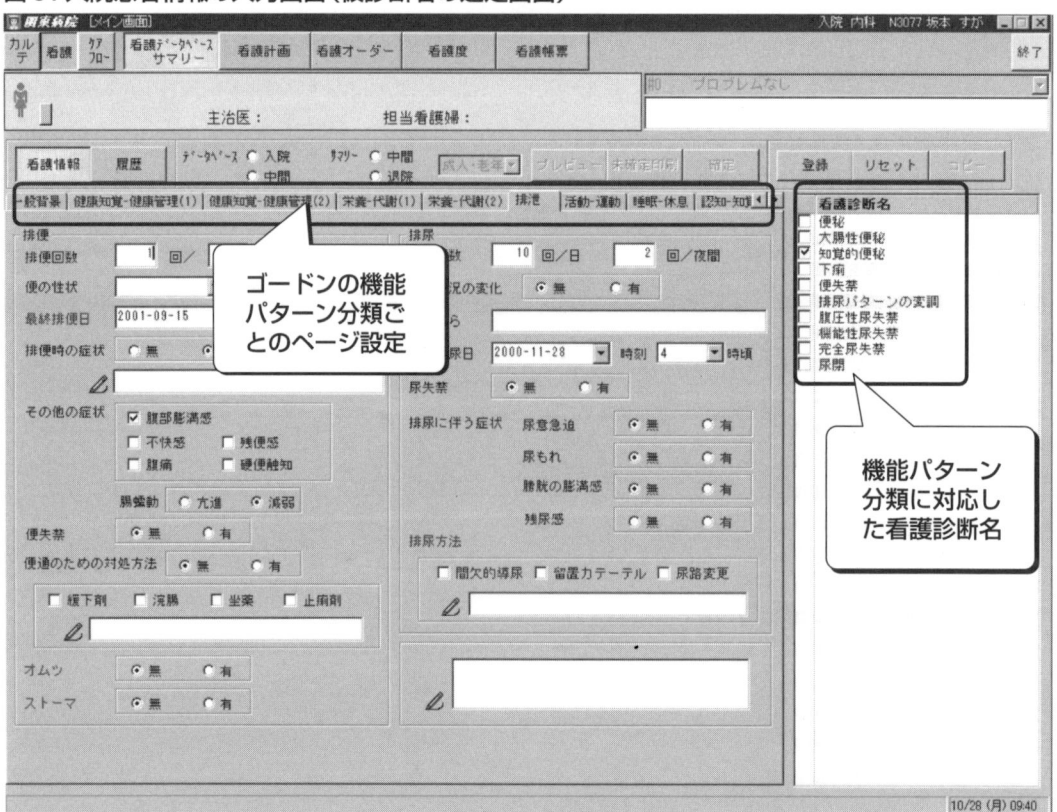

ゴードンの機能パターン分類ごとのページ設定

機能パターン分類に対応した看護診断名

図4．看護計画の策定画面

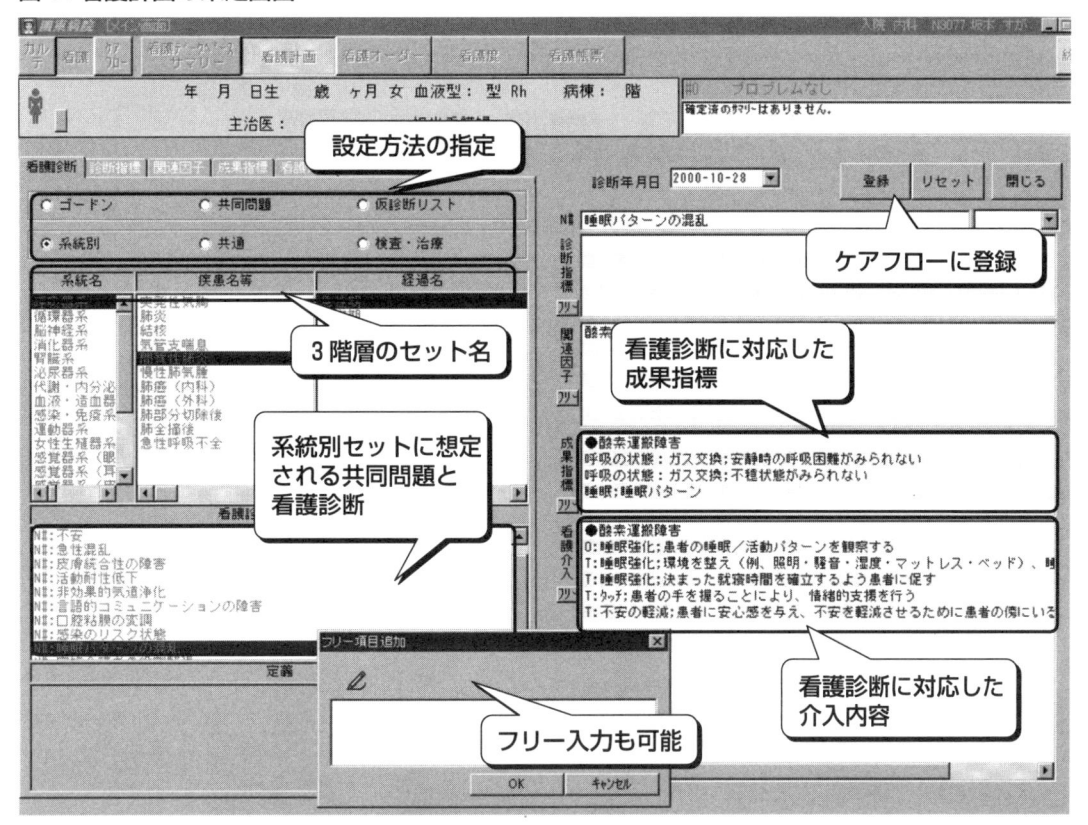

図5．電子カルテのSOAP画面（看護師も記載する）

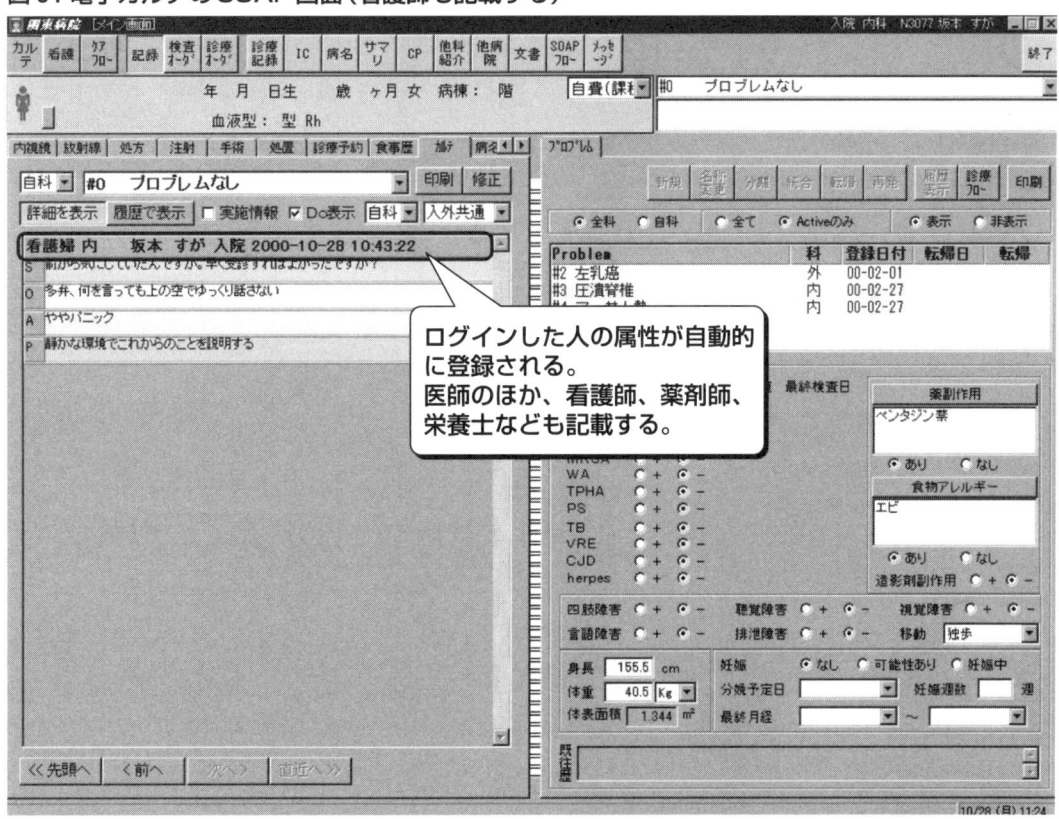

電子カルテとクリティカルパス ●129

Electronic medical record and critical path

PART-2
NTT東日本関東病院の電子カルテ紹介

電子カルテ導入による事務業務の変化

NTT東日本関東病院
前事務長
飼手道彦

電子カルテ導入後、紙カルテを搬送する実稼動は4分の1にまで激減した。会計・レセプト業務の効率化はもとより、医療の質や患者サービスの向上にも大きく寄与している、医療課題の解決に、電子カルテの活用をおすすめしたい。

■ 電子カルテは、われわれの想像をはるかに超える効果を生んだ

▶ 医療の質の向上と効率化

NTT東日本関東病院で電子カルテを使い始めて、3年が経過した。「電子カルテがこれほど医療の質の向上、効率化に役立つものとは思わなかった」というのが、現在の正直な感想である。

当院では、オーダリングについてはすでに導入しており、その面の効率化は、かなりの実績をあげていると自負していた。3年前に新病院開院に合わせてオーダリングを更改し、電子カルテとセットにするときも、次のような認識しか持っていなかった。

「電子カルテにすれば紙カルテの搬送稼動がなくなり、その分は助かるな。しかし、当面は以前に作成された紙カルテが残るので、すぐに搬送稼動の減少につながるわけではない。そのほか、特に目に見える効果はなさそうだが、それにしては電子カルテを導入する苦労は大変なものだ。」

しかし、電子カルテの導入は、われわれの想像をはるかに超える効果を生んだ。その効果はどこから生み出されたものなのかを整理し、具体的場面として事務業務の変化について述べたいと思う。

■ 医療の質の向上と効率化、患者サービスの向上が実現

▶ 情報の共有化ができる

電子カルテのいちばんの特性は、そこに記載されるすべての患者情報について、いつでも、誰でも、どこでも見ることができるということである。いわゆる情報の共有化である。

このことにより、医療現場で現在対処が求められている医療過誤の防止、医療情報の開示、医療の標準化などさまざまな課題について、解決の糸口が提供されようとしている。

▶ **情報が見やすく整理され、検索が簡単**

　情報の共有化がなされても、その内容が整理されず、判読が困難な記述やデータがあり、全体として理解が困難なものであれば、共有化の意味は半減する。情報が見やすく、整理されたものであり、自分のほしい情報を探すのに手間や時間がかからないことが重要なポイントである。その点、電子カルテはひとつのルールの下で作成されているため、誰でも理解が容易で情報の検索も簡単であり、真の意味での情報の共有化が可能である（**図1**）。

　このことは医療スタッフ間のコミュニケーションを密にし、医療過誤の防止に大きな効果を発揮して、医療の標準化を促す効果があると思われる。

　また、患者との信頼感の醸成にも大きく寄与している。多くの患者は、医師が作成中の自分の電子カルテを脇で見ながら診察を受けている。医師も、電子カルテに記載されている検査データ（グラフ表示が可能）や画像を示しながら説明をしている（**図2・3**）。カルテ開示が自然な形で行われているわけである。

▶ **端末のある所に診療録がある**

　紙のカルテも医療にかかわるものであれば誰でも見ることができるわけであり、情報を共有化しているともいえる。

　それでは、電子カルテと紙カルテの違いはどこにあるかというと、情報を同時に共有することができるという点である。つまり、端末

図1. 経過記録の表示画面

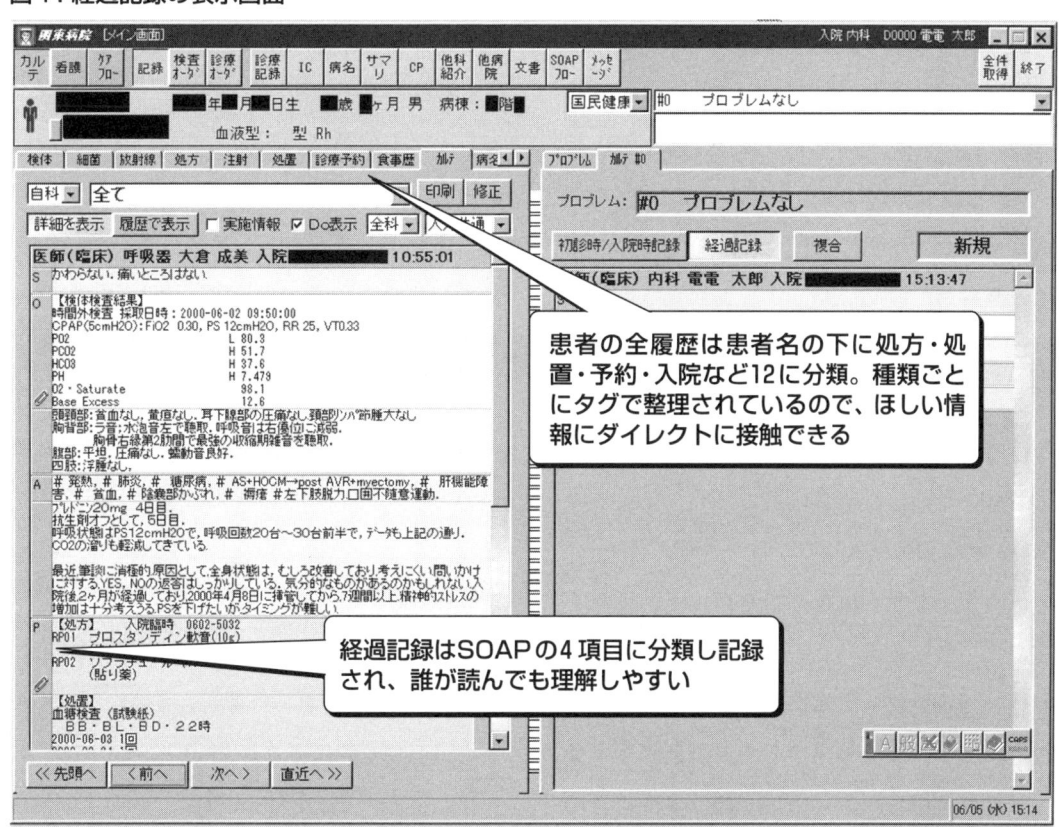

S：subjective data（患者の主訴）　O：objective data（検査結果）　A：assessment（診断）　P：plan（治療）

のある所に診療録があるわけで、このことにより、これまで医師、看護師、医事課などの間で行われていたカルテの奪い合いがなくなったのは当然である。

すべての医療従事者がリアルタイムで情報を把握できるようになったので、判断・行動が迅速化され、患者サービスの向上はもとより医療の質の向上、現場の効率化に大きく寄与していると考えている。

■ カルテの整理・管理業務が激減。患者の待ち時間も短縮された

▶ 紙カルテ搬送・整理・保管稼動の激減

このような特性を持った電子カルテが事務業務にどのような変化をもたらしたかを、医事業務を中心に具体的場面に則して述べたい。

紙カルテなどを搬送するための実稼動は、電子カルテ導入後、約半年で4分の1まで激減した。現在では、外来について特別なオーダーがあったものだけ搬送することにしている。紙カルテなど搬送の激減は、搬送のための稼動が減っただけではなく、さまざまな効果を生む。これまで、行方不明になった紙カルテなどを探すために、病院中がどれだけの労力をかけていたか知れない。そのような事態を起こさないために行っていた、紙カルテなどのアリバイ管理も必要なくなった。

紙カルテなどが少なくなったので、カルテ室の貸し出し業務が少なくなるのはもちろん、整理・保管業務も大幅に減少した。各現場で行われていた検査結果などの紙資料のカルテへの貼り付け、挟み込みなどの作業も必要がなくなった。

▶ 患者の問い合わせに迅速・的確に対応

どこの病院でもそうだろうが、受付には患者から多くの問い合わせがある。主治医の名前から始まり診療内容までさまざまであるが、カルテが手元にないため、医師への問い合わせもできず、カルテを取り寄せて調査をしたうえで回答するなど、多くの手間と時間を費やしていた。あるいは、忙しいからと断ることもあったかもしれない。しかし、今では迅速、的確に処理ができるようになった。

また外来では、さまざまな理由でカルテが診察室に届かないため、しばしば患者さんをお待たせすることがあったが、それもなくなった。

▶ 会計、レセプト業務の効率化

計算内容に疑問がある場合にも、ただちに電子カルテで確認できるので、計算の待ち時間も短縮できた（図4）。

レセプト業務は、医師の書いた日本語なのか横文字なのかもはっきりしないカルテの判読と理解に余分な神経を使い、多くの労力を費やしていた。その点、電子カルテは内容をすぐに理解し、確認することができる（図1）。

また、電子カルテは時系列での整理もできるので、多くの科を併診している患者さんについても、いちいち各科の診療録を開く必要はなく、全科の状況を容易に把握することができる（図5）。

これらのことから、レセプトの投入（一部）、審査、点検、いずれの作業とも正確性が増すとともに、効率的にできるようになった。

また、忘れてはならないのは、レセプト業務を実施するたびに膨大な量のカルテの出し入

れをしていたが、それに伴う管理業務に神経と労力を使うといった後ろ向きな業務がなくなったということである。

■ 電子カルテによる患者情報の共有化が、真の病診連携につながる

▶ 情報漏洩への対策

電子化にあたっては、極力、紙は残さない方向で検討すべきである。一部でも紙を残すと、それが核になって二重作業が発生したり、搬送・保管作業が発生し、ひいては紙カルテへの逆流現象に発展しかねない。十分な注意が必要である。

また、情報の漏洩、不適切な使用への対応は大変重要な課題であるとともに、困難な課題でもある。電子カルテのいちばんの効用は、これまで述べてきたように、誰でも、どこでも見ることができる点にある。それを制限する方向での対処は、控えるべきであろう。

当院では、電子カルテに対するアクセス権を指紋による認証とし、登録者以外はアクセスできないようにするとともに、職種によってアクセスできる電子カルテの内容を制限している。また、定期的に電子カルテをランダムに抽出し、それにアクセスした者を調査することにより、不適切な使用がないかチェックすることにしている。

▶ 病診連携への活用は、今後の課題

電子カルテシステムは、膨大で貴重なデータの宝庫である。医療の質の向上にも、今後の経営管理資料にも役立つものばかりである。昨年（2003年）、データの抽出、加工のため新たなリフトを開発し、経営管理資料の分析をはじめとして、患者別の各種データの統計、分析などに活用している。データの集積に伴い、今後のさらなる発展が期待される。

病診連携の重要性は言うまでもないが、そのためのツールとして電子カルテは大きな働きを期待されている。紹介状のやり取りだけではなく、電子カルテによる患者情報の共有化こそが、真の意味の病診連携につながるものだと考えている。現在、近隣の診療所との連携を検討中だが、情報漏洩への対応など課題・難題が山積みである。

レセプト電算化への対応も課題であり、病名の整理という難題にも解決のメドがついたので、今年（2004年）から実施に移す計画にしている。

▶ 医療の課題解決に寄与する道具

医療過誤、情報開示、標準化、品質の向上、コストダウン、地域との連携など、医療に突きつけられている課題は山となっている。電子カルテは、これらの課題の解決に向けて大きく寄与できる道具であることは間違いない。

導入を検討されている機関はもちろんのこと、まだ導入を考えていない皆さんにも、ぜひ導入することをおすすめする。

図2. 検査結果の表示画面

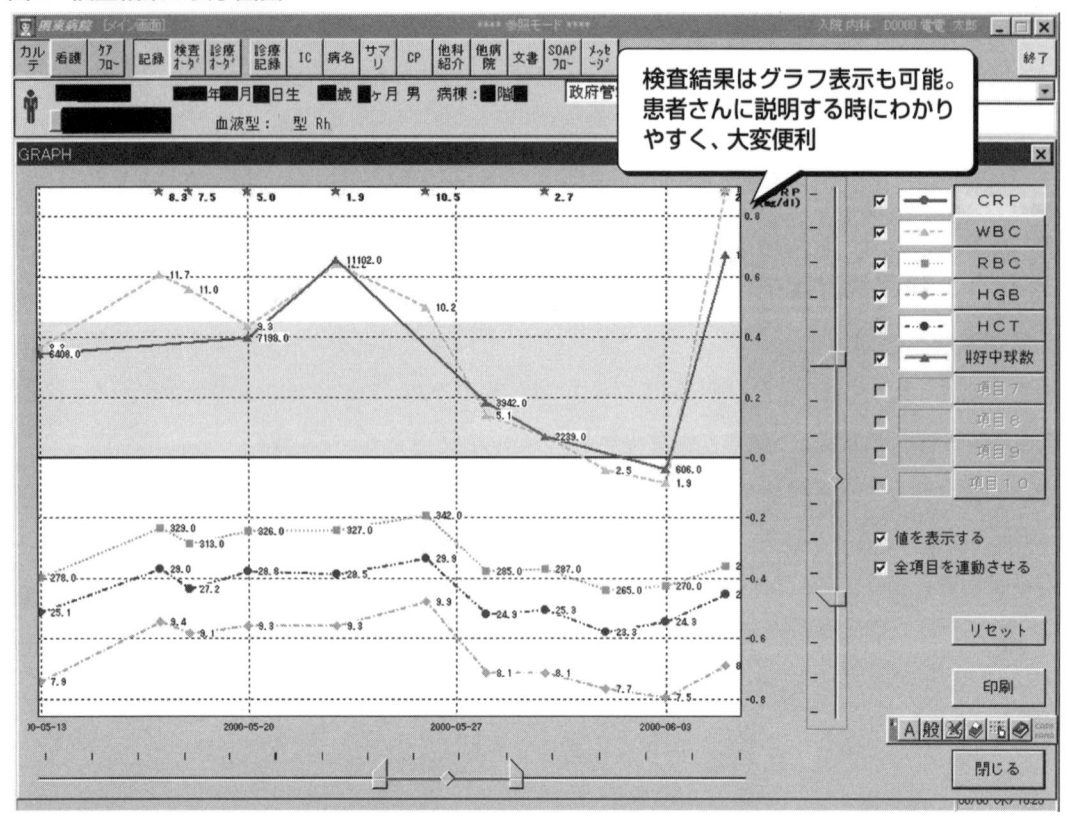

> 検査結果はグラフ表示も可能。患者さんに説明する時にわかりやすく、大変便利

図3. 心臓・肝臓のCT画像

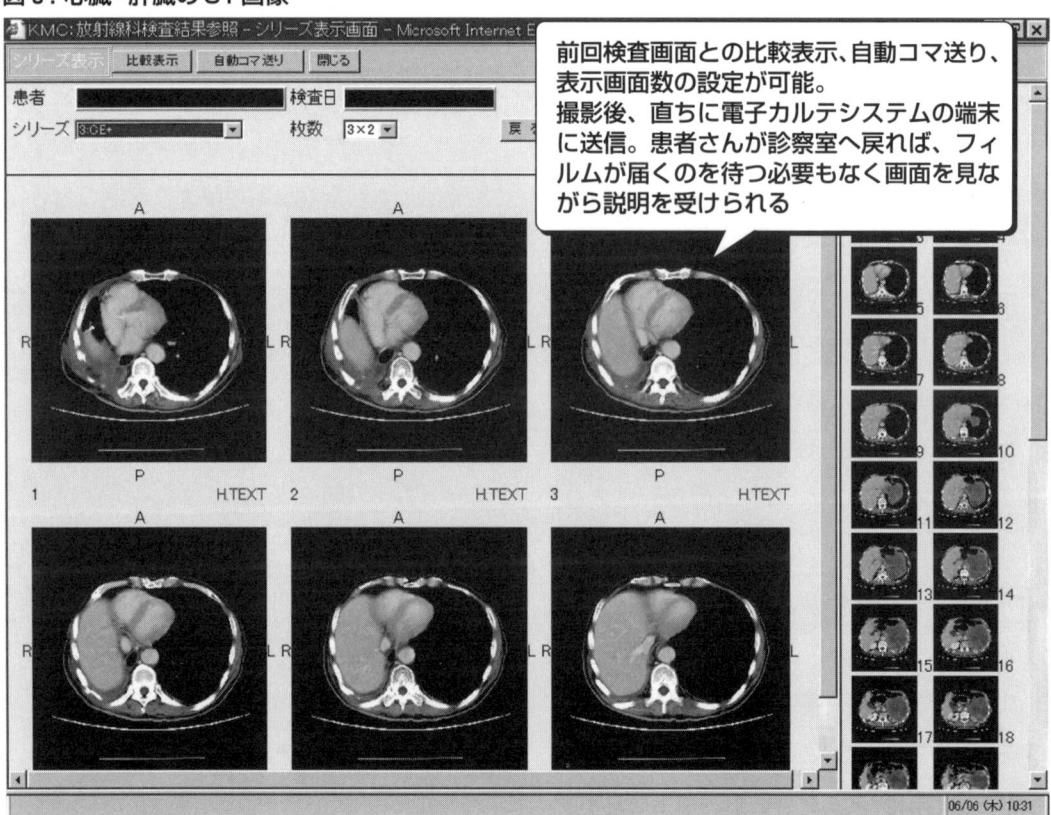

> 前回検査画面との比較表示、自動コマ送り、表示画面数の設定が可能。
> 撮影後、直ちに電子カルテシステムの端末に送信。患者さんが診察室へ戻れば、フィルムが届くのを待つ必要もなく画面を見ながら説明を受けられる

図4. オーダー履歴画面

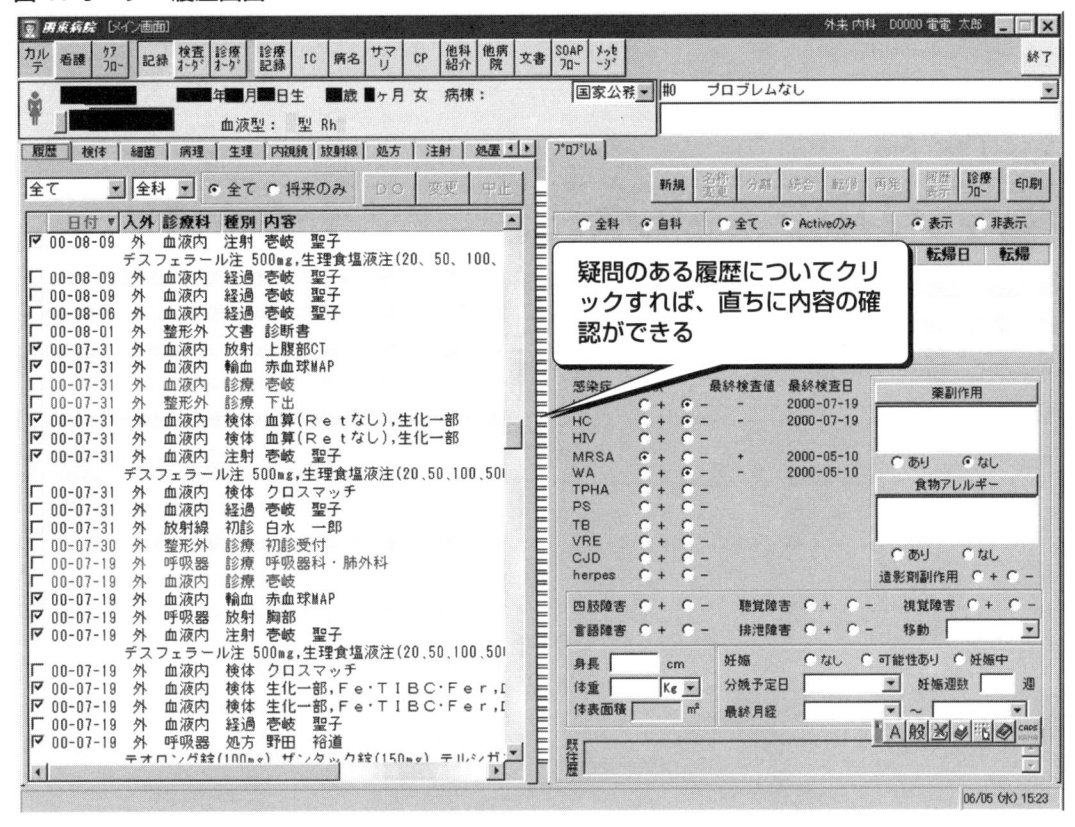

図5. 記録者別・時系列による経過記録表示画面

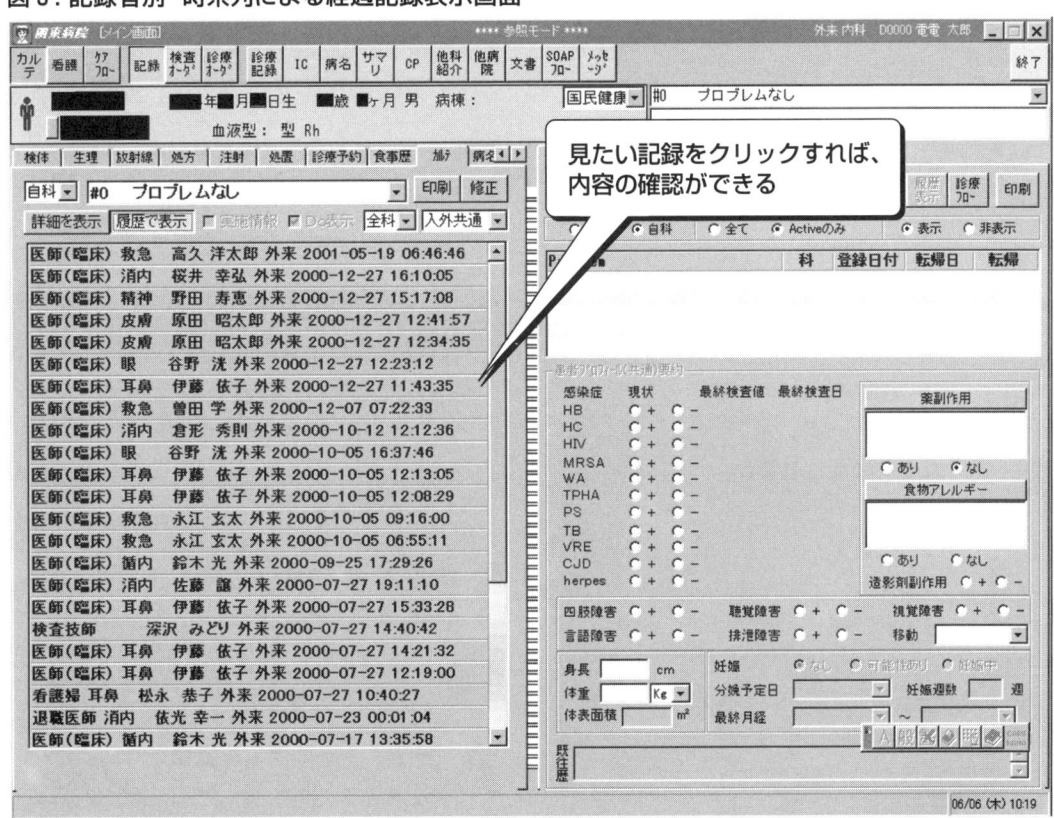

電子カルテとクリティカルパス ●135

Electronic medical record and critical path

PART-2
NTT東日本関東病院の電子カルテ紹介 ●

Q&A──
電子カルテへの疑問に答える

電子カルテに関しては、その注目度に比べて実施例が少ないため、NTT東日本関東病院への関心は高い。ここでは実際に当院へ見学に来られた方々からの質問の中から代表的なものを選んで電子カルテへの疑問にお答えする。

NTT東日本関東病院 副院長・外科部長	小西敏郎
NTT東日本関東病院 健康管理センター部長	埜口武夫
NTT東日本関東病院 看護部婦長	葛西圭子
NTT東日本関東病院 医事担当主査	赤須昌則
NTT東日本関東病院 医学資料担当主査	藤野英彰
NTT東日本関東病院 医療情報担当主査	板橋亮一
NTT東日本 法人営業本部 医療ソリューション 担当課長	高木諭介

■ 電子カルテは医療現場にさまざまな恩恵をもたらす

▶電子カルテ導入による変化

NTT東日本関東病院で電子カルテ導入後に大きく変化したと考えられるのは（表1）、カルテ内容がすべての人に容易に解読できるようになったことである（記録の普遍化・公正化）。

機能の優れた電子カルテでは診療時間は速くなり（診療の迅速化）、カルテやフィルムや伝票の捜索や運搬・添付などの業務はまったく不要となる（雑務の省力化）。さらに、カルテやフィルムの保存スペースは不要となった（データ保存空間の圧縮）。

しかし、もっとも強調したいのは、モニター画面を通じて正直に医療内容を患者に説明することで、相互の信頼関係が増すということである（情報の公開、インフォームド・コンセントの充実）。そして、医療従事者同士の意思疎通は良好となり（チーム医療の推進）、安全な医療へと展開できる（安全性の向上）。

これまでに当院へ見学にこられた方々や、電子カルテの講演後にいただいた質問などを参考にさせていただき、以下に「電子カルテに関するQ＆A」を記載した。（小西）

表1．電子カルテはなぜ必要か

1. 時代の流れ
2. 記録の普遍化・公正化
3. 診療の迅速化
4. 雑務の省力化
5. データ保存空間の圧縮
6. 情報の公開、インフォームド・コンセントの充実
7. チーム医療の推進
8. 安全性の向上

■ 電子カルテのシステムに関するさまざまな質問

Q 電子カルテの導入でいちばん苦労したことは何ですか？

A 電子カルテの導入を成功させるには、いかに多くの医師が電子カルテに興味を

持つようになるか、また導入に協力するかが非常に重要です。それには、実際の日常診療に使用できる電子カルテでなくてはなりません。従来の診療にはない多くのメリットが電子カルテにないと、導入は成功しません。

　成功の秘けつは、システム導入の目的を明確化したうえで、システム化範囲の決定、システム要件の定義および運用について、医療陣とシステム技術者がいかに意識を共有できるかという点にあります。この点は、システム技術者が病院スタッフの協力を得ながら業務コンサルティングを自ら行うことにより、解決しました。コンサルティングを病院スタッフが独自で行うことは、時間面、稼働面、ノウハウ面で困難と思われます。（高木）

Q システムの運用・保守・改良などのために設けた部署と、その人員構成は？

A 病院には医療情報担当6〜7名、および保守の専門部隊として社内のカスタマーサービスセンターの社員4名が常駐しております。夜間・休日についても、輪番2名にて対応しております。（高木）

Q システム導入に必要な費用は？ また、関東病院と同様のソフトをNTTが他病院に販売する場合の価格はどれくらいですか？

A NTT東日本関東病院のシステム構築には、NTT東日本法人営業本部とベンダー20社が協同であたりました。当時は電子カルテ解禁前で優れた市販製品がなかったため、開発・設計の最初の段階からゼロからスタートし、完成するまでNW、画像関係、部門システムなどを含め総額で36億円を要しました。

　しかし、今後は「オーダーメード」（カスタマイズ）ではなく「パッケージ導入」（ノンカスタマイズ）により、コストは大幅に削減可能です。パッケージ導入を成功させるには、コンサルティング工程（上流工程）で病院様が必要とする機能や、ワークフローとシステム機能との適合性を十分に検討することが大きなポイントになります。NTT東日本札幌病院ではこの方法により半額で導入を行い、2002年9月より運用を開始しております。今後はコストはどんどん下がるでしょう。（高木）

Q システムのランニングコストと、その内訳は？

A 一般論として、電子情報のシステム運用にかかるランニングコストとしては、構築費用の6〜10％程度が必要であるとされています。コストは、保守の対象範囲サービスレベルなどにより異なります。（高木）

Q システムダウンにより診療に支障をきたすようなことはありませんか？

A 当院ではシステムがダウンしても診療に支障が起きないよう、万一の場合は紙の伝票でも診療ができるように対策を立ててあります。開始前のリハーサルでも、全員で紙伝票での診療のトレーニングを行いました。

　しかし、これまで電子カルテ導入後1年半以上が経過し、システムダウンによる約10〜15分間の短時間の診療ストップが3回ありましたが、実際には紙伝票を使う前に回復しています。外来診療にも大きな支障は起きませんでした。

ただし、個々の端末では未熟な使用者が無理な操作を行ったときに、モニター画面がフリーズしたり、警告マークが画面に出現して再起動しなければならないことも起きています。無理な操作を乱発しないよう、早く正しい操作を習熟しなければなりません。(小西)

Q このシステムからどのような統計データを収集し、どのように活用していますか？ また、将来的な構想は？

A 現在のシステムでは基本的な統計データの出力が個々の端末では不可能であるため、任意にデータの収集が可能となる統計機能を付加するシステムについては改善が必要です。次期バージョンとして、経営管理システムなどについても検討を進めております。(高木)

電子カルテのデータによる統計資料の作成については、医療情報担当者が依頼元からの出力希望データを抽出・編集し、提供しています。医事関係では、紹介率に関するデータについて資料を作成しています。(板橋)

Q 各病棟にPC端末が約15台設置されているとのことですが、スタッフ1名に1台与えられているのですか？

A 関東病院の端末数は、病院内総数で1,136台あり、各病棟(48床)にはデスクトップ型とノートブック型を合わせて計15～16台装備しています。病棟とは別に各医局に2～3台あり、また各部長室にも端末があります。

医師の診療だけでなく、看護師もすべての業務を電子カルテのキーボード入力で行っています。看護部は交代勤務をしていますので、各看護師に1台ということではありません。しかし、このくらいの台数が各病棟にあれば充足しており、日常業務に支障はありません。

院内連絡や文書作成などは電子カルテとは別の端末を用いており、病棟婦長には専用に各1台配置してあります。(葛西)

Q 電子カルテではひとりの患者に要する外来診療時間が長くなり、診察患者数が限られるのではないでしょうか？

A 機能の優れた電子カルテでの外来診療では、予約のある通常の定期的な診療の患者は非常に短時間で効率よく診療できるのは間違いありません。医師によっては(特にブラインドタッチができる若い医師では)1日100人以上の患者の外来診療を、それほど待ち時間が長引くことなく診療しています。

しかし、予約のない初診患者で、手術や検査のための入院予約が必要な患者が受診されると、診療時間が長くなります。これは電子カルテに限ったことではないと思います。このような場合、導入直後はパニックになることもしばしばありました。現在では病名、入院に必要なすべての術前検査、入院ベッドの予約、手術の申し込み、紹介医への返事まで、診察する医師がその場で入力しています。電子カルテでは、医師がひとりですべての諸手続きを行えます。(小西)

■ カルテ記録・レントゲンに関するさまざまな質問

Q PACSでは質が低下してレントゲンの読影に支障がでたり、見逃しが起こることはありませんか？

A 電子カルテを導入してから、レントゲンフィルムはまったく必要がなくなりました。撮影が終了したレントゲン検査の写真は、PACS（Picture Archiving and Communication System）で院内の専用端末で読影できます。フィルムを運搬したり取り寄せる必要がありません。

電子カルテの端末でもJPEG圧縮した参照画像をみることができます。患者への説明、異常の概略の把握に用いることができます。ただし、たとえば外科ではマンモグラフィーの微小石灰像は読影不能になったので、マンモグラフィーは放射線科にある高画質ビューワーによる読影をオーダーすることで見逃しを防いでいます。（小西）

Q 従来の紙カルテの記載内容・データの電子カルテへの移行について、既往歴・病歴・診療記録・処方内容・検査データなどはそれぞれどのように電子カルテに入力したのでしょうか？

A 当院では以前から内服薬の処方と検査データはオーダリングシステムで運用していました。電子カルテに移行しても、過去の投薬処方内容と検査のデータは新システムに移行しました。

しかし、病歴や病理報告、検査報告などは、誰かが新たな電子カルテに入力しなければなりません。書いた本人が読めないこともある医師の記載を正確に読破し、要約しながら間違えることなく新システムに入力する仕事は、担当の医師だけが行うことのできる責任の重い仕事です。

新病院の開院当初には、外来診察日の前日の夜に翌日受診予定の予約患者のカルテから主なデータを電子カルテにあらかじめ入力したり、外来診察終了後の深夜に当日診察した患者の古いカルテをみながら病歴のサマリーをキーボードで電子カルテに入力するなど、医師の奮闘する姿がよくみられました。（小西）

Q 回診中に病室のベッドサイドで、診療記録や指示を入力できないでしょうか？

A 当院では無線のLANはなく、各病棟のナースステーション（スタッフステーションと呼んでいる）でデスクトップ型、あるいはノートブック型の端末にキーボード入力しており、病室やベッドサイドでの入力はできません。

ただし、体温・血圧・脈拍数などはポータブルのPDA（ワークパッド）を看護師がベッドサイドへ持参して、ペンタッチで入力しています。その後、スタッフステーションの専用の端末機にPDAを装着するだけで、そのまま電子カルテのケアフローとなって自動的にグラフに表示されます。

将来はPDAの機能を充実させるか、キーボード入力を無線伝達できるようにしたいと考えています。いずれ、病室での回診中に、指示や所見をベッドサイドで入力できるようになるでしょう。（葛西）

Q データ量の多い患者のカルテは、起動が遅くなるのではありませんか?

A 導入から時間が経過してくると、入院履歴が複雑であったり、過去の画像検査の情報が多量な患者のカルテは、起動するまでに長時間を要するようになりました。

これに対しては、たとえば件数や期間を限定するなど、通常の診療に使用するデータ量を限定する機能を付加することで、起動時間を短くすることができました。(板橋)

Q 電子カルテでは、改ざんが自由にできてしまうのではないでしょうか?

A 当院の電子カルテでは、改ざんはまったく不可能なシステムになっています。

どんな操作も、あらゆる指示や記載も、医師名・日時・入力した端末機名が正確に記録されています。端末画面を開くだけでも、操作を開始した指紋登録者の名前が記録として残ります。どのような修正指示を行っても修正される前のすべての記録とともに、その操作の執行者名・日時・端末機名が記録保存されています。

したがって、いわゆるカルテの改ざんはまったく不可能です。(板橋)

■ 医師にとっての電子カルテとは──

Q 電子カルテは一部の医師にしか使えず、ベテラン医師には使いこなせないのでは?

A 医師にとって電子カルテは、慣れるまでは大変です。電子カルテによる診療開始前のトレーニングや、また開始してからの数か月には苦労するベテランの医師が多いようです。

電子カルテは格好のリストラ手段で、「高齢者の首切り道具」と恐れるベテランの医師がいるかもしれません。確かに「慣れるまでの時間は、年齢に比例する」というのがこれまでの実感で、若い医師は1~2週間ですぐ操作に熟達するようです。

しかし日常診療の世界においてはベテランの医師や経験豊かな看護師の大きな力を必要とします。限りある能力の高齢者を考慮したトレーニング体制や、操作マニュアルの準備が必要でしょう。(小西)

Q 医師・看護師の記録は同じ画面に入力していくのでしょうか? また、医師と看護師が同じ問題点をあげて診療・看護を行っているのでしょうか?

A 病歴記載はPOS(Problem Oriented System)形式で、SOAPの項目に分けて記録することになっています。医師用のSOAP画面と看護師の看護記録は、別々に記録しています。

電子カルテ上、SOAPの問題点(プロブレム)設定権限は医師のみに与えられており、看護問題については看護師が看護計画で展開しています。(葛西)

■ 看護師にとっての電子カルテとは──

Q 看護師の業務はどのように変化したのでしょうか? パソコンを使えない看護師は勤務できないのでしょうか?

A 電子カルテでは、すべての看護業務はキーボード操作です。特殊な看護師し

か電子カルテの病院に勤務できないと思われるかもしれませんが、若い看護師は日常生活で携帯電話に慣れているので、キーボード操作に慣れるのもきわめて早いようです。問題は婦長・主任クラスの年配の看護師でしょう。

当院では、以前より院内連絡を院内LANシステムですべて伝達し、あらかじめすべての職員がパソコンに親しむようにしました。

電子カルテ開始前の2年間は、すべての病棟の婦長のデスクにはWindowsのノートパソコンを配備しました。なかでも2つの病棟では、PDAタイプの看護支援システムをモデル試用することで、徐々に電子カルテに看護師が慣れるように準備しました。

こうしたかいもあって、電子カルテシステムのスタートの時点では、むしろMacintoshしか使えない医師のほうが、Windowsに通暁した年配の婦長に立ち遅れていると思われるフシもありました。(葛西)

Q 「大々的な看護計画機能の導入」とは具体的にはどのようなものですか?

A すでに作成されていた「標準看護」と実際に適用した看護計画の実践経験をもとに、約450の標準看護計画を作成しました。電子カルテでは、看護の具体策のスケジューリングや実施記録にも使用しています。(葛西)

医事業務における電子カルテとは——

Q 電子カルテでコスト請求はどのように変化するのでしょうか?

A 電子カルテの導入により、医師による従来のカルテの記載と伝票作成の二重作業が解消されました。医師のオーダーがシステム的に会計情報に変換され、自動的に医事会計システムに送信されます。

そのため、初・再診料など一部の会計情報を除き、医事担当職員の伝票入力の稼動削減やデータの正確性の向上が得られます。ただし、会計情報の内容確認をディスプレーで行うための稼動が発生し、特に導入当初は作業時間の増加が懸念されるため、事前の端末操作研修などが必要だと思われます。(赤須)

Q レセプトの請求業務の効率は?

A 電子カルテの導入により、従来の紙カルテによる内容チェックから電子カルテ画面による確認へと変化します。紙カルテの貸し出しや搬送の稼動が軽減されるとともに、電子カルテ端末があれば院内のどこでも業務を行うことが可能となりました。(赤須)

Q 診療情報管理士の業務は、一般の病院とどのように異なるのですか?

A 基本的には、一般の病院と変わりません。つまり、記録媒体が、紙やフィルムから電子へと変化しただけですので、従来からの紙の診療録やX線フィルム・心電図・脳波などの保管・管理に加えて、電子診療録でも、紙は発生しています(病棟のワークシート

や、医師・患者の署名や押印をした診断書・同意書、または院外検査結果、他院からの紹介状など）。従来と同様に、入院・外来別に一患者一ファイルで保管管理をしています。

なお、外来診療録（紙）については、新病院の開院後4か月間はすべての外来受診患者の診療録とレントゲンフィルムを搬送していました。その後は、医師の指示のある場合のみ搬送しています。現在は、外来患者数の約9％程度（約230件）を搬送しています。これに要する人員は6名で、開院当初に比べて19名削減しました。

診療情報管理士の本来業務は、電子診療録の適切な記載の指導と記載チェックおよび退院サマリーが期限（退院後2週間以内）までに作成され、部長承認がされているかを毎月チェックして、期限内作成を促し、院長や部長会議に報告することです。また、医師採用時には適切な診療録の記載方法について教示をしています。そのほかには、病歴委員会事務局や地域がん拠点病院事務局として、院内がん登録や病名マスターの管理、疾病統計の作成、診療録の開示や外部機関からの照会に対する回答などをしています。（藤野）

患者と電子カルテについてのさまざまな質問

Q 予約患者の割合はどのくらいですか？　また、外来患者の平均待ち時間は？

A 外来予約患者数は7割以上となっています。最近行った外来待ち時間調査では、予約時間から診察終了・料金支払いまでの平均時間は約70分でした。（赤須）

電子カルテだからといって診察時間が延びることはありません。端末操作を覚えれば、機能が優れた電子カルテでは、患者の診療時間はきわめて短時間で可能です。

ただし、初来院の患者、診療科、または医師レベルでの予約数、診察前検査などの関係から、診察待ち時間が大幅に増加する事象が一部で発生しております。しかし、電子カルテ自体が原因ではなく、むしろ運用方法の改善に関する検討が必要であると考えています。（小西）

Q システム全般に関して、患者からの評判はどうですか？　苦情はありませんか？

A 患者様からのご意見・ご要望は院内に設置している提案箱（患者さまからの声）および病院のホームページにより収集し、病院の改善に利用させていただいております。

開院当初は端末操作などの不慣れやシステムバグなどのため苦情が多発し、「待ち時間が長い」「医者が患者を診る余裕がないようだ」「医師が不親切」などの苦情の投書が多く寄せられました。しかし、半年もするとお礼や賞賛の投書が多くなってきました。それは新システムの導入効果もありますが、医療者の患者に対する対応の基本的な心構えが変化したからでしょう。

実際に外来での待ち時間は少なくなり、医師と患者の意志疎通がよくなりました。むしろ電子カルテの導入により医師と患者の信頼関係が増すことを実感しています。（小西）

Q 外来受診の患者は医師との人間関係が疎遠になるのではありませんか？

A 一般には電子カルテによる診療では、医師がキーボード操作に専念してモニター画面ばかり見てしまうので、患者を丹念に診察できなくなり、医師と患者の間で人間関係不在の医療になると危惧する声が多いようです。

しかし、これまでの私どもの実感を率直に申し上げると、電子カルテにより診療が迅速となって効率がよくなります。また、すべての医療内容を画面で患者に正確に紹介できるので、モニター画面を通じて医師と患者の信頼関係が向上することは必定であると思います。

また、プリント機能もふんだんに利用できるので、患者への情報開示も容易です。コピーのために診察室を離れる煩わしさもなくなり、医療サービスは間違いなく向上すると思います。（小西）

Q 患者のプライバシーは保たれるのでしょうか？

A 端末機とモニターさえあれば、どこでも、いつでもすべての患者のほとんどの医療情報を確認することができます。プライバシーの確保は、確かに電子カルテの問題点の一つだと思われます。

人・職種による権限の差異化が必要です。当院では医師、看護師、クラーク、事務社員など職種によって、氏名検索のみから始まって12段階に分けた電子カルテ情報の使用権限を分類しています。ただし、病歴や検査データなどの診療情報に関しては、医師・看護師全員がみることができます。スムーズで安全な診療にはきわめて便利ですが、患者個人のプライバシーの確保の点では対策が必要です。たとえば他科の診療データをみるときは、最初に警告がマークされます。各医療者は、電子カルテをモニター画面で開いただけでも、すべての記録がサーバーに残ります。不可解なカルテ操作はチェックすることができ、定期的に利用状況の監査を行っています。閲覧した事実が記録として残らない紙カルテより厳重ともいえます。

しかし、いつでも、どこでも、誰でも情報が得られるのが電子カルテですので、電子カルテでは各医療者が自己の行動に責任を持ち、職業上で知りえた患者個人の情報を守秘する義務があることを再度確認する必要があるのはいうまでもありません。（小西）

■クリティカルパスと電子カルテについて──

Q 電子カルテのクリティカルパスが完成している疾患はどのくらいですか？

A 旧病院では病院全体で100種類以上の紙ベースのパスがありました（疾患は外科、内科、耳鼻科、脳神経外科、産婦人科、ペインクリニックなど全科にわたります）。新病院で電子カルテになった当初は、電子カルテのパスはゼロでのスタートになりましたが、ベッドサイドでは引き続き患者用のパスを説明に使用していました。主治医は、この患者用パスに準じて電子カルテで指示を出していました。

現在、徐々に電子カルテの中に医療者用の

パスを取り込む作業を進めています。腹腔鏡下胆嚢摘出術、幽門側胃切除術、乳房切除術、鼠径ヘルニア手術（外科）、心臓カテーテル検査（循環器内科）、無痙攣通電療法（精神神経科）、慢性副鼻腔炎、慢性扁桃炎、あぶみ骨手術、頸部腫瘍手術（耳鼻科）、肝生検（消化器内科）などで200例以上に電子カルテでのパスを使用してきました。外科では、手術入院患者の50％以上を電子カルテのパスで診療するようになっています。（小西）

電子カルテによる救急（時間外）診療について

Q 救急でのオーダーは？ 採血、CT、MRI、アンギオ、手術申し込みなどは、救急時でもきちんと入力するのでしょうか？ あるいは口頭指示や電話での指示を併用しているのでしょうか？

A 救急部でもオーダーは電話連絡指示を併用していますが、基本的にすべて電子カルテ上で入力します（夜半のため、電子カルテの動きが極端に悪いとき以外はあまり問題にならないようです）。採血、CT、MRI、アンギオ、手術申し込みも、すべてオーダーを電子カルテに入力しています。（小西）

Q カルテ記載は、変化する状況をあとでゆっくり打ちこむか、黒板か何かに横で記載する人がいるのですか？また、紙は？

A 救急外来でもできるだけ患者の目の前でリアルタイムでカルテ記載をするよう心がけています。時間がないときはメモを取っておいて、あとで打ち込み記載します。患者の状態に応じて、処置・治療を優先するのは紙カルテと同じです。

緊急処置で手が放せないときは、その処置が終わってから記録すればよいでしょう。その場合もバイタルサインや使用薬品などは看護師がメモを取っているので、特に問題はありません。（小西）

Q 救急患者の事務受付は？

A 平日は午後8時まで、休診日の午前9時から午後5時については入退院窓口で通常通り受付・料金収納を行っており、それ以外の時間帯は救急センターの看護師が対応しています。（赤須）

Q 名前のわかっていない人や、保険確定していない人の場合はどうするのですか？

A 患者IDがなければ電子カルテの記載もオーダーもできませんので、新患は名前不明者も含め来院後直ちに患者IDを付与しています。

名前がわからない場合はダミーの名前で登録し、判明した時点でデータの修正を行います。保険証の確認ができない場合は自費扱いとし、後日、保険証の確認を行った際に精算しています。（赤須）

Q 救急での会計は？

A 平日の午後8時以降、休診日の午後5時以降に救急診療を受けられる際に保

険証をお持ちでない場合は「急患預り金」として1万円をお預かりし、翌日以降に医事課から患者様へ確認のうえ精算します。なお、保険証をお持ちの患者様は翌日以降に精算しています。(赤須)

■ 検診と電子カルテについて

Q 電子システム構築上、すべての「健診センター」のデータを、病院端末で読めるようにしてもいいでしょうか？

A 当院の健診センターは、当初より病院依存型で、検査データ・画像などは、すべて電子カルテに含まれています。しかし、データの管理・報告書の作成などは電子カルテ運用以前から、ドック専用システムで行っています。電子カルテシステムの検査データをいかに効率よくドック専用システムへ注入するかが課題となっている状況です。したがって、生活歴などの記録はドック専用システムの中に独立して存在し、電子カルテシステムからの参照は不可能です。

健診センターには検査データ、画像、レポート以外に患者の自己申告した既往歴や生活習慣などがあります。場合によっては、患者が自己申告した既往歴や生活習慣には、あまり知られたくないことがあるかもしれません。健診結果から連続する精査・治療の点では、データの共用はきわめて便利ですが、個人的には全面的なリンクは問題が多いと思います。可能であれば、画像と検査データに限って取り込み可能にできればよいのではないでしょうか。(埜口)

Electronic medical record and critical path

電子カルテとクリティカルパスで医療が変わる

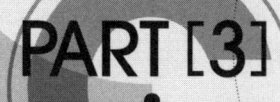

PART [3]

電子カルテと
クリティカルパス

- クリティカルパスのメリット・デメリット
- 電子カルテにおけるクリティカルパスの考え方
- 電子カルテにクリティカルパスをどう組み込むか
- 胃癌と電子パスの実際
- 大腸癌と電子パスの実際
- 腹腔鏡下胆嚢摘出術と電子パスの実際
- 心臓カテーテル検査と電子パスの実際
- 精神科電気けいれん療法と電子パスの実際

PART-3
電子カルテとクリティカルパス ●

NTT東日本関東病院
手術部長・外科主任医長
針原 康

クリティカルパスの
メリット・デメリット

クリティカルパスの導入については、医療の質と効率の向上を期待する声とともに、さまざまな誤解や不安も聞かれる。ここでは、クリティカルパスを導入した場合、その有用性と同時にどのような問題点があるのかを具体的に考える。

■ マニュアルとクリティカルパスの違いとは？

▶ 進化するクリティカルパス

クリティカルパスとは、「ある疾患の診療を行うにあたって、その施設において、その疾患のほとんどの患者が受ける診療行為と、たどるであろう臨床経過について、医療スタッフ間で合意を形成して診療計画を立て、その計画に従って診療行為を行い、そしてその結果を評価するシステム」と定義される。簡略化すると、「スタッフが共同で作成した、患者の入院中すべての診療予定をまとめた患者治療計画表」ということになる。

通常のマニュアルとの違いは、クリティカルパスが多職種のスタッフと共同で作成される点と、結果を評価して次のステップに進む評価システムを含んでいる点があげられる。

クリティカルパスは各施設での診療実績に基づいて作成される。他施設のクリティカルパスは参考にはなるが、そのまま導入することはできない。

また、同じ施設でもその診療実績や事情は変化するので、クリティカルパスは適宜改訂する必要がある[1]。

■ 日本での導入目的は医療の質の向上、患者中心の医療

▶ クリティカルパスの目的

米国ではクリティカルパスはDRG/PPS（定額支払い制度）の導入に際して、在院日数と医療費の削減を目的として導入された。実際クリティカルパスを導入すると、在院日数が減少し、医療費が削減されることが明らかとなっている。

一方、わが国ではクリティカルパスはDRG/PPSとは無関係に、医療の質の向上と患者中心の医療の展開を目的として導入された。クリティカルパスの目的としてあげられるものを表1にまとめて示す[2]。

表1. クリティカルパスの目的

1. 治療の質の向上
2. 標準的・効率的な治療の提供
3. 患者中心の医療による満足度の向上
4. 医療従事者の協調性の向上
5. 術前術後管理のシステム化
6. 入院期間の短縮
7. 医療コストの抑制、資源の節約

求められる医療体制の変化とクリティカルパスへの期待

▶医療制度改革とクリティカルパス

現小泉内閣の医療制度改革の項目として、医療供給体制の効率化、DRG/PPSの拡大、患者本位の医療サービスの実現、インフォームド・コンセントの制度化などがあり、これらの実現にはクリティカルパスが有用なツールとなることがあげられている。

▶患者中心の医療への転換

また、近年のインターネットの普及に伴い、患者は自分の病気について専門の医学論文も含めて最新の情報を容易に収集できるようになっており、従来の医師と患者との圧倒的な情報量の差という構図は変わりつつある。医療サービスの消費者である患者が、自分の収集した情報に基づいて、対等な立場で医師の意見を求めるようになりつつあるといえる。

今後求められる医療体制は、このような変化に対応した患者中心のサービスに重点をおいた、高質かつ効率的なチーム医療である。現代社会の中では、質の高い医療と患者中心の医療が求められており、これに対応するためにクリティカルパスが注目されている。

運用により新たなデータを蓄積。パスは自律的に進化する

▶クリティカルパスの作成と改訂

クリティカルパス作成の第一歩は、過去の症例データを分析して基本フォーマットを作成し、標準値を求めることである。担当医の経験や、いわゆるルーチンで行われていた診療内容一つ一つをエビデンスに基づいて客観的に評価し、標準化を行うことがキーポイントとなる。

医療行為のすべてをエビデンスに基づいて決めることができるわけではないが、検討のうえ同意を得て、一つに統一する必要がある。各医師は従来行っていた習慣やルーチンを変えたくない気持ちを持っているものであるが、十分に議論して各施設での標準的な治療を決める必要がある[3]。

実際にパスを運用すると、データが蓄積され、それにより新たなエビデンスが得られることになる。バリアンスの集計・分析により、パスそのものの評価が可能となる。パスの運用により得られたエビデンスを基に、パスを定期的に改訂する必要があり、その意味ではパスは自律的に進化するといえる。

医療側・患者側からみたクリティカルパスのメリット

▶クリティカルパスがめざすもの

クリティカルパスは担当医の好みに左右されることなく、すべての患者に科学的根拠に基づいた医療を提供することをめざしている。その意味で医療の質を高め、効率を向上させることが可能である。

また治療経過について患者自身に理解を求め、患者中心の医療を行うことにより、患者の満足度を高めることも併せてめざしている。

▶ 医療上の有用性

クリティカルパスの医療上の有用性としては、
・計画性のある標準的な医療が提供できる
・医師や看護師の業務軽減につながる
・うっかりミスが減少し、医師や看護師が代わっても、同様の医療が継続できる
・医師、看護師その他医療従事者の役割分担が明らかとなる
・標準からの逸脱を発見しやすく、早期に対応できる
・パスの作成、運営により医療従事者間の協調性が高まる

などがあげられる（表2）。

▶ 患者からみた有用性

クリティカルパスは、患者にも治療に参加・協力することを求めている。患者からみたクリティカルパスの有用性としては、
・入院中の治療予定がわかるため、患者の自己管理意識を高めることが可能
・詳細な情報の提供により、入院の不安を少しでも和らげることができる
・クリティカルパスの説明を通して、患者と医療スタッフとのコミュニケーションの機会が増し、より信頼関係を構築しやすい
・患者が治療に参加し、各医療行為の最終的なチェックを行うことになると、リスク管理の面からも有用

などがあげられる（表3）[4]。

表2. クリティカルパスの医療上の有用性

1. 計画性のある標準的な医療が提供できる
2. 医師や看護師の業務軽減につながる（指示の簡略化、記録システムの工夫）
3. うっかりミスが減少し、医師や看護師が代わっても同様の医療が継続できる
4. 医師・看護師、その他医療従事者の役割分担が明らかとなる
5. 標準からの逸脱を発見しやすく、早期に対応できる
6. パスの作成・運営により医療従事者間の協調性が高まる
7. （クリニカルパスの作成だけでも非常に有意義である）
8. 入院期間が短縮する
9. 治療費が削減される
10. 新人や学生の教育に利用可能である
11. 種々のデータを整理しやすい

表3. 患者からみたクリティカルパスの有用性

1. 入院中の治療予定が分かり、対応の心構えができる（インフォームド・コンセント）
2. 初めての入院でも不安が和らぐ
3. 患者の自己管理が向上する
4. 医療スタッフとのコミュニケーションが増し、医師や看護師などとの信頼関係が向上する
5. 退院の予定が立てられる
6. 入院費を事前に推測できる
7. 病院の比較に利用できる

クリティカルパスの問題点は教育により克服できる

▶ クリティカルパスのデメリット

クリティカルパスの問題点および、もたれやすい誤解を表4・5に示す。しかし、実際には、特に大きなデメリットはないと考える。確かに作成と導入に労力と時間が必要であるが、いったん作成されれば、それに見合うだけの効果が得られる。

治療法の固定化が心配されるが、実際にはアウトカムを評価してバリアンスを分析することにより、前述のようにパスは自律的に進化していくため、治療法の固定化を心配する必要はない。早すぎる退院となる危険については注意する必要がある。ただ、退院条件を決めており、また患者の病状に応じて計画を変更し、バリアンスとなることに、実際にはなんら制約を設けていないので、その心配は少ない。

クリティカルパスがあると「考えない医者になる危険性」が指摘されるが、これは個々の教育で対応していく必要がある。バリアンスとなった場合に患者の不安感が強くなる心配はあるが、よく説明して理解していただくことで、不安をとることが可能である。

入院期間が短くなるので、患者の満足度は向上しないとの意見があるが、多くの患者は早期退院・早期職場復帰を希望していると思われる[5]。

また、入院期間短縮による病床稼働率の低下を心配する声がある。これに関しては後述のように、患者数を増やす努力を行って対応する必要がある。

表4. クリティカルパスの問題点

1. 作成と導入に労力と時間が必要である
2. 治療法が固定化する心配がある
3. バリアンスとなった場合に、患者の不安感が強くなる
4. 早すぎる退院となる危険がある
5. 入院期間が短くなるので、病床稼働率が低下する心配がある
6. バリアンスの記録・集計が容易でない

表5. クリティカルパスへの誤解（主として医師）

1. 工業過程のクリティカルパスを、人間の治療に導入すべきではない
2. 個々の患者でそれぞれに合った治療をすべきなので、画一的なプログラムで治療すべきではない
3. クリティカルパスがあると、考えない医者になる
4. 管理されずに自分独自の方法でやりたい
5. ナースに指示されたくない
6. 入院期間が短くなるので、患者の満足度は向上しない
7. マニュアルがあれば、クリティカルパスは不要である

クリティカルパスの導入により病床稼働率は低下、収益率は増加

▶病床稼働率の低下

クリティカルパス導入により、平均在院日数は短縮し、1例あたりの医療費は減少することが明らかとなっている。クリティカルパスが総医療費の抑制に有効とされるゆえんである。

したがって、治療患者数がクリティカルパス導入前と同じならば病床稼働率は低下し、病院の収入は減少することになる。しかしながら、1日あたりの医療費をみると増加しており、いわゆる収益率は上昇する（図1）。紹介患者や手術患者を増やす努力を行えば、病院の収益が増加する可能性はある[6]。

▶おわりに

クリティカルパスは、患者中心の効率的なチーム医療をめざす21世紀の医療改革において重要なツールである。クリティカルパス導入を行わずに病院を運営していくことは、困難な時代になっている。

図1. クリティカルパス導入前後での1日あたりの医療費の推移（胃癌幽門側胃切除例）

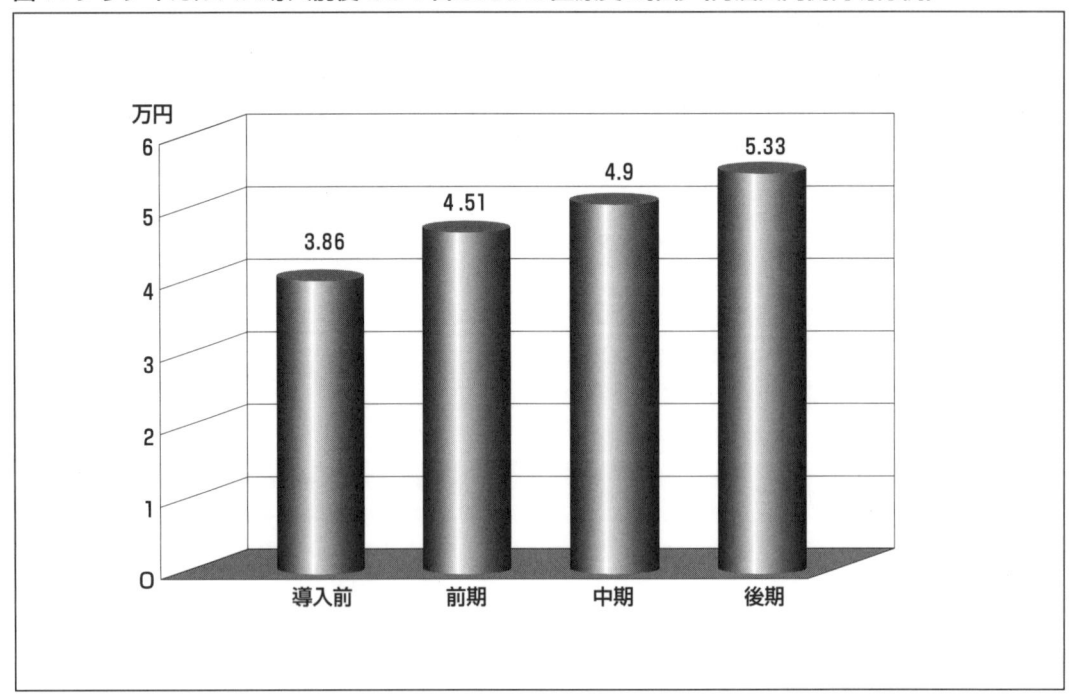

万円
- 導入前: 3.86
- 前期: 4.51
- 中期: 4.9
- 後期: 5.33

文献
1) 小西敏郎：クリニカルパスによる医療システムの変革．医師とクリニカルパス 臨床各科の実際例．小西敏郎他編．医学書院，東京，2000，p115-123．
2) 小西敏郎，伊藤契，古嶋薫，針原康，阿部哲夫：外科病棟におけるクリティカルパス導入の現状と課題．Biomedical Perspectives 9：132-140，2000．
3) 貝瀬友子：クリティカル・パスは、何をめざしてどのように開発されてきたか．標準ケア指針 クリティカル・パスとケア計画① 小林寛伊編．照林社，東京，2001，p10-20．
4) 針原康，小西敏郎：リスク管理とクリニカルパス．癌と化学療法28：324-329，2001．
5) 小西敏郎：CPに対する医師の誤解．手術室のクリニカルパス活用マニュアル 小西敏郎編．メディカ出版，大阪，2001，p288-296．
6) 針原康，小西敏郎：医療経済からみたクリニカルパス．外科治療85：253-259，2001．

Electronic medical record and critical path

PART-3
電子カルテとクリティカルパス

NTT東日本関東病院
耳鼻咽喉科部長
深谷　卓

電子カルテにおける
クリティカルパスの考え方

クリティカルパスの電子化は、紙媒体でパスを使用する際のさまざまな問題を解決できる利点がある。一方、電子化にあたっては、観察項目の共通化など煩雑な作業を要する。パスの電子化において、クリアすべき課題を考える。

■ オーダーエントリーシステムと電子カルテには決定的な違いが

▶複合機能を併せ持つ電子カルテ

　医療情報システムの電子化も、当初はレセプト作成を目的に始まり、次いでオーダーエントリーシステム、そして電子カルテへと進みつつある。ここで、オーダーエントリーシステムと電子カルテには決定的な違いがあることに注意しなければならない。オーダーエントリーシステムは、医療行為の請求書作成のために発生源で電子入力をすることを意味する。医療行為の請求書作成は電子化され、入力も分散化はされたが、診療録や看護記録などの患者情報はあいかわらず紙のままである。

　これに対し、電子カルテは**表1**のように定義される。具体的には、オーダーエントリーシステム、各種検査結果、画像、電子メール、電子教科書や診療支援システム（いわゆる電子秘書）を含むものであって、単に紙のカルテをコンピュータ上で実現するものではない。

■ 異なる場所で同時にデータを共有できるのが電子カルテの特徴

▶一つのデータをさまざまに活用

　電子カルテの特徴をあげてみると、

・情報の共有が可能であり、

・さまざまなフィルター機能を有すること

といえる。

　情報の共有化とは、あらゆる職種が同時に、違う場所から同じカルテにアクセスできることで可能となる。たとえば、放射線診断を行う医師は、画像診断にあたって従来なら依頼の用紙を参照するか、紙カルテを取り寄せて画像を読んでいた。電子カルテであれば、IDさえわかれば即座に診療録を参照でき、必要なら検査結果もすぐ参照できる。

　臨床医もさまざまな記録の参照や記載、指示を外来、病室、居室などどこからでもできる。看護師、薬剤師なども同時にカルテにアクセスできる。このことで、さまざまな職種が必要な情報を共有することが可能となる。

フィルター機能とは、ビューワーを通して、相手に必要な情報を効果的に提供できることである。電子カルテは膨大なデータベースであり、それを使用する人に合った形での供覧が可能となる。たとえば、患者説明には画像、温度板と検査結果を使用し、医療情報や会計情報では特化した画面を見る、などの使い方が可能である。

電子カルテの有効性を発揮するには情報の標準化が必要

▶データの電子化と標準化

医療情報をただ電子化するだけなら、個々の病院や診療所のレベルで可能であり、国をあげて取り組む必要はない。電子カルテを全国的に推進する目的は、医療機関、研究機関、保険機構、行政機関の間で情報を円滑に受け渡し、共有化し、かつ価値の高い解析を可能にすることである。

そのためには、ただ医療情報を電子化するだけでは不十分で、さまざまなレベルで標準化を行い、情報の共有や解析を可能にする必要がある。

図1に示すように、個々の医療機関はほかの医療機関や保険機構、行政機関などとさまざまな情報の交換をしているが、現状ではすべて紙ベースである。そのため、それぞれの機関はデータの再投入を強いられている。また、集まってくる内容もバラバラなことが多い。これらの情報が電子化され、かつ標準化された時に、電子カルテの有効性が発揮されるであろう。

表1．電子カルテの定義

電子カルテ（診療録）とは広義のカルテ、すなわち医師の書く診療録（progress note）のほかに、看護記録や院内他部門における記録・フィルムや伝票などの一切の記録・文書類に含まれる情報の一部または全部を電子的に処理するシステムである（JAHIS：保健医療福祉情報システム工業会）

表2．必要とされる標準化

1. データの受け渡し
   SGML：日本　HL7：アメリカ
2. 医学用語
   SNOMED（Systematized Nomenclature of MEDicine）
3. 記載・評価
   今後の課題

▶標準化の3段階

そのために必要な標準化には表2のような3段階がある。まず情報を交換するための書式の標準化であるが、これは日本ではSGML[注1)]で統一されつつある。

次に、使用される医学用語の標準化が必要であるが、これもICD10[注2)]、SNOMED[注3)]などで共通化されてきつつある。

しかし、記載内容の標準化は今後の課題である。あらかじめプロトコールを作成したプロジェクトでない限り、収集したデータには何かしらの欠落や不統一による錯誤があるのは周知の事実である。特定の症状、たとえば胸痛をどれだけ表記するかまで標準化することが好ましい。

クリティカルパスの電子化は、紙媒体での課題を解決する

▶ 紙媒体のパスにおける問題

さて、ではこの電子カルテとクリティカルパス（以下パスと略す）の関係を考えてみる。もちろんパスは紙媒体でも、問題なく作成・運用できる。しかし、紙媒体のパスには以下の問題点がある。

・チーム医療でのパスチャート共有が難しい

ケアは決して単一部門の仕事ではなく、医師、看護部門、検査部門、リハビリなど複数の部門が協力し合うチーム医療である。このような環境では、紙媒体でのパスでは各部門間でデータを共有することが難しくなる。

・分析・改定が困難

パスの特徴であるvariance解析には、膨大な手間ひまを要する。手作業でデータを収集し、解析していると3～4か月かかり、結果を現場に戻すのにも時間がかかる。

パスが電子化されており、varianceがコード化されていれば、variance解析は瞬時に可能である。同様に、パスを改定してゆく作業も電子化すれば容易である。

・表現の限界

パスではケア介入を一コマに記入しなければならないので、複雑な内容を作成する場合は表現できなかったり、理解困難であったりすることが多い。特に、条件により分岐するようなパスの場合は、紙媒体では表記が不可能であった。しかし、電子化されれば、一コマをいくつかの層に折りたたんだり、分岐を作成したりすることで、誰にでも理解できるパスを作成できる。

クリティカルパスを電子化するにあたっての問題点

▶ 電子化に感じる煩雑さ

クリティカルパスを電子化する際に、障害となることもいくつかある。

・観察項目を共通化する必要

パスの観察項目は、紙ベースのときはある程度、その疾患を扱う診療科に任されていた。しかし、電子化した場合はパスと電子カルテに存在する診療録・看護記録は連携しており、必ず関係づけられている。そのためにパスの観察項目はある程度、病院で共通のものとなり、いままで診療科ごとに違う表現で使用していたものも統一する必要が出てくる。

・検査・処置項目は必ず電子カルテでの指示と関係づけなければならない

画像検査、内視鏡、投薬、点滴などの指示は、必ずオーダーエントリーシステムの指示と関連づけなければならない。この作業はかなり手間がかかる。

・指示者が明確でなければならない

パスの指示は、単なるオーダーセットではない。そのために、指示者が明確になるためには、ステップごとに確認を求めることとなる。この操作は、逆に利用者には煩雑に感じられる危険がある。

医療情報システムとクリティカルパスの関係

▶ 電子化されたパスに求められる機能

パスを電子化して医療情報システムに実装した場合、パスはオーダリングシステムの上位概念に位置づけられ、パスの内容と電子カル

図1. 医療機関や各種機関間の情報のやりとり

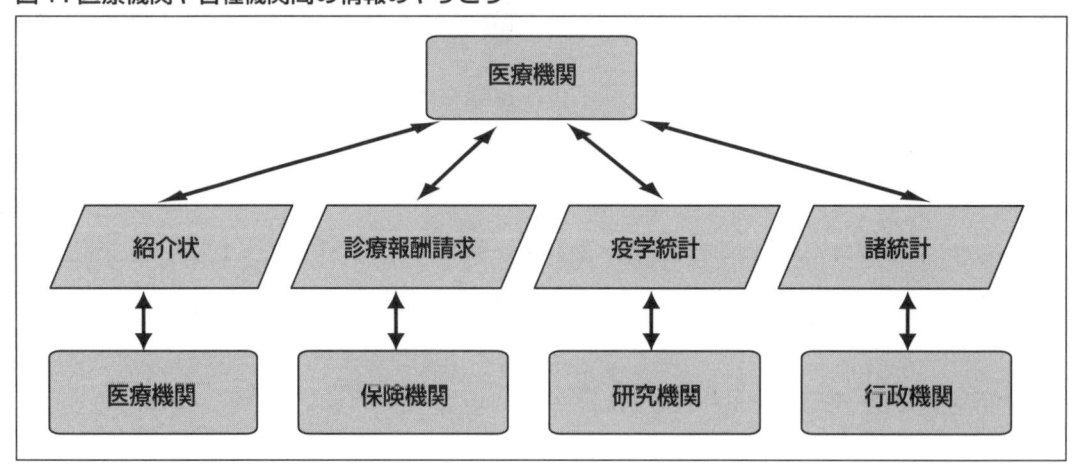

テの記述との整合性を取る必要がある。電子化されたパスに要求される機能は以下のようになる。

・**作成機能（パスシートの作成・編集・改定）**

電子カルテでのパス作成も、原則として疾患ごとに該当する診療科チームが行う。紙媒体のパスでは、でき上がったパスは、そのままチームで運用すればよかった。しかし、パスが電子化されると、解析に使用できるように、使用する用語とそれに割りふられたコードを統一する必要があり、横断的な承認機関が必要となる。

統一の具体例を示すと、観察項目で「ルンバールの副作用」は不可で、「頭痛」「嘔気」などの具体的名称でなければならない。varianceに関しては、全病院的なものと疾患特有なものとに分けられている。

・**オーダー発行機能（オーダリングができる）**

電子パスではあらかじめ、処方、検査などのオーダーが決まっている。しかし、オーダーセットのように自動的に処方、検査されるわけではない。

パスを進行するには、患者を観察し、

①パスの進行どおりでよいのか決定する
②この判断をしたのが誰かを明確にする
③定期的にアウトカムを測定する

必要がある。

・**情報取り込み機能**

パスに定義された検体検査、画像検査などのオーダーの結果をすばやく取り込み、かつ表示できなければならない。

・**variance管理機能**

varianceをコード化しておけば、従来は手作業で収集し解析していたバリアンス分析も容易にできる。そして、その結果をすばやく臨床の現場に戻すことができる。

・**アウトカム評価機能**

パスを運営する際には、段階ごと、そして退院時に、アウトカムを評価しなければならない。

肺炎パスの場合、第一段階では抗生物質が選定され、解熱が得られることである。具体的にはCRP< 3、胸部Xpの改善、食事摂取が可能などの項目が達成されて、はじめて次の段階に進行できる。これはステップごとのアウトカム管理であるが、退院時にはSF-36[注4]などを使用し、患者のQOLの改善を評価で

きればさらに好ましい。

・パスの履歴管理機能

　パスが適応された場合、パスが無事終了したのか、それとも途中で脱落したのかを知ることは大事である。また、一定の期間にどのパスがどのくらいの数使用されたのかも知る必要がある。電子化されたパスでは、この履歴管理機能が重要である。

■なかなか進まないクリティカルパスの電子化

▶今後に向けて

　ある程度の規模以上の病院において、電子カルテ導入は遅々として進まない。その中で、パスの電子化はさらに少数である。ここではNTT東日本関東病院の経験をもとに、電子化での問題点を整理してみた。導入の参考にしていただければ幸いである。

注1）SGML：Standard Generalized Markup Language
　　文章を標準的に記述する国際規約。ISO 8879で規定されている。
注2）ICD 10：International Classification of Disease
　　WHOの決めた国際疾患分類で、最近の第10回修正が1992年に行われた。その内容をICD10という。
注3）SNOMED：Systematized Nomenclature of human and veterinary MEDicine international
　　もともとは病理学診断の表現を標準化する目的で開発されたが、現在はあらゆる臨床領域をカバーする。部位、形態、機能など11の軸を持ち、13万以上を収録している。電子カルテの用語集として有望視されている。
注4）SF-36：The Medical Outcomes Study 36-item Short Form Health Survey
　　8領域36項目からなる健康関連QOLの代表的な尺度の一つ。信頼性・妥当性が確認されており、世界各国で翻訳され日本語版も作成されている。

Electronic medical record and critical path

PART-3
電子カルテとクリティカルパス ●

電子カルテにクリティカルパスをどう組み込むか

NTT東日本
法人営業本部
医療ソリューション
サブリーダー
石川浩之

カルテの電子化を検討する医療機関が増加している一方、クリティカルパスの電子化となるとまだ少数である。ここではクリティカルパス電子化の目的、必要機能、そして電子カルテに取り込む際の手順を具体的に紹介する。

■ 紙クリティカルパスでは診療の標準化は難しい

▶紙クリティカルパスの問題

電子カルテにクリティカルパスをどう組み込むかを記述する前に、クリティカルパスが病院個々にどのように使われているかという現状について述べる。

現在、クリティカルパスについては医療の質の向上、また病床の効率的な運用を目的に、徐々に各科・各疾病に適用され始めた。しかしながら、電子カルテがまだ普及段階の現在、電子化されたクリティカルパスはまだまだ少なく、紙での運用にとどまっている(以下、紙クリティカルパス)のが現状である。

紙クリティカルパスでは、標準的な計画は名称表示などにより把握できるが、その計画中の治療行為などの詳細(例として手技・薬剤名・用法など)については把握ができないことが多い。

そこで、紙クリティカルパスで診療を行う場合には、医師などが紙クリティカルパスの計画に対し、これまでの経験などから判断してオーダーを発行することになる。これでは、標準的な診療計画の中に医師などの経験という変動要素が入ってしまい、計画自体は標準的ではあるが、オーダーの内容および実施確認の記録についてばらつきがでてしまい、全体を通した標準的な診療になりえないのが紙クリティカルパスの実状である。

▶電子化されたクリティカルパス

先進的な病院においては、電子カルテを検討(および導入)し始めているが、このような紙クリティカルパスの実状を打破するために、電子化されたクリティカルパスの機能も追加しようと、実際に検討している施設が多くなってきている。

本稿ではその場合の参考となるように、電子カルテにクリティカルパスをどう組み込むかについて、取り込む目的、必要機能、その取り込み手順などを記述していくことにする。

図1. ステータス、結果表示画面により、患者の容態を把握

文字色により
ステータスを
管理

診療計画のステータスならびに観察項目や検査結果により患者の容態をすべて把握可能

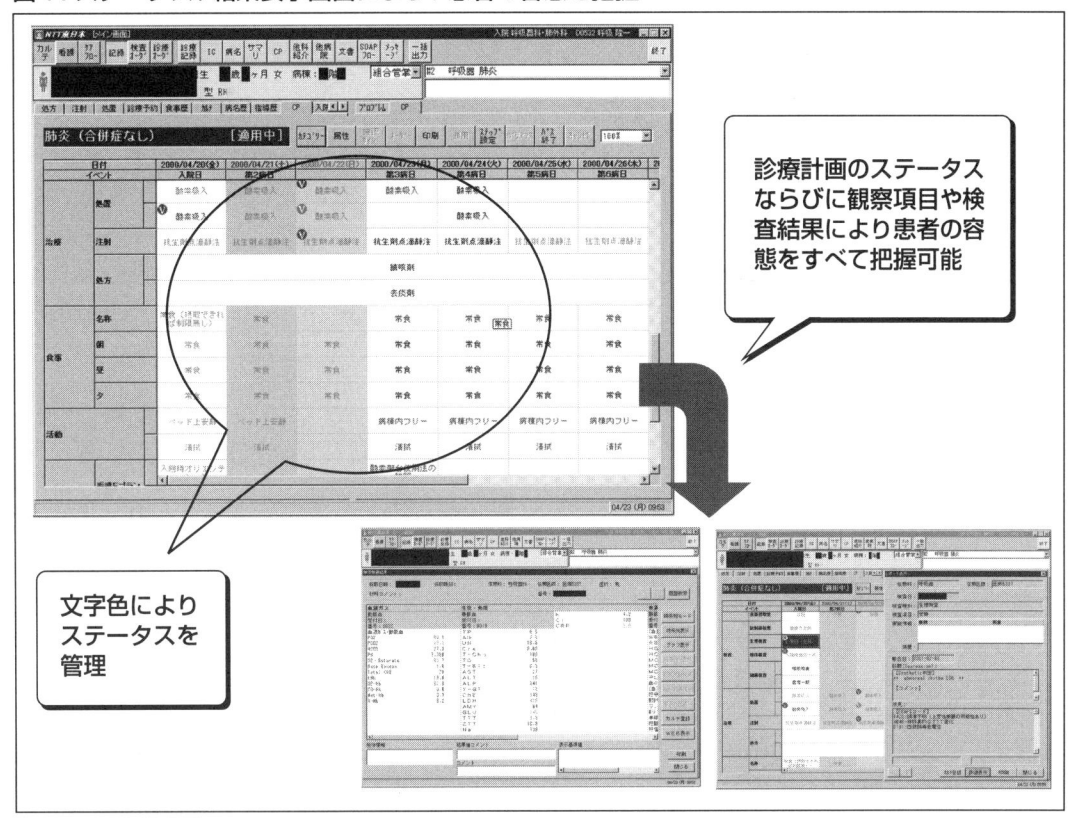

図2. オーダリング機能で業務を効率化

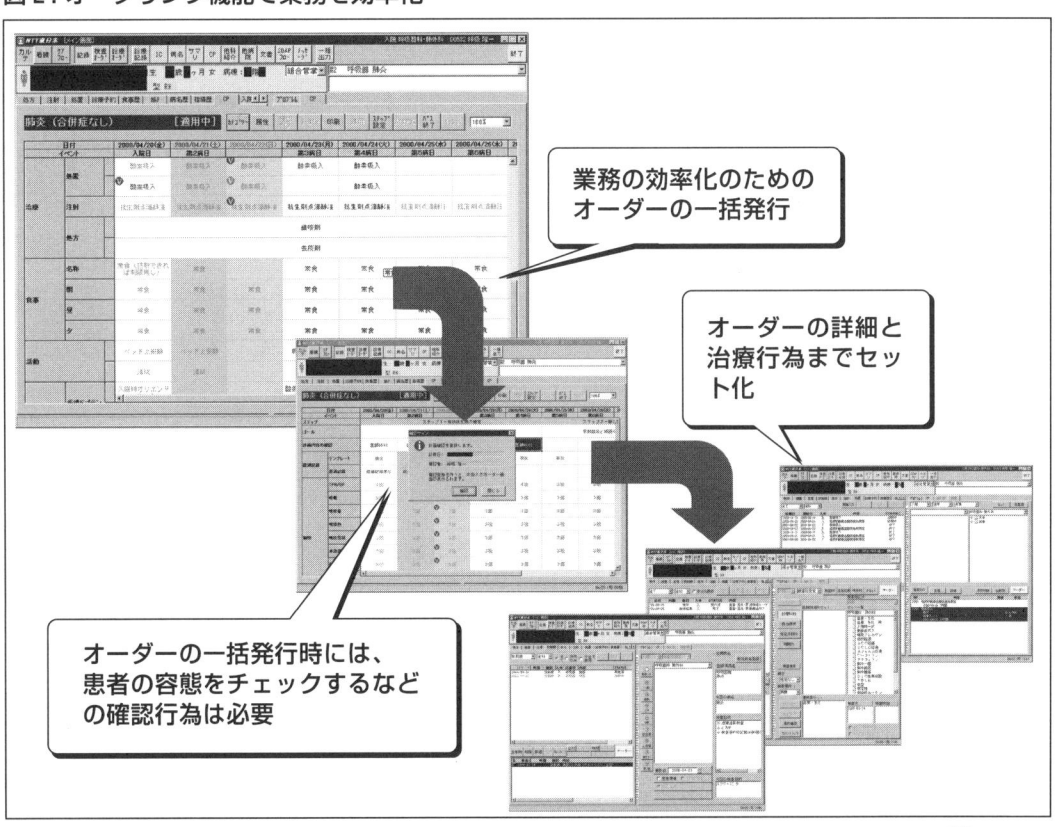

業務の効率化のための
オーダーの一括発行

オーダーの詳細と
治療行為までセット化

オーダーの一括発行時には、患者の容態をチェックするなどの確認行為は必要

■ パスの目的は、医療の質の向上および業務の効率化

▶ 医療の質の向上

・安全かつ最適な診療行為を提供

電子カルテにクリティカルパスを取り込むことにより、現在までのさまざまな症例のエビデンスデータによって、計画のみならず最適とされる治療行為のオーダーを詳細項目までセット化（標準計画化）できる。このため、治療を行う医師ごとに経験による差（診療のばらつき）というものは現れてこない。

計画内容まですべてこれまでのデータにより導き出された、安全かつ最適で標準的な診療の提供、つまり間違いのない最適な治療をオーダーすることが可能となる（患者のバリアンスなどにより標準的な計画から逸脱した場合、標準診療計画からの変更については、後述することにする）。

・クリティカルパス上から患者の診療状態（含む容態情報）を把握

標準的な計画を表示するのみならず、現在のオーダー項目のステータス（計画中、オーダー発行済み、実施済み、中止など）がすべて把握できる。また、治療行為の実施確認の記録やその結果までを、クリティカルパス上から把握することも可能である（図1）。

したがって、現在の患者の容態および検査などの結果をすべて把握できるため、それらの結果を踏まえさらなる最適な診療の提供、つまり質の高い診療行為が提供できるようになる。

▶ 業務の効率化

すべてのオーダーの詳細な治療行為などがセット化されているため、最適な診療行為が提供でき、医療の質の向上につながることはすでに述べた。セット化のみならず、短時間で簡便なオーダー発行が可能となり、業務の効率化という観点からも非常にスムーズな運用が可能となる（図2）。

■ 各部門システムとの連携および診療計画変更時の対応が必要

▶ 治療計画と各部門システムとのオーダリング機能の連携

電子カルテのクリティカルパスは、単なるステータスを表示するだけでは直接業務の効率化に寄与することはできない。クリティカルパス上に計画された各種内容についてオーダリング機能を用いてオーダー発行し、部門系にそのまま連携し、またその実施確認記録や結果などもクリティカルパス上から参照できる機能が必要である（図3）。

このように、治療計画についてオーダリングシステムが各部門システムと連携することにより、標準計画、実施確認記録および患者の容態把握について、従来のようにさまざまなシステムを参照する必要がなくなる。電子化されたクリティカルパスを参照すれば、患者の容態から診療計画中の各種オーダーまで把握が可能であるため、非常に効率的であり、見落としなどのミスのない診療にもつながる。

▶ 標準診療計画の変更に対する対処

クリティカルパスを利用する前に取り決めておくべき内容についても述べる。その取り決めにより、クリティカルパスの必要機能が変わ

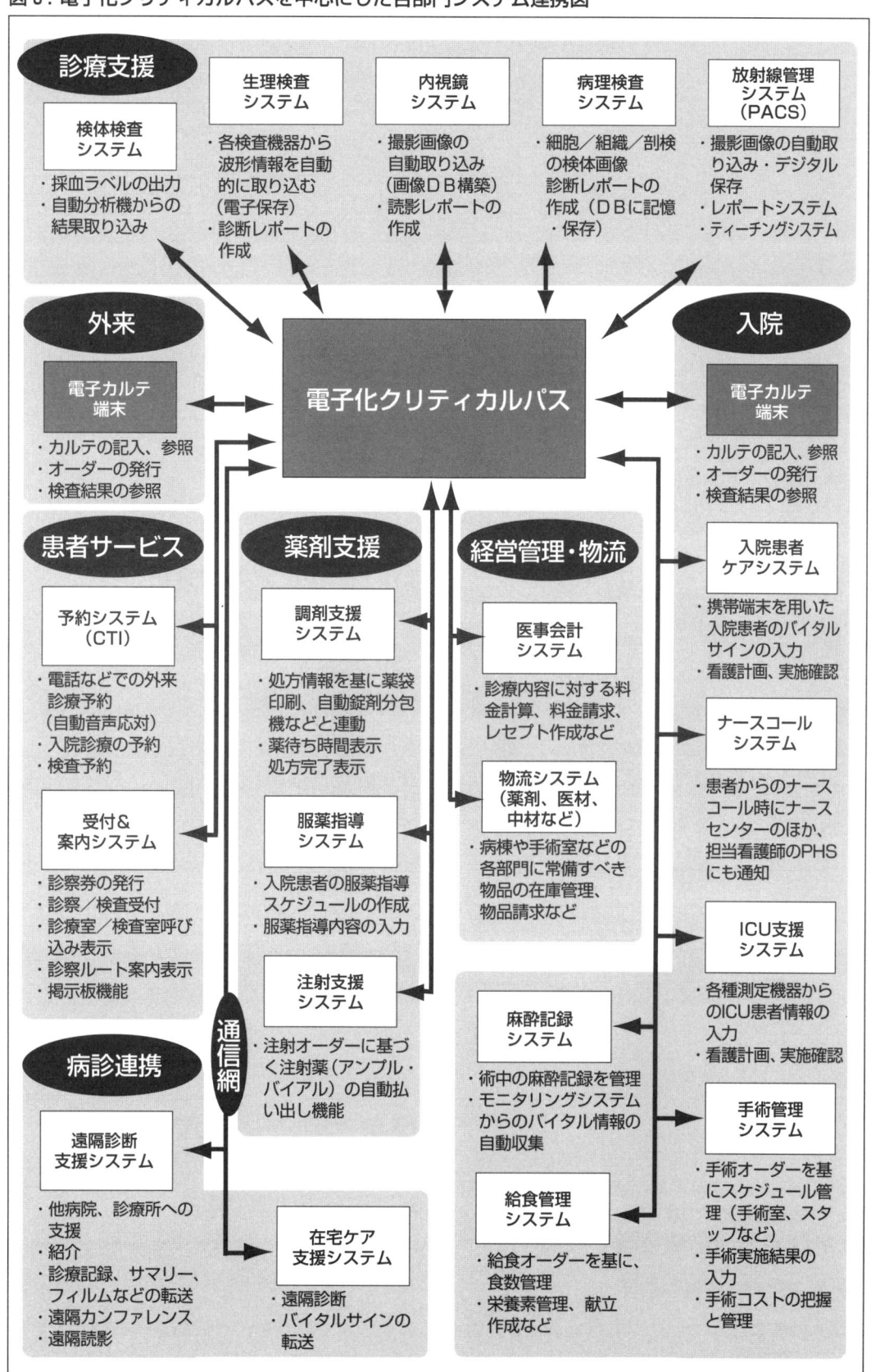

図3. 電子化クリティカルパスを中心にした各部門システム連携図

診療支援

- 検体検査システム
  - 採血ラベルの出力
  - 自動分析機からの結果取り込み
- 生理検査システム
  - 各検査機器から波形情報を自動的に取り込む（電子保存）
  - 診断レポートの作成
- 内視鏡システム
  - 撮影画像の自動取り込み（画像DB構築）
  - 読影レポートの作成
- 病理検査システム
  - 細胞／組織／剖検の検体画像診断レポートの作成（DBに記憶・保存）
- 放射線管理システム（PACS）
  - 撮影画像の自動取り込み・デジタル保存
  - レポートシステム
  - ティーチングシステム

外来

- 電子カルテ端末
  - カルテの記入、参照
  - オーダーの発行
  - 検査結果の参照

電子化クリティカルパス

入院

- 電子カルテ端末
  - カルテの記入、参照
  - オーダーの発行
  - 検査結果の参照

患者サービス

- 予約システム（CTI）
  - 電話などでの外来診療予約（自動音声応対）
  - 入院診療の予約
  - 検査予約
- 受付＆案内システム
  - 診察券の発行
  - 診察／検査受付
  - 診療室／検査室呼び込み表示
  - 診察ルート案内表示
  - 掲示板機能

薬剤支援

- 調剤支援システム
  - 処方情報を基に薬袋印刷、自動錠剤分包機などと連動
  - 薬待ち時間表示、処方完了表示
- 服薬指導システム
  - 入院患者の服薬指導スケジュールの作成
  - 服薬指導内容の入力
- 注射支援システム
  - 注射オーダーに基づく注射薬（アンプル・バイアル）の自動払い出し機能

経営管理・物流

- 医事会計システム
  - 診療内容に対する料金計算、料金請求、レセプト作成など
- 物流システム（薬剤、医材、中材など）
  - 病棟や手術室などの各部門に常備すべき物品の在庫管理、物品請求など
- 麻酔記録システム
  - 術中の麻酔記録を管理
  - モニタリングシステムからのバイタル情報の自動収集
- 給食管理システム
  - 給食オーダーを基に、食数管理
  - 栄養素管理、献立作成など

- 入院患者ケアシステム
  - 携帯端末を用いた入院患者のバイタルサインの入力
  - 看護計画、実施確認
- ナースコールシステム
  - 患者からのナースコール時にナースセンターのほか、担当看護師のPHSにも通知
- ICU支援システム
  - 各種測定機器からのICU患者情報の入力
  - 看護計画、実施確認
- 手術管理システム
  - 手術オーダーを基にスケジュール管理（手術室、スタッフなど）
  - 手術実施結果の入力
  - 手術コストの把握と管理

病診連携（通信網）

- 遠隔診断支援システム
  - 他病院、診療所への支援
  - 紹介
  - 診療記録、サマリー、フィルムなどの転送
  - 遠隔カンファレンス
  - 遠隔読影
- 在宅ケア支援システム
  - 遠隔診断
  - バイタルサインの転送

電子カルテとクリティカルパス●161

る。

患者にクリティカルパスを適用し、診療を行っていると、容態変化により標準計画から逸脱することがある。その逸脱に対してどのように対処するかというシステム機能、または運用整理をしっかり定めておくことが必要である。

・システムでの追従

標準計画として計画されている個々の計画の変更、計画日数自体の追加・削除、ステップの追加削除、場合によってはアウトカムの変更など、さまざまな変更が考えられる。その変更に対し、クリティカルパスの適用を外すことなくシステムとして患者の容態変化に追従対応させる機能が一つの方法である（**図4**）。

・通常診療への切り戻し

標準計画から外れた時点でクリティカルパス適用を外す。つまり、クリティカルパスという概念である標準計画から外れたため、クリティカルパス適用を終了し通常診療に戻すという取り決め運用も、クリティカルパスの一つの機能と捉えることができる。

以上のように、標準計画から逸脱した場合における運用（システムで追従させるか、クリティカルパス適用を終了し通常診療に戻すか）を定めておくことも、クリティカルパスの必要機能を定める大きな要素である。

他科も含めた検討の場、病院全体の承認会議を設置する

▶他科を含めた検討が必要

従来の紙クリティカルパスを作成および運用するには、その症例に関連する医療従事者（医師、看護師、薬剤師、各技師など）が参加して、標準的な診療計画を定める。これに対し、電子カルテ上に載せるクリティカルパスにおいては、他科も含めた検討を実施する場が必要になる。なぜならば、前述したように診療における高い安全性、最適な診療の提供、効率的な病床運営など、病院全体に大きな影響を与える議題となるからである。

ただし、クリティカルパスの雛型（初期計画）を検討する初期段階から入るのではなく、ある程度の計画まで作成した後、病院全体の承認会議のような場を設置し、そこでさまざまな担当間で議論することが必要となる。

▶クリティカルパス承認会議

クリティカルパスの新規登録とは別に、最適ではなくなったクリティカルパスの変更、また使用されないクリティカルパスがいつまでもシステムに残ることがないよう、クリティカルパスの削除を承認会議などで継続議論することも必要である（**図5**）。

クリティカルパスの承認会議の役割は、クリティカルパスの登録・削除のみならず、アウトカム設定の妥当性やバリアンス項目の規定など、さまざまな項目を議論することである。

電子カルテに取り込むことによりデータの二次利用ができる

▶最適な診療計画の追求

クリティカルパスを電子カルテに登録し、個々の患者に適用することがクリティカルパスのゴールではない。患者個々において、そのクリティカルパスを利用し、最適な診療を提供

図4. システムでの計画変更への追従例

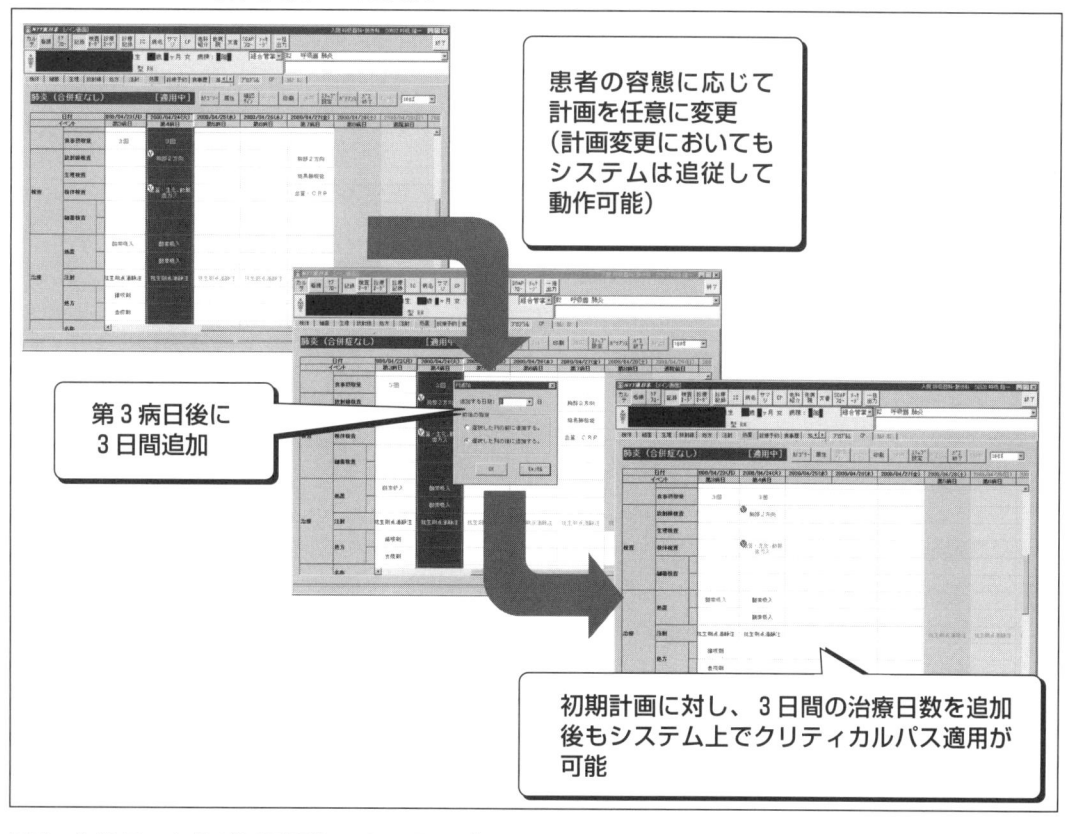

患者の容態に応じて計画を任意に変更（計画変更においてもシステムは追従して動作可能）

第3病日後に3日間追加

初期計画に対し、3日間の治療日数を追加後もシステム上でクリティカルパス適用が可能

図5. クリティカルパス電子化へのステップ

1. 各科の医療グループ（医師、看護師、薬剤師など）で電子化するクリティカルパス（以下CPと記述）を策定する

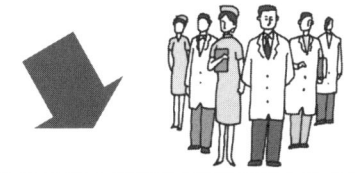

2. 各科で電子化するCPを承認会議に提出し、承認会議で承認のための審議を行う。該当CPの代表者も参加

診療計画、アウトカムの設定の妥当性などを議論する

3. 承認されたCPを登録。登録時は、該当CPの代表者（可能なら複数人）は、登録作業に参加する

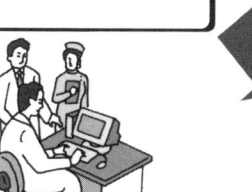

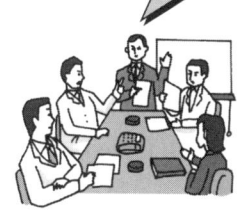

電子カルテシステムで使用可能

することが一つのゴールである。

　また診療全体を通して、クリティカルパスを複数の該当患者に適用し、運用していくと、その計画から逸脱するケースがある。その個々の逸脱について、通常の紙クリティカルパスの場合、逸脱した計画をその内容ごとにまとめていかなければならない。しかし、電子化されたクリティカルパスでは、システム上からバリアンスの集計や統計などの二次的利用が可能である。

　つまり、クリティカルパスの計画自体が真に最適な診療計画になっているか否かについて、妥当性の確認の判断材料として抽出することが可能となる。

　抽出されたデータにより、もし該当クリティカルパスの診療計画が最適でない場合、そのデータに応じて変更を加え、さらなる最適な診療の提供に寄与することができる。

■ 医療と経営に寄与する電子化クリティカルパス実現のために

▶ 導入前の徹底した分析・検討が大切

　電子カルテにクリティカルパスをどう組み込むかについて記述してきたが、目的・必要機能などを考慮すると、実際の診療に大きく寄与できるシステムは残念ながらあまり多くない。電子化されたクリティカルパスを十分に利用できている病院は、少ないのが実状である。

　電子化されたクリティカルパスを電子カルテに導入し、医療の質の向上などに寄与させるには、導入の前段階で単なる機能のみならず、徹底した業務分析やクリティカルパスに必要な機能の精査を十分に行い、運用フローまでを見据えて検討することが必要である。

　現在、運用に耐えうる電子化クリティカルパスと評価されているNTT東日本 関東病院の電子カルテシステムについても、前述のとおり機能を前提として開発したものではない。私の所属しているNTT東日本 法人営業本部 医療担当が関東病院の医療従事者らと徹底して打ち合わせを行い、必要機能を抽出して、運用フローを考慮した最適なシステム仕様を作成した。その仕様をもとに、ベンダーである日本アイ・ビー・エム株式会社に製造させた結果、最適なシステムが導入されたのである。

▶ ベストマッチのシステムを選定するために

　各病院においては、以上の点も考慮に入れ、電子化を検討するべきである。もし電子化を検討し、クリティカルパスまで電子化することを考慮に入れるのであるなら、現在電子化されたクリティカルパスを運用している病院をぜひとも見学するべきである。電子化クリティカルパスの機能から運用まですべて把握・比較し、自分の病院にベストマッチしたシステムを選定することが重要になる。

　電子化されたクリティカルパスは、オーダー機能を通じて各種部門のシステムと有機的に接続されることにより、医療の質の向上のみならず業務の効率化、ひいては経営の効率化にまで直接影響を与えるシステムである。通常のシステムの導入以上に、十分に検討することが望ましい。

Electronic medical record and critical path

PART-3
電子カルテとクリティカルパス ●

胃癌と電子パスの実際

NTT 東日本関東病院
外科
野家 環

当科におけるクリティカルパスの適用は1997年、胃癌の幽門側胃切除術に始まった。新病院への電子カルテ導入を経て、現在運用されている胃癌診療における電子カルテクリティカルパスについて紹介する。

■胃癌手術におけるクリティカルパス運用の実際

▶胃癌へのクリティカルパス適用

当科では1997年8月から胃癌の幽門側胃切除術にクリティカルパスを適用し、診療を行ってきた[1〜4]。2000年12月の新病院オープンとともに電子カルテが導入され、現在、胃癌では幽門側胃切除術と胃全摘術において、電子カルテクリティカルパス（電子パス）を運用している[5]。

▶パスの種類と適用症例

幽門側胃切除術においては、縫合不全などの術後合併症が起きない限り、リンパ節郭清の程度の違いによる術後経過の差はほとんど認められない。このため、縮小手術と標準手術、または拡大手術によるクリティカルパスの使い分けは行っていない。LADG（Laparoscopically Assisted Distal Gastrectomy）にも幽門側胃切除術クリティカルパスを適用してい

るが、経過良好例で食事摂取が早く進み、正のバリアンスとなる症例が少なくない。

胃全摘術においては、No.10、11リンパ節の郭清を目的として膵温存・脾合併切除胃全摘術[5]を行っても、脾摘を伴わない胃全摘術と術後経過に差をほとんど認めない。しかし、脾摘とともに尾側膵切除を併施した場合には、膵断端からの術後膵液瘻の頻度は無視できないので、膵脾合併切除症例は胃全摘クリティカルパスの適用から除外している。

クリティカルパスの適用に年齢制限は設けていないが、術後ICU入室が必要とされる合併症を有する症例や、高度の身体的障害がある患者などは、適用から除外している。

▶パスの概要

まず、当科における幽門側胃切除術と胃全摘術のクリティカルパスの概要を紹介する。クリティカルパスで設定されている主な診療行為の日程を図1に示す。

図1. 胃全摘術の患者用クリティカルパス

	ステップ1			ステップ2		ステップ3		
	入院〜手術前日		手術当日		1日目	2日目	3日目	4日目
	月 日〜 月 日	月 日	月 日 手術前	手術後	月 日	月 日	月 日	月 日
	精神的・身体的に手術に臨む準備が整う			血圧・脈拍・呼吸に異常がなく、離床に向かうことができる		食事開始の準備が整う ①透視で異常がない ②食事指導を受けた		
1. 治療（内服）処置	絆創膏・消毒薬のアレルギーテスト 常用薬やアレルギーをお知らせ下さい	除毛 15時 下剤内服 眠れない時は睡眠剤をお渡しします	6時 9時頃 浣腸 時 分 基礎麻酔薬の筋肉注射 胃管を入れる 点滴 時 分 手術室へ 手術後の痛みには鎮痛剤を使用します		ガーゼ交換 ——————————————→ 硬膜外チューブ ————————————→ 抜去 注射・座薬			
2. 検査	胸・腹部レントゲン、尿・血液検査、心電図、肺機能、エコー、CT、胃透視、胃内視鏡（済んでいない検査が行われます）			胸・腹部X-P（ベッド上で）	胸・腹部X-P（ベッド上）採血		胸・腹部X-P（車椅子または歩行）採血	
3. 呼吸体温循環	検温 10時又は13時 呼吸訓練 ——————————→ 深呼吸・ネブライザー（不要の人もいます）		検温6時	頻回に看護婦が測定します	検温 6時、午前、13時、18時		検温 6時、日中、18時	
				深呼吸、排痰の励行 ————————————→				
4. 栄養食事	制限ありません	夕食は流動食 飲水は21時迄可能	絶飲食					
5. 排泄				尿管より排尿 ——→ 尿管を抜きます （自然流出）　　　抜去後初めての尿は看護婦に見せて下さい （蓄尿）←　その後は排尿毎に蓄尿袋に入れて下さい。 手術後初めてのガス（おなら）が出たら、 時間を看護婦にお知らせ下さい				
6. 活動	自由			看護婦の介助で、2時間毎に体の向きを変えます	看護婦の介助で座ります。または、ベッドの横に立ってみます	トイレまで歩行します 最初は看護婦が付き添います		
7. 清潔	隔日入浴	除毛後に入浴・洗髪	男性は髭を剃って下さい。また、指輪・入歯・眼鏡・コンタクトレンズを外して下さい（指輪が外れない場合は、手術室でカットします）			看護婦が体を拭きます（隔日） 拭ける部分は自分で拭きましょう 洗髪をご希望の方は遠慮なく声をおかけ下さい		
8. 説明指導	○看護婦より手術に備えての必要物品及び手術前後の処置や経過についての説明をします ○主治医から手術について詳しい説明（前日までに） ○入院診療計画書（説明を受けた入院中の治療方針が記入）の受理 ○手術・検査・治療の同意書の提出（手術の説明を受けてから、署名・捺印のうえ、提出願います） ○麻酔医の診察と説明、及び手術室看護婦の説明（前日の夕方、休日明けの手術の場合はその前の平日）		手術後は、個室（18,000円）へ移動する場合は申込書が必要になります。（保険の適応はありませんので自己負担になります。婦長まで御相談下さい） 手術中の連絡は病棟にありますので、御家族の方はデイルームでお待ち下さい。	手術後、医師より御家族の方へ手術内容の説明があります				
9. メモ	必要物品（新品の必要はありません。物品には、必ず大きくお名前を御記入下さい） 腹帯（グランゼ13号）M L　　　2〜3枚 T字帯　　　　　　　　　　　　1枚 バスタオル　　　　　　　　　　2枚							

			ステップ4							ステップ5			退院後
5日目	6日目	7日目	8日目	9日目	10日目	11日目	12日目	13日目	14日目	15日目	16日目	17日目	2週間後
月 日	月 日	月 日	月 日	月 日	月 日	月 日	月 日	月 日	月 日	月 日	月 日	月 日	月 日
			感染症状がなく食事が摂取できる（第7病日食）							退院後の日常生活について自己（または家族）管理ができる			
①貯留液が100 ml以下 ②血性でないこと ③腸が動いていること が確認されたら抜きます →													
		抜糸 →			⋯⋯⋯→		ドレーン抜去 ドレーンから出る排液の量と性状を見ながら抜いていきます						
			手術後の透視 採血										
			検温　日中										
→		透視後 水分可	術後第1	術後第2	術後第3 （3分粥）		術後第5 （5分粥）		術後第7 （7分粥）		術後第10 （全粥）		
→													
病棟内から病棟外へ行動範囲を広げましょう 無理はできませんが、できる範囲で積極的に動きましょう 回復の助けになります													
										おなかのドレーンが抜けたら、シャワー・入浴ができます			
			食事指導 手術後の食事開始前に栄養士から指導があります。お部屋でお待ち下さい							食事指導 7分粥食になったら退院後の食事について、御家族と共に指導を受けて頂きます。都合の良い日を早めにお知らせ下さい	生活指導		食事指導 御自宅での食事での疑問点や、社会復帰に向けての不安等御相談下さい （栄養士が対応します）

2002年3月1日作成（第1版）

幽門側胃切除術では、在院日数は、術前2日、術後16日、手術日を含めての計19日に設定している。経鼻胃カテーテルは、1日排液量が100ml以下で、血性でなく、腸蠕動音が聴取されれば、早ければ術後1日目に抜去することもある。

術後6日目にガストログラフィンによる術後透視を行い、縫合不全や通過障害を認めなければ同日飲水を開始する。翌日（術後7日目）から2日上がりで流動食を開始し、全粥2日目の術後16日目を退院予定日とする。抜糸は術後7〜8日目に終了し、ドレーンは食事開始後に排液性状・熱型に異常がなければ、術後8日目から3日前後かけて抜去する。

胃全摘術クリティカルパスも幽門側胃切除術とほぼ同様である。異なるのは、ほとんどの症例で術後1日目に経鼻胃カテーテルを抜去することと、術後透視を1日遅れの術後7日目に行うため、食事開始、ドレーン抜去、退院が幽門側胃切除よりも1日遅れとなることである（図1）。

▶患者用パス

図1は胃全摘術クリティカルパスの患者用チャートである。患者用は1枚の表形式となっており、入院中に行われるすべての診療行為の予定が示されている。現在、入院時に「詳細なる入院計画書」として、これに日付などを記入して患者に渡している。なお、患者にとってこの表だけではわかりにくいので、別に説明のための小冊子を作成してある。

■電子パス導入によりオーダー業務は大きく変化する

▶紙ベースのパスと電子パスの違い

従来の紙ベースのカルテ上でのクリティカルパスでは、図1で決められている採血・レントゲンのオーダーは、そのつど主治医がオーダーを行っていた。オーダーの詳しい内容（血液生化学検査でどの項目をオーダーするかなど）は、すべて主治医に任されていた。また点滴に関しても、従来から末梢輸液を基本としていたが、その内容は主治医に任されていた。

しかし電子パスでは、自動オーダリングシステムが採用されている。実際に指示を出すにあたっては、主治医が一つ一つの指示内容を確認しつつオーダーしなければならないものの、あらかじめデフォルトのオーダー内容が決められている。

抗生剤はセファメジンを第1病日までの2日間、計4g投与と決め、輸液は絶食期間中ソリタT3 2000mlとVeenD500mlの計2500ml/日と決めた（体格に応じて適宜増減することとした）。血液生化学検査項目もデフォルトを決定した。

■胃癌診療における電子パスの実際──自動オーダリングシステム

▶基本画面

ある患者に対し胃全摘術のクリティカルパスの適用を登録すると、図2のようなクリティカルパスの基本画面が現れる。

縦軸にすべてのケア項目が並び、横軸が1日ごとの時間軸となった予定表である。医師はこの基本画面から、放射線・検体検査・処

図2. 患者に胃全摘術クリティカルパスを適用した直後に現れる基本画面

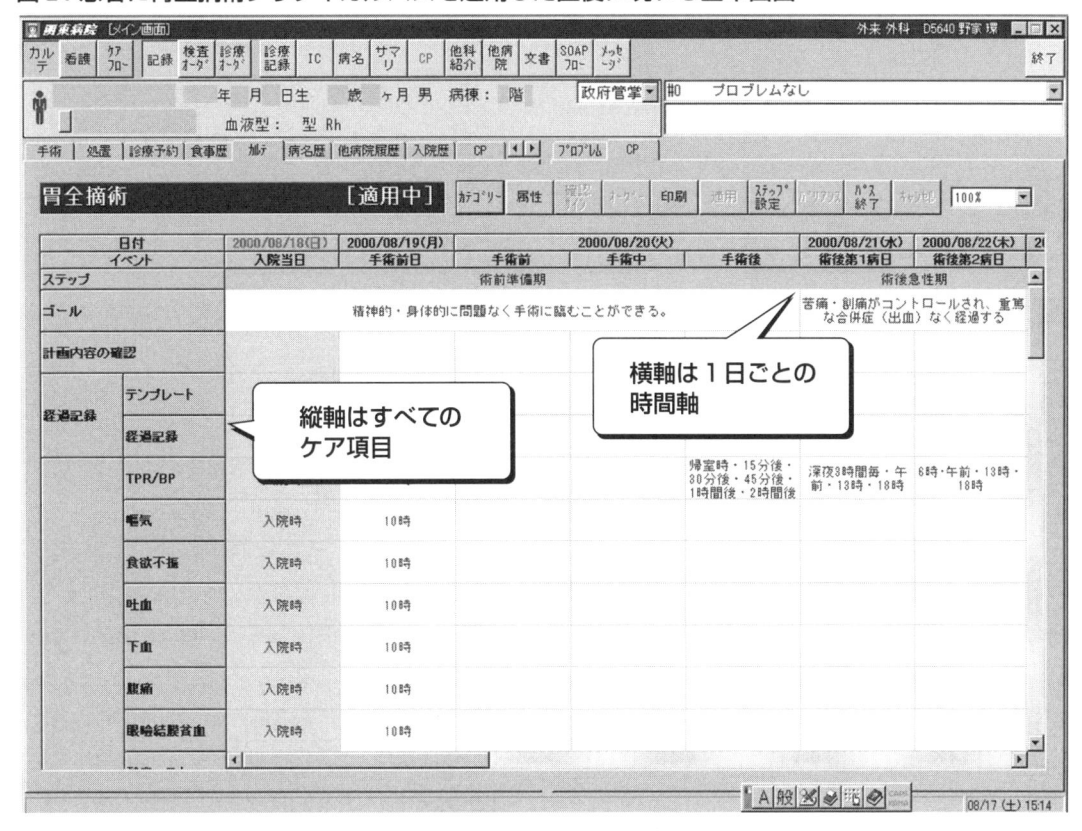

図3. 基本画面での自動オーダリング開始画面

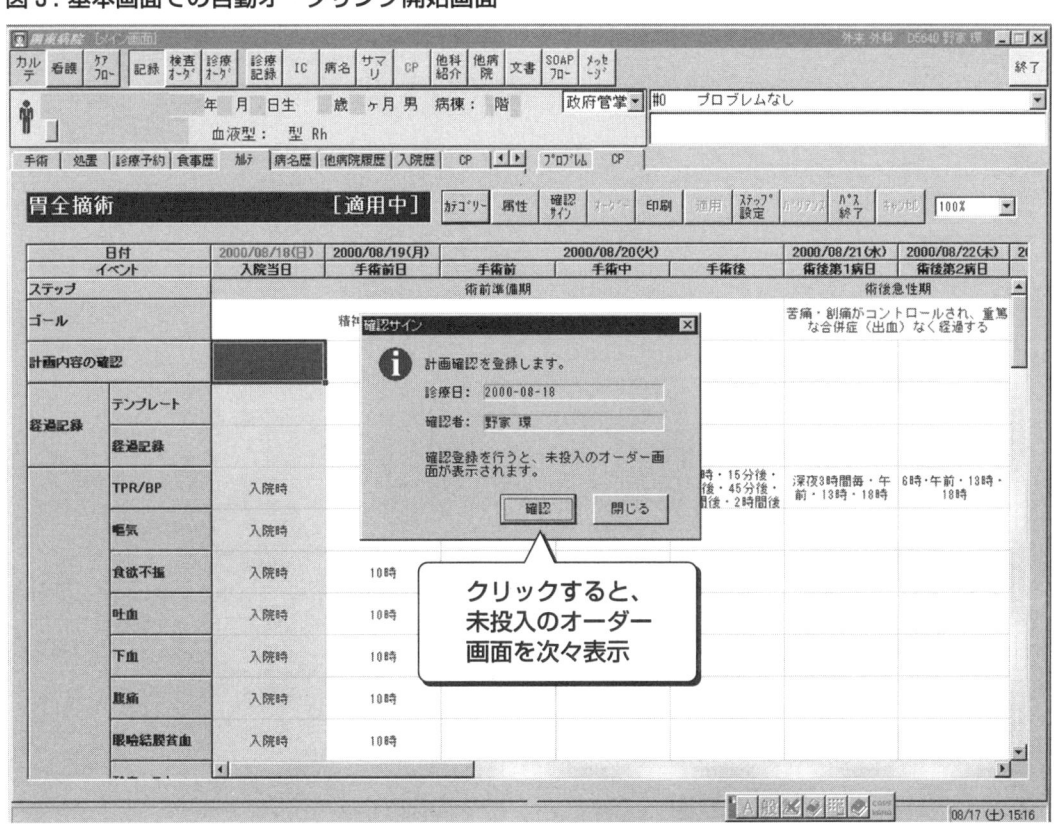

置・注射・処方などのすべての指示を自動オーダリングできるようになっている。このオーダー記録は、自動的に電子診療録に記録される。

また看護師にとっては、その日に行うべき観察項目が網羅されており、これがその日ごとの患者別ワークシートに打ち出される。ワークシートにはその日の各患者の食事・検査などの予定・対症指示・注射・処置・パスで規定された観察項目・活動・教育・指導が一覧になってプリントアウトされ、各看護師は受け持ち患者のワークシートに従って参照しつつ看護業務を行う。看護師の観察結果はケアフロー（電子カルテ上の温度板）に入力記録される。

すなわち、クリティカルパスのこの基本画面は自動オーダリングを兼ねた、あくまでも予定表である。患者の状態などすべての記録は、ケアフローまたは電子診療録に記録表示される。

▶自動オーダリング

・基本操作

電子パスでは、1日ごとのすべての指示が、一人の医師の責任のもと自動的にオーダーされるように設定されている。

たとえば、「入院当日」のオーダーを発行するためには、基本画面（図2）において「計画内容の確認」の「入院当日」の項（図3で反転している部分）を右クリックして出現する「確認サイン」をクリックする。すると、図3中央のような確認画面が現れる。「確認」のボタンをクリックすると、この日の未投入のオーダー画面が次々と表示される。

例として「入院当日」の注射オーダー画面を図4に、処方オーダー画面を図5に示す。この各画面で「オーダー」ボタンをクリックすると、自動的に次のオーダー画面が現れる。「入院当日」に発行すべきオーダーはこの2点のみで、すべてのオーダーを終了すると図6のような画面が現れる。「OK」をクリックすると、図3で反転していた「計画内容の確認」の「入院当日」の項に指示者の氏名が書き込まれる。

また、上記のような手順で発行したすべてのオーダー内容（「入院当日」から「術後第1病日」まで）が、図7のように電子カルテに自動的に転記記録される。

・指示内容の変更

症例によりオーダー内容の変更が必要な場合も、自動オーダリングの途中で可能である。図8は「術後第1病日」の自動オーダリングの途中で現れる採血のオーダー画面である。この画面は、電子パス以外の通常業務において電子カルテ上で採血指示を行う画面とまったく同じである。電子パスのデフォルトのままオーダーする場合は、右上の「オーダー」をクリックすればよい。

しかし、採血項目を変更する場合は、右下の反転している「術後ルーチン」をダブルクリックする。「術後ルーチン」というセットの中で、いくつかの項目がデフォルトでは選択されている。図9のように画面左半分に選択されている項目（反転）が表示されるので、この画面で項目を追加したり消去することができ、またほかのセットを選択して項目を追加することも可能である。

図10も「術後第1病日」の自動オーダリングの途中で現れる注射オーダー画面（抗生剤は別画面で出現）である。これも通常の点滴指示とまったく同様の画面であるので、この画面上で点滴内容の変更が可能である。

図4. 注射オーダー画面（入院当日）

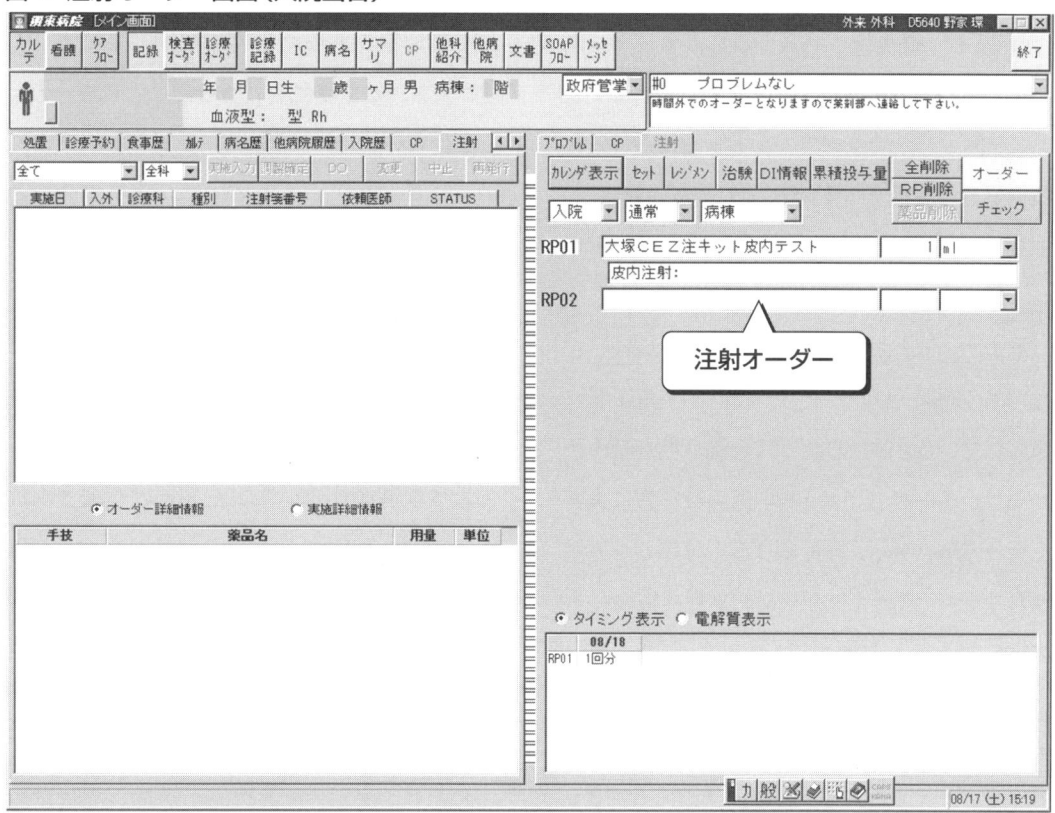

図5. 処方オーダー画面（入院当日）

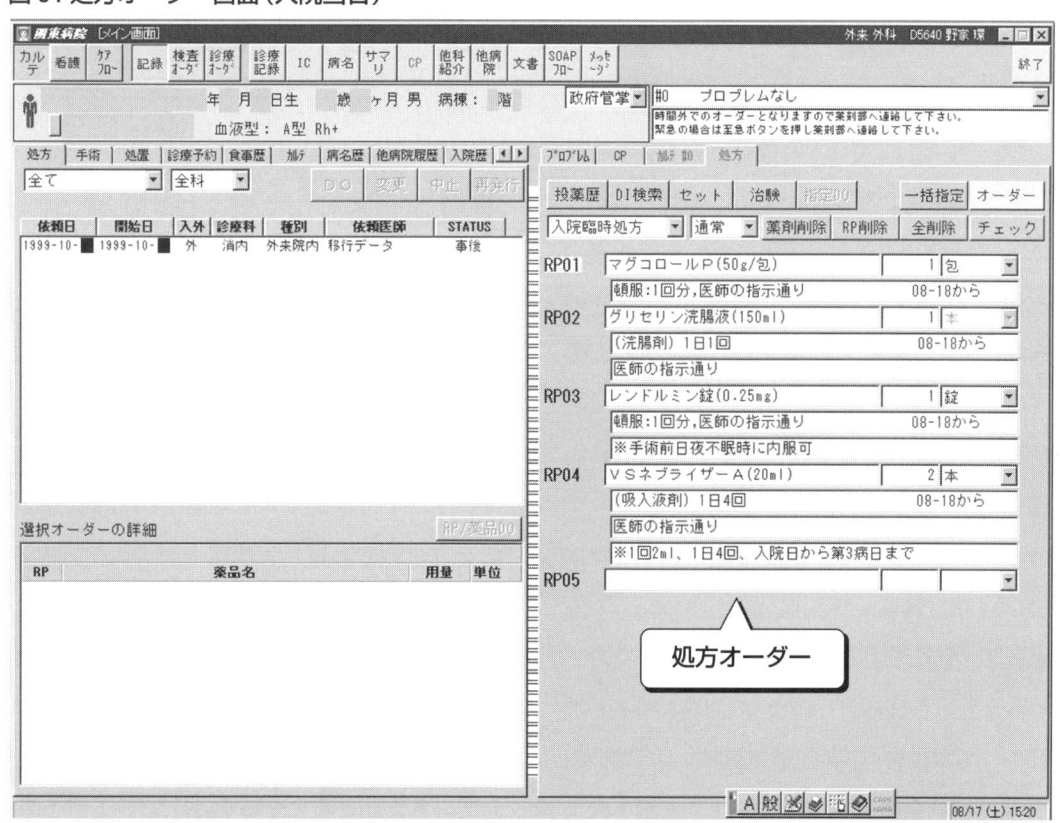

・自動オーダリングの簡略化

図11に「術後第1病日」の処置オーダー画面を、図12に「術後第1病日」までのオーダリングを終了した時点での、基本画面における検査や処置の項目を示す。図12の基本画面では、すでにオーダーが終了した項目は黒字で示され、未オーダーの項目は青字で示される。

電子パスにおける基本画面の一つの項目（マス）は、原則一つのオーダーに対応するように作られている。胃癌のように入院日数が長くケア項目が多いパスでは、基本画面は非常に大きくなり（通常の表示画面ではごく一部しか表示されない）、自動オーダリングを行う場合にも非常にたくさんの画面で「オーダー」をクリックしなければならない。特に、「処置」は多くの項目を含んでいるが、最初に胃癌の電子パスを導入したときは、一つの項目に一つのオーダーを対応させていたため、自動オーダリングにおいてもオーダー操作は煩雑で不評であった。

これを解決するために「処置セット」を新たに作った。図12での「術後第1病日」の処置には「胃全摘CP第1病日処置セット」「ドレーン法」など、計9項目が表示されている。未オーダーの「術後第2病日」「術後第3病日」の処置には「胃全摘CP第2病日処置セット」「胃全摘CP第3病日処置セット」の各一項目しか表示されていない。「胃全摘CP第1病日処置セット」には、処置項目が9項目含まれている。未オーダー時には基本画面に「胃全摘CP第1病日処置セット」しか表示されないが、オーダーを終了すると基本画面にすべての9項目が表示されるようになる（実際には、9項目のうちの最初の「術後創傷処置」は「胃全摘CP第1病日処置セット」に隠れて表示されない）。この「処置セット」の導入により、当初かなり煩雑であった胃癌の電子パスのオーダリングが、かなり簡略化されることになった。

自動オーダリングをさらに簡略化し、その長所をさらに強化するためには、何日か分をまとめてオーダーすることができないかという問題が残る。当院のシステムでは、各オーダーの発行と実施確認の責任をより明確にするために、個々のオーダー（放射線・検体検査・処置・注射・処方など）は1日ごとに別個のオーダーとして認識されている。たとえば点滴であれば、術後2日目から術後6日目までは抗生剤以外は同内容であるにもかかわらず、各日ごとにオーダー画面で確認してオーダーする必要がある。これをまとめてオーダーすることができれば、より効率的にオーダーすることができる。

しかし、個々の患者について毎日の指示を確認するのがパスの原則であるので、議論を要する点である。

■ 加速するカルテ電子化の中で、電子パスをさらに改善したい

▶ 電子クリティカルパスの発展

当科における胃癌電子パスについて概説した。クリティカルパスは電子カルテシステム上で十分に運用可能であり、従来の紙ベースカルテ上以上に電子カルテならではの多くの長所を有することは、胃癌電子パスのこれまでの使用経験から明らかである。

今後、電子カルテ化が全国規模で加速することが予想され、その中でクリティカルパスがさらに発展するよう、電子パスをさらに改善していきたいと考えている。

図6. 自動オーダリング終了画面（入院当日）

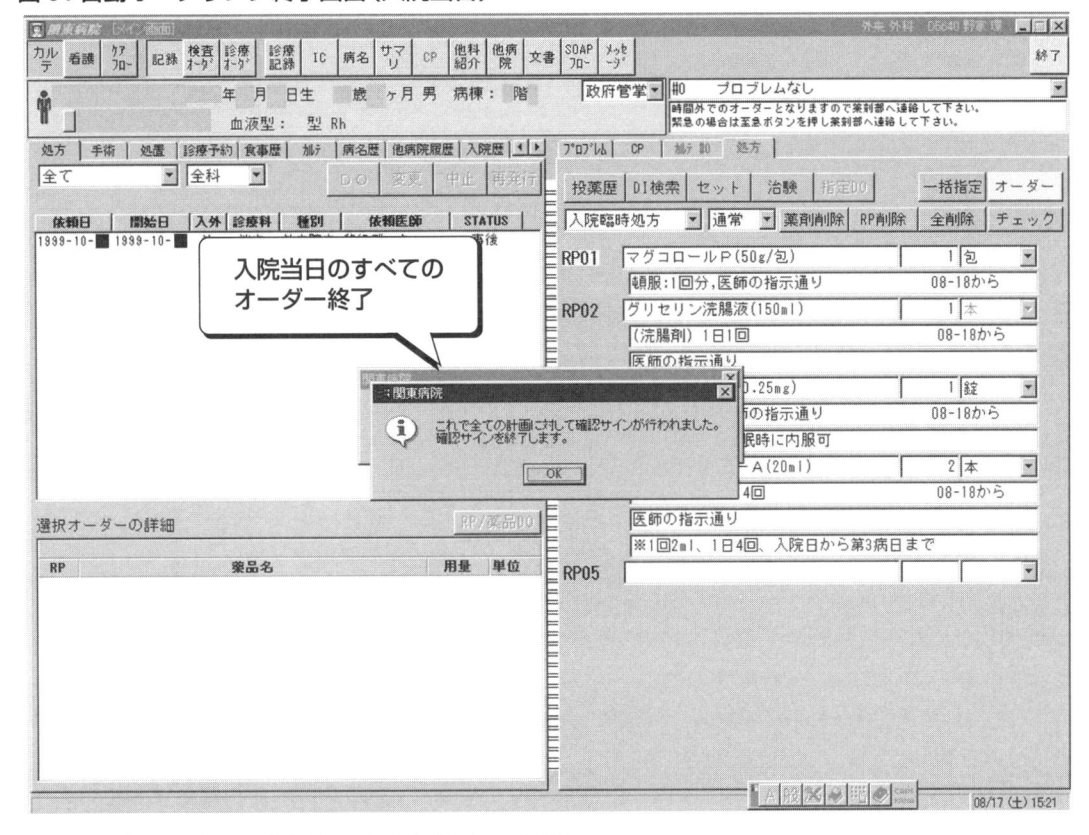

図7. 自動オーダリング内容の電子診療録への転記

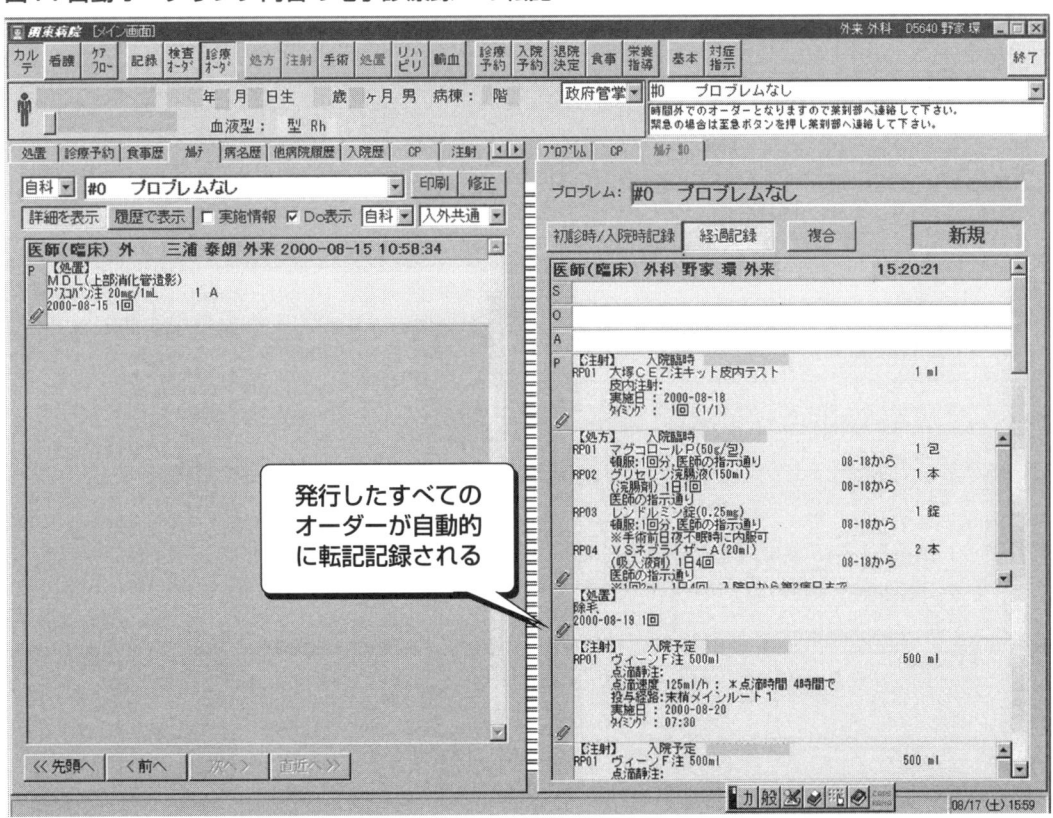

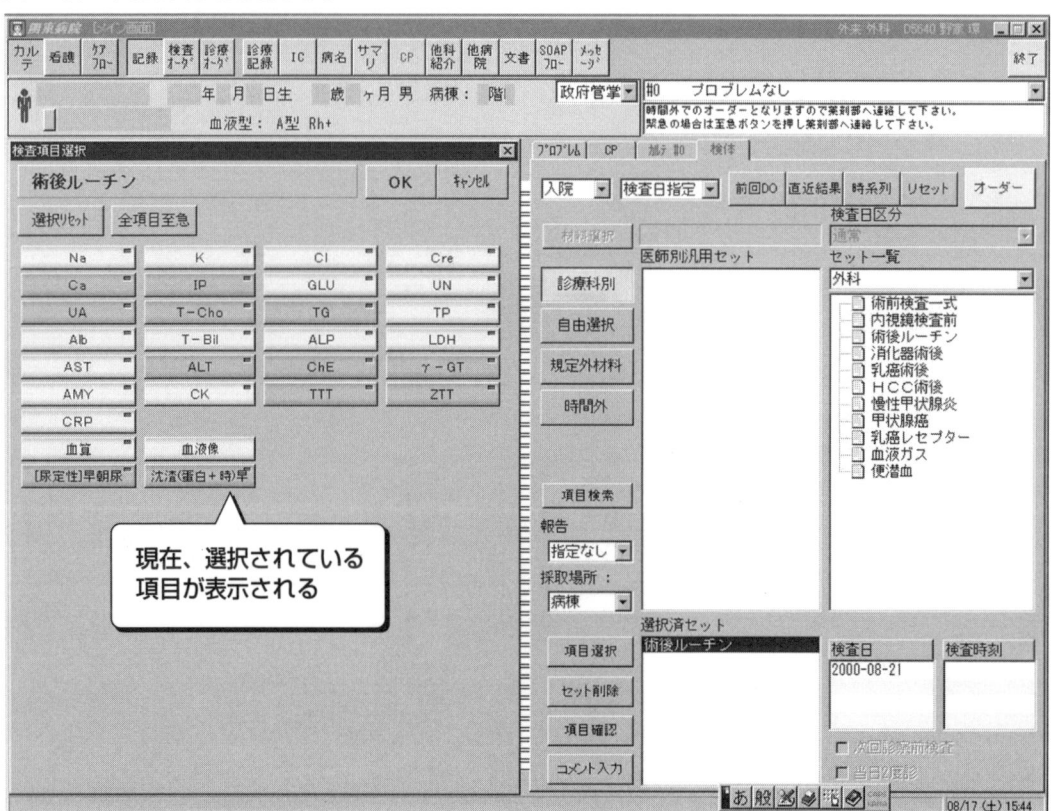

図8．採血オーダー画面（術後第1病日）

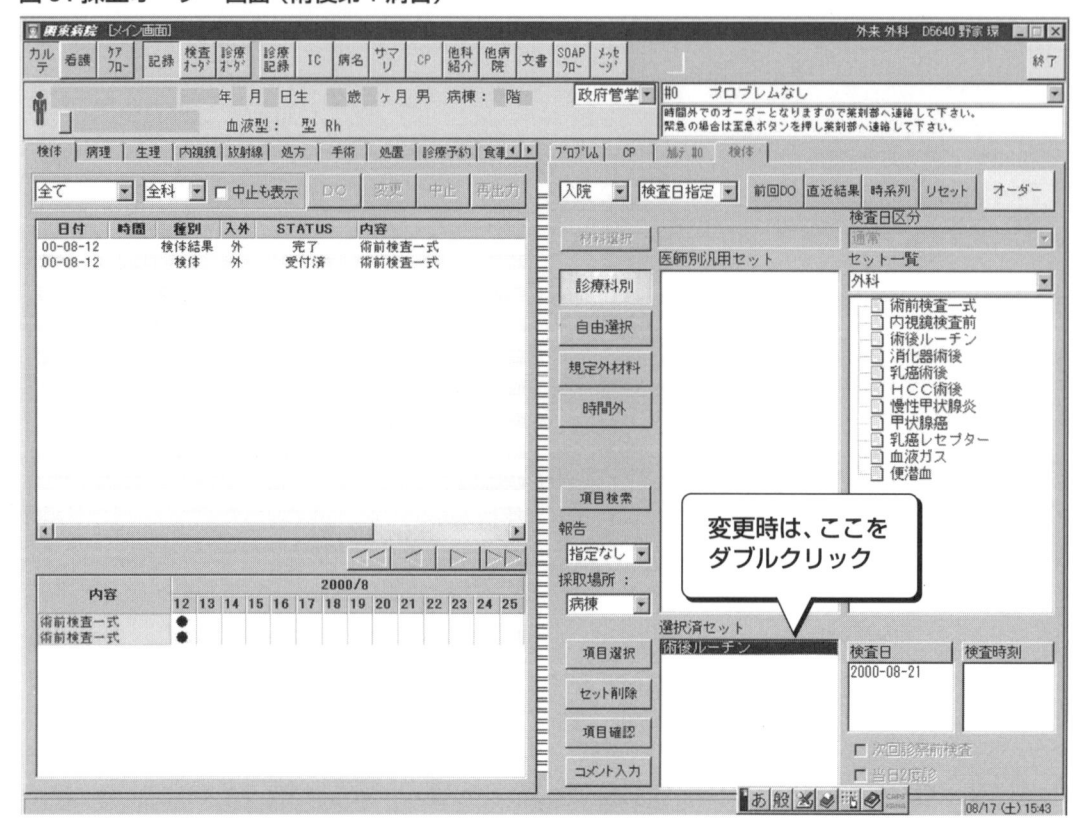

図9．採血内容確認（変更）画面

図10. 注射オーダー画面（術後第1病日）

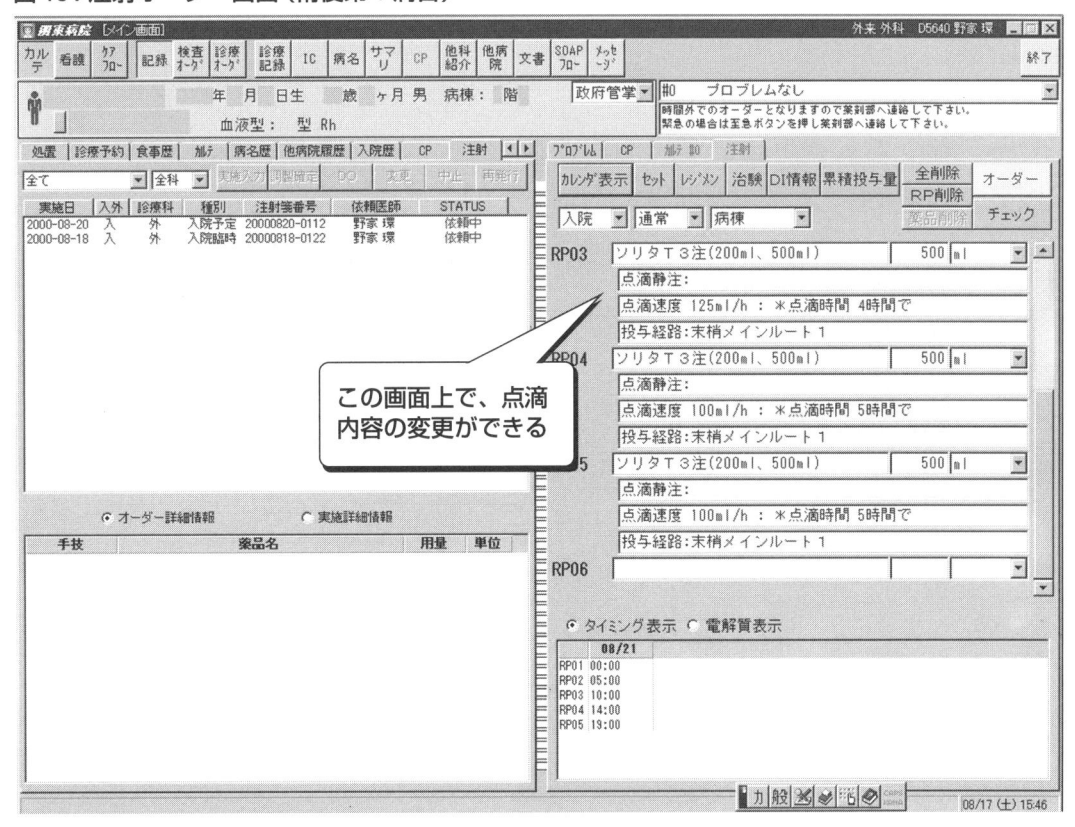

図11. 処置オーダー画面（術後第1病日）

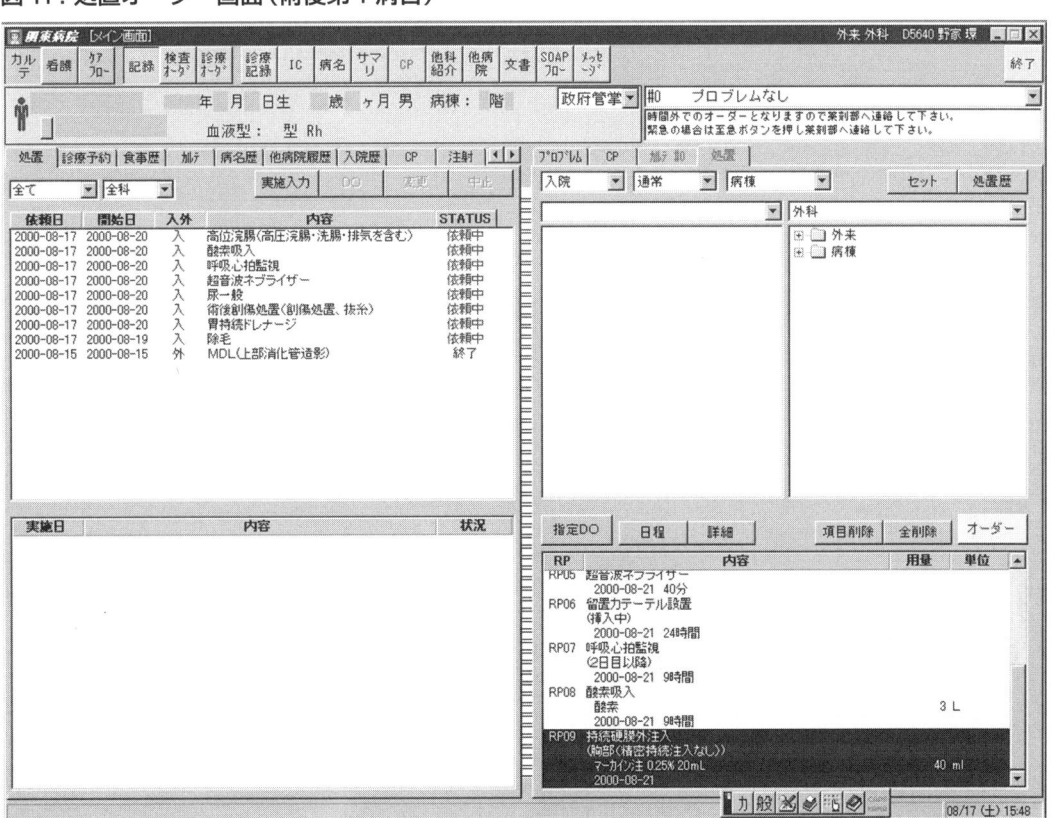

図12．「術後第1病日」までのオーダリングを終了した時点での、基本画面における「検査」や「処置」

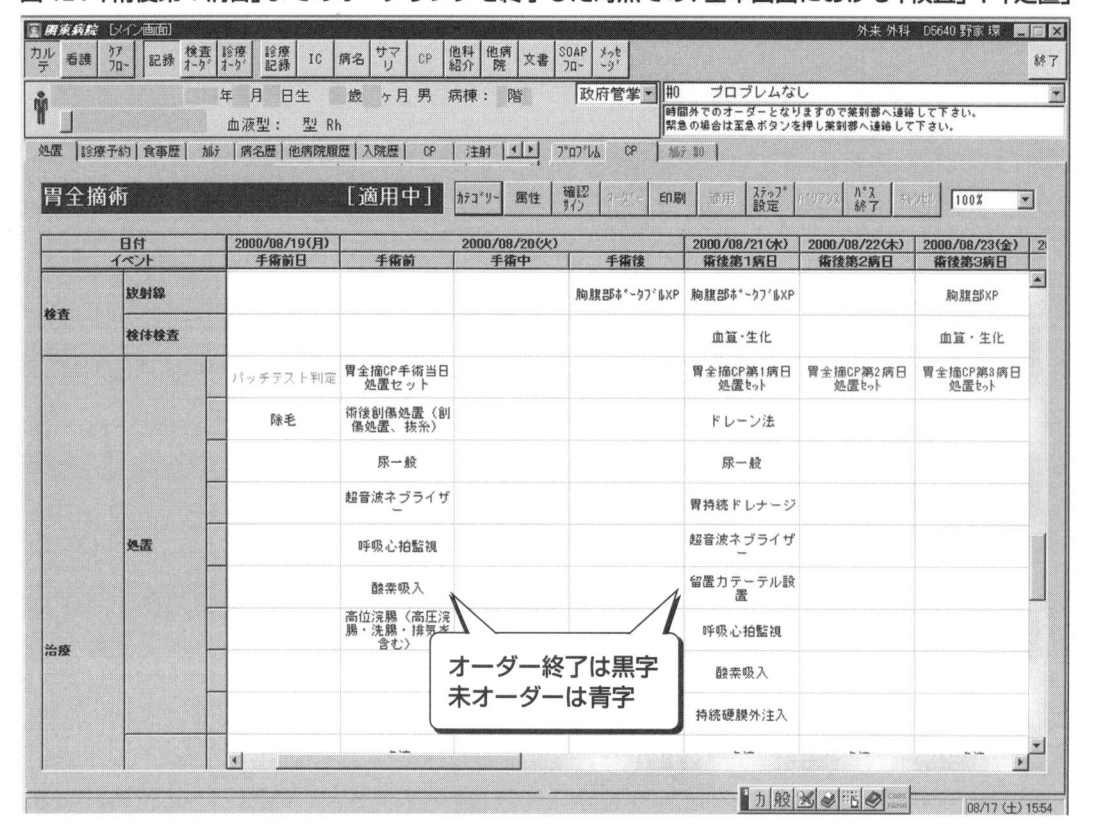

※オーダー終了は黒字
未オーダーは青字

文献
1) 小西敏郎, 阿川千一郎：癌治療とクリニカルパス．癌と化学療法 27：665-670, 2000.
2) 針原康, 小西敏郎, 伊藤契, 古嶋薫, 石坂整子：胃癌のクリニカルパス．外科 63：336-341, 2001.
3) 小西敏郎, 野家環, 古嶋薫, 針原康：胃癌のクリティカルパスの意義．日消会誌 98：1341-1348, 2001.
4) 野家環, 小西敏郎：胃癌の外科的治療－外科的治療のクリニカルパス．コンセンサス癌治療 1：26-31, 2002.
5) 野家環, 針原康, 小西敏郎：胃癌クリニカルパスの電子カルテ化．外科 64：567-574, 2002.

Electronic medical record and critical path

PART-3
電子カルテとクリティカルパス ●

NTT東日本関東病院
外科主任医長
古嶋 薫

大腸癌と電子パスの実際

NTT東日本関東病院では、胃癌の電子クリティカルパス導入後、これを基本にさまざまなクリティカルパスが生まれた。結腸切除術のクリティカルパスは、胃癌のクリティカルパスに変更を加えて作成、運用されている。

■ 胃癌に始まり次々と広がったクリティカルパスの運用

▶ 結腸癌のクリティカルパス

当院外科では、効率のよい病床運用と質を落とさず、レベルに差のない標準的医療を提供することを目的にして、クリティカルパス(CP)による入院管理を行ってきた。1997年8月から、胃癌の幽門側胃切除患者を対象に導入したのが最初である。現在までに、この胃癌クリティカルパスを基本にして乳癌、食道癌、胆嚢結石症、痔核、鼠径ヘルニアの診療をクリティカルパスで運用している。

一方、大腸癌については、直腸切断術や人工肛門造設術などの術式が含まれる直腸癌は別にして、結腸癌のクリティカルパスを作成した（図1）。2000年12月の新病院の開院と同時に電子カルテが導入されたため、クリティカルパスも紙ベースから電子クリティカルパスに変更され、結腸癌の電子クリティカルパスは2002年6月から運用となった。

■ 胃癌のクリティカルパスを結腸癌に応用するために

▶ 結腸切除症例と胃切除症例の比較

結腸癌と胃癌では、腫瘍の発生、進展、転移、予後について、各々に独自の形式をもっているため、同様に論ずることはできない。

しかし検査、入院、術前管理、手術、術後管理、退院という一連の過程は、ほかの臓器とは異なりかなり類似することが想定される。この胃癌のクリティカルパスを応用するにあたって、**表1**の項目を検討した。

表1. 結腸切除術と胃切除術の比較項目

結腸切除術と胃切除術の定型的臨床経過
類似点
相違点の比較

結腸切除術と胃切除術の術後合併症
吻合部狭窄
縫合不全
術後イレウスの比較

図1. 結腸手術のクリティカルパス

	入院当日・手術前々日	手術前日	手術当日	術後1日目	2日目
治療処置	15時 マグコロール1P	15時 マグコロール1P 16時 GE150 ml 18時 ラキソベロン5 ml	胃tube 14F挿入 バルーンカテ挿入 GE150ml(AM 6時)		バルーンカテ 胃tube 抜去
検査	胸・腹X-P, 血算, 生化, 感染症, EKG, Spiro, 検尿, Echo, CT CF, BE		胸・腹X-P	胸・腹X-P 血算, 生化	
薬	常用薬の確認	不眠時　眠剤	抗生剤（手術中）	抗生剤	抗生剤
既往歴	既往歴の確認				
活動	フリー		2時間毎の体位変換	立位	トイレ歩行
栄養食事	流動食　水分可	絶食　水分可 点滴	絶飲食 点滴持続	// 点滴持続	// 点滴持続
排泄			排便(性状, 回数, 有無) 腹部症状 尿量 胃tube (性状, 量)	// // // //	// // // //
呼吸循環体温		1検 1検	麻酔覚醒状態 呼吸・血圧 脈拍・体温 水分バランスの確認 O₂吸入 (帰室後6時間, 深呼吸, 排痰励行, ネブライザー)	4検 4検 // // //	// // // // //
安全安楽	パッチテスト		疼痛, Line確認 ベッド柵, NsCall確認 創, ドレーンの観察	// // //	// // //
創部皮膚			皮膚障害の有無 (臀部, 創周囲)	//	//
清潔	隔日入浴	除毛, 入浴, 洗髪		清拭	
教育指導	手術前オリエンテーション（看護師, 医師） 呼吸訓練（ネブライザー, 呼吸訓練器, 深呼吸）	手術前オリエンテーション（麻酔医） 家族への手術内容の説明			
書類	治療計画書・手術承諾書	手術申込み書			
心理	不安・不穏などの確認				

3〜5日目	6日目	7日目	8日目	9〜10日目	11日目	12日目	13日目	14日目退院
エピ抜去 （4日目までに）		1/2抜糸	全抜糸					
胸・腹X-P 血算・生化 （3日目）		血算・生化		胸・腹X-P （10日目）				
抗生剤 （3日目）								
〃 〃	水分可 ロックor抜針	第1病日食 流動食	第2病日食 流動食	3分粥	5分粥	全粥	常食	常食
〃 〃 〃	〃 〃 〃	〃 〃 〃	〃 〃 〃	〃 〃	〃 〃	〃 〃	〃 〃	〃 〃
4検 3検 〃 〃（3日目） 〃（3日目）	1検 2検 〃	〃 〃	〃	〃	〃	〃	〃	〃
〃 〃（3日目） 〃	〃 〃	〃	〃					
〃	〃	〃	〃					
清拭(隔日)			シャワー可					
	食事指導					服薬指導 食事指導	生活指導	

胃癌クリティカルパスに結腸切除術の特徴を組み込む

▶クリティカルパスの作成

結腸切除術と胃切除術の術前術後の処置、臨床経過の類似点・相違点、および術後合併症の発現形態の検討から、胃癌クリティカルパスを部分的に変更し、結腸切除術の特徴を組み込むことで結腸癌クリティカルパスを作成することに問題はないと判断した（図1）。

▶術前の変更項目

・術前入院日数

結腸切除術は腸管内清浄化に2日を要するため、入院日は胃癌クリティカルパスと同様に術前2日前とした。しかし、癌による狭窄症状が強い患者と高齢者（75歳以上）は、術前処置によるイレウス、腸穿孔、心肺機能障害を防ぐため、1週間前の入院とした。

・術前処置

胃癌術前処置から大腸癌術前処置に変更した。狭窄症状が強い症例ではCVラインを挿入してIVHで栄養を摂り、手術前々日の腹部XPで残便の程度をみて下剤を調節する。

・食事・栄養

大腸内清浄化のため、水分以外の経口摂取を制限し、点滴で補足する。

▶術後の変更項目

・排ガスがあればNG tubeを抜去

・術後透視は施行しない

・食事・栄養

開食後2日間ずつ流動食、三分粥とし、以後1日ごとに五分粥、全粥、常食にアップする。点滴は流動食で1500ml、三分粥で1000mlを施行し、以後は施行しない。

・呼吸・循環・体温

術後6日目以降の検温を3検から2検に変更した。

・退院日

退院は合併症がなく、全粥あるいは常食が摂れて順調な便通があれば可能で、術後14日目を目安にする。

クリティカルパスを実際のさまざまな症例に適用するには

▶予定手術症例

併存症がない通常の結腸癌症例は問題なく適用される。胃癌クリティカルパス同様、術前に併存症がある場合は、該当疾患の担当科で精査、治療後に外科入院、あるいは転科にしてクリティカルパスを適用する。

▶腸閉塞症例

入院後、絶飲食にしてIVHによる栄養管理を行いながら、イレウス管を挿入して腸管内減圧を施行する。大腸内視鏡、ガストログラフィンによる注腸造影などで結腸癌を診断する。イレウス管が十分に進んでも結腸内の減圧や清浄化が不十分の場合は、癌の口側に一時的人工肛門を造設して減圧、清浄化を行う。全身状態が安定した後に、術前日の時点からクリティカルパスを開始する。

人工肛門を同時に閉鎖する場合は術後のクリティカルパスに変更はないが、人工肛門を残す場合はクリティカルパス術後3～5日目までは同様に適用し、以後は正のバリアンス（標準から外れること）例としてクリティカルパスか

図2. 結腸切除術クリティカルパス適用時の基本画面

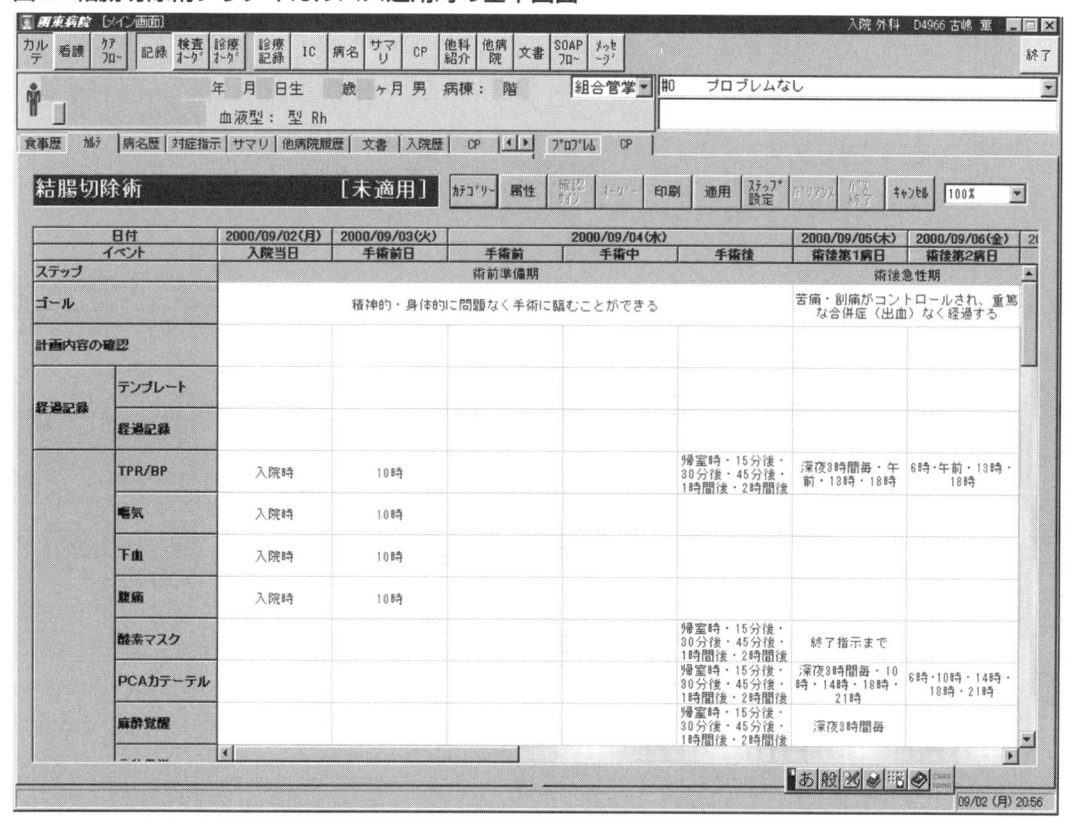

図3. 入院当日のオーダー開始画面

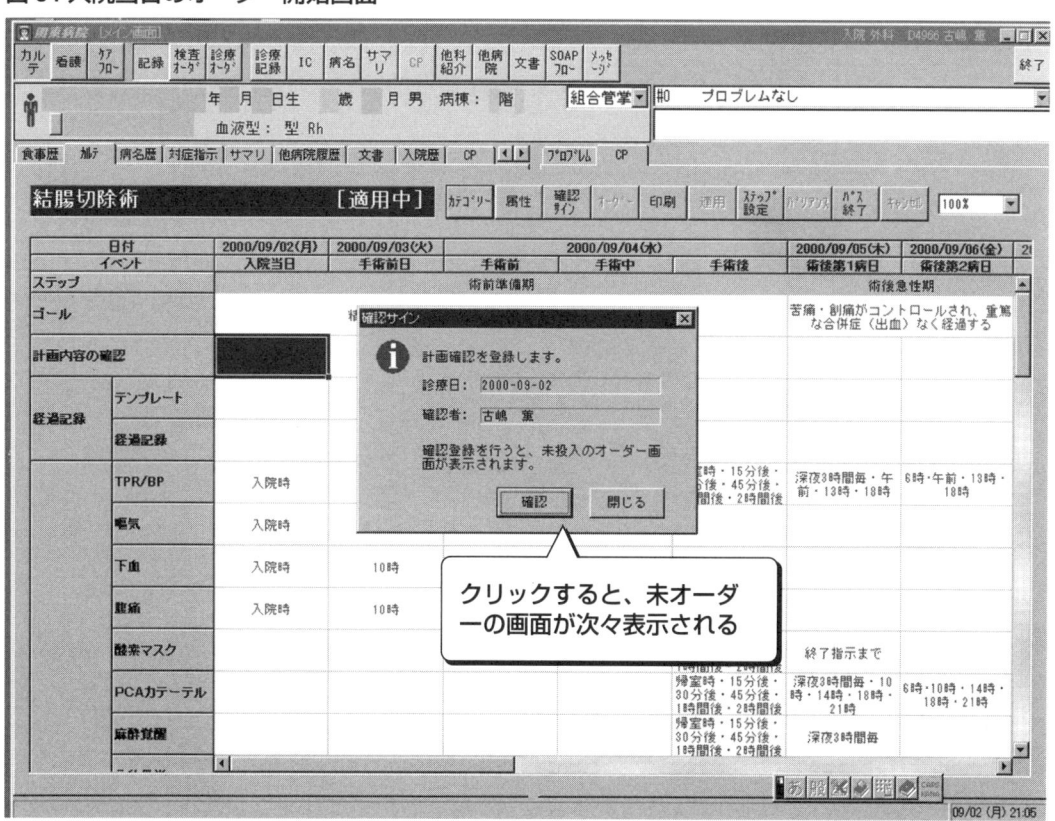

クリックすると、未オーダーの画面が次々表示される

ら外す。この場合、排ガスがあれば水分可とし、以後腸蠕動に合わせて常食に移行して、抜糸が終了した時点で退院とする。

▶緊急手術症例

通過障害による過度の腸管拡張症例、穿孔、大量出血の緊急手術による結腸切除症例で全身状態が比較的安定している場合は、クリティカルパスを手術当日の時点から開始する。

汎発性腹膜炎に対する術後管理が必要な症例は、クリティカルパスを適用しない。

■ 自動オーダリングシステムが省力化に威力を発揮する

▶1日ごとの自動オーダリング

胃癌クリティカルパスに結腸切除術の特徴を組み込んで作られたクリティカルパスであるため、基本構造はほとんど変わっていない。そのため、電子クリティカルパスになっても操作は胃癌の電子クリティカルパスと大きく変わるところがない。

一見すると、縦軸にすべてのケア項目が並び、横軸は入院日から退院日まで1日ごとに分けられて進んで行く予定表に見え、従来の紙ベースのクリティカルパスと何ら変わりない。

しかしこの基本画面から検査、処方、注射、処置、などのすべての指示を自動オーダリングでき、オーダーするとその内容は電子カルテに自動的に記録される。クリティカルパスにより1日ごとに予定された検査、処方、注射、処置内容はすでにデフォルトされていて、各項目をクリックすると内容を確認してオーダーできる。

▶オーダー内容の変更

患者の状態によりオーダー内容の変更が生じた場合、それぞれの項目を展開すると通常のオーダー画面になるため、その時点で変更を行えばよい。クリティカルパスによる診療内容の基本は同じであるが、個々の患者の細かい部分の違いに十分対応する弾力性を持たせることができる。

▶術前術後のオーダー

一方、術前術後の処置には多くの項目（術後第1病日で9項目）があり、通常であれば別々にオーダーを入力しなければなららず、大変な労力を要する。電子クリティカルパスではすでに予定処置を組み込んでデフォルトしてあり、なおかつ術前および術後病日ごとにそれらの処置全体をセット化してある。したがって、セット項目をオーダーすることで多数項目の処置がオーダーでき、省力化に役立っている。

▶看護業務

画面には看護の観察項目も設定されていて、1日に行われる検査、処置、注射、食事、対症指示、指導などと合わせた一覧表が、ワークシートとしてプリントアウトできる。これに従って看護業務を行い、観察結果を電子手帳様のワークパッドに書き込んで電子カルテに入力すると、ケアフロー（温度板）上に記録される。

▶電子パスによるオーダーの実際

ここで実際の画面でクリティカルパスの登録、各種オーダーの場面を紹介する。
①結腸癌患者に結腸切除術クリティカルパス

図4. 注射オーダー画面

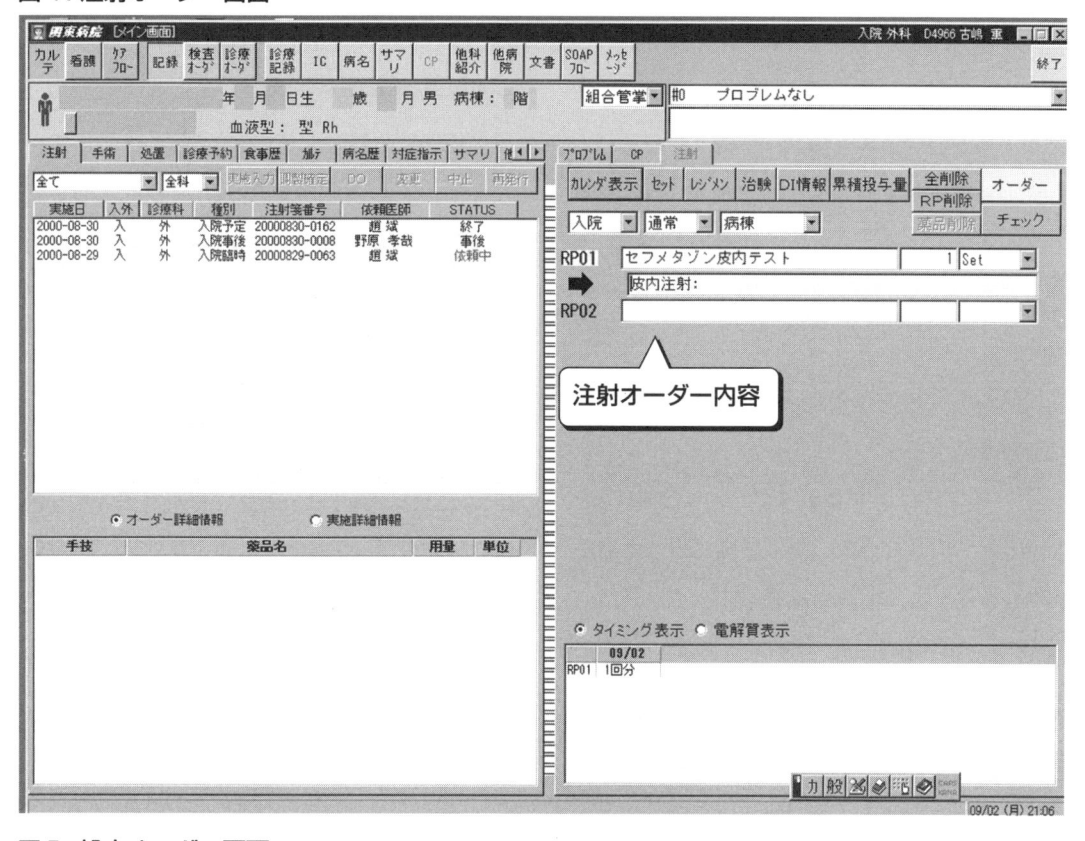

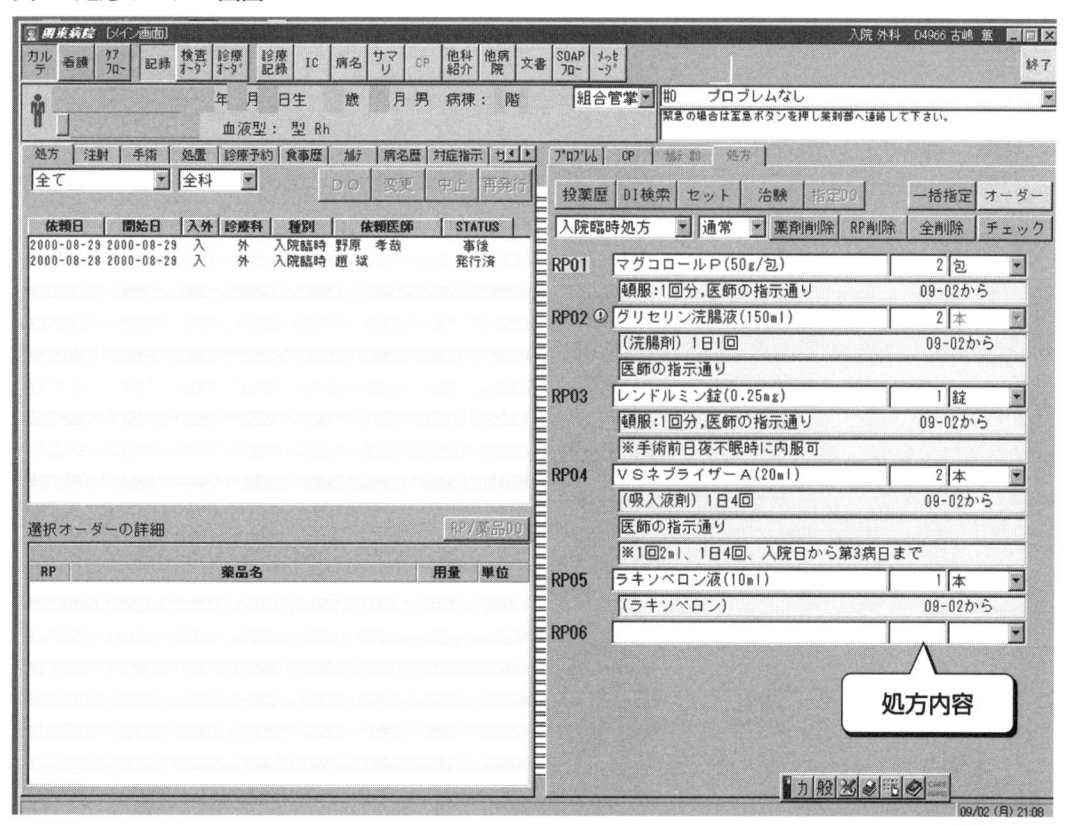

図5. 処方オーダー画面

を適用するための登録をすると、基本画面が現れる（図2）。

② 1日ごとにすべての指示が自動オーダーされるような計画が設定してある。たとえば、入院当日のオーダーを発行するための確認サインをクリックする画面がこれである（図3）。

③ 確認サインをクリックすると、その日の未オーダーの画面が次々に表示される。ここでは入院当日の注射と処方オーダー画面を示す（図4・5）。

④ その日に発行すべきすべてのオーダーを終了すると、出されたオーダー計画に対してOKをクリックする画面が現れる（図6）。
OKすると基本画面のオーダー日の項に指示者の氏名が記載される。

⑤ 発行したすべてのオーダー内容は電子カルテに自動的に記録される（図7）。

⑥ ここでは術後第1病日のオーダリング途中の採血オーダー画面が示されている。このままでよければ右上の「オーダー」をクリックする（図8）。指示内容を変更する際は、右下の反転している「術後ルーチン」をクリックしてデフォルトされたセット内容に変更を加えたり、ほかのセットを選択することができる（図9）。当然、注射や処方などについても同様の変更ができる。

⑦ 手術前日、および術後第1病日の検査と処置のオーダーが終了した基本画面である。オーダーした各項目が青字から黒字に変わっている（図10）。

結腸癌の電子パスによって何が変わったか

▶医療の標準化が徹底できる

本稿では、胃癌クリティカルパスの骨格を使って作成した結腸癌電子パスを紹介した。結腸切除術は腹腔内の消化管手術であり、アセスメントツールが幽門側胃切除術のそれとほとんど変わらないことが、その理由であった。

電子カルテの導入に伴い、紙ベースカルテのクリティカルパスから電子クリティカルパスに移行したが、従来のクリティカルパスよりも医療の標準化が徹底でき、電子カルテの持つ自動オーダリングシステムの長所が十分に発揮されることがわかった。今後、さらに改善を加えたクリティカルパスにしていくつもりである。

文献
1) 小西敏郎, 深谷 卓, 阿川千一郎, 坂本すが：医師とクリニカルパス. 医学書院, 2000, p 53-61.
2) 古嶋 薫, 小西敏郎：クリティカルパスが胃癌合併症にもたらす効用. メディカル・クオール 81：24-26, 2001.
3) 古嶋 薫, 小西敏郎：大腸癌のクリニカルパス. 外科 63：1221-1227, 2001.
4) 野家 環, 針原 康, 小西敏郎：胃癌クリニカルパスの電子カルテ化. 外科 64：567-574, 2002.

図6. 自動オーダリングの終了画面

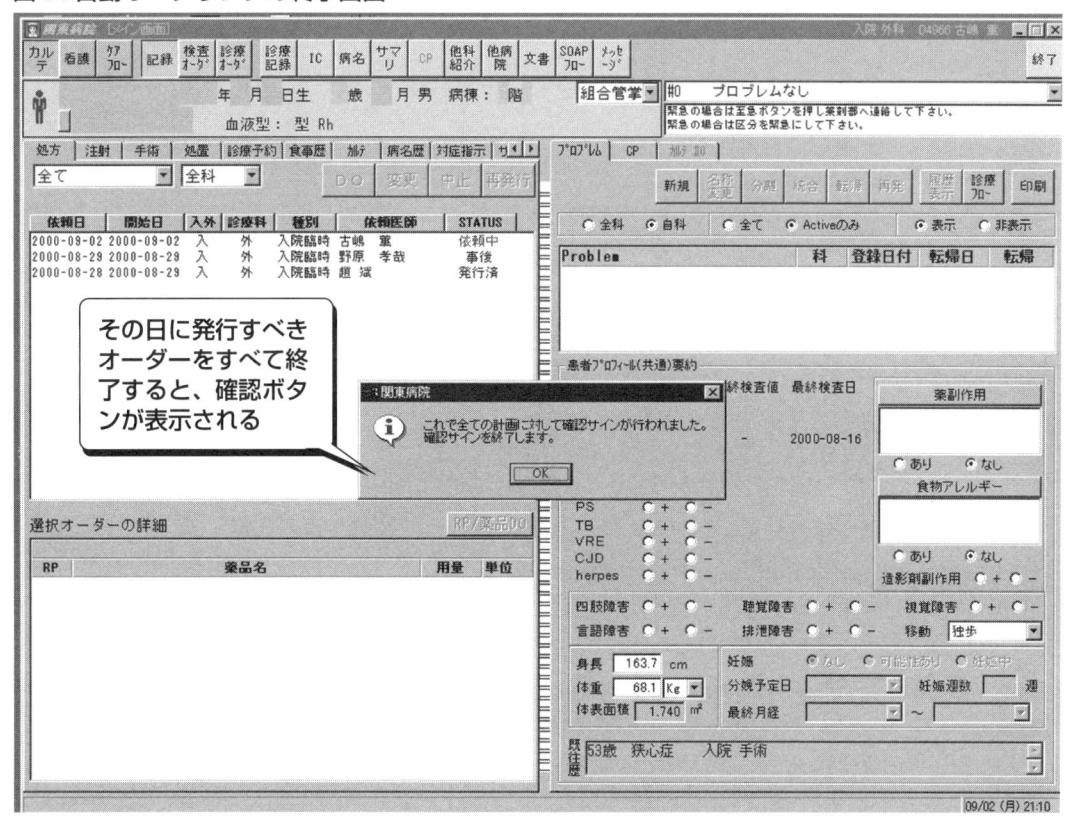

その日に発行すべきオーダーをすべて終了すると、確認ボタンが表示される

図7. 自動オーダリング内容のカルテ記載画面

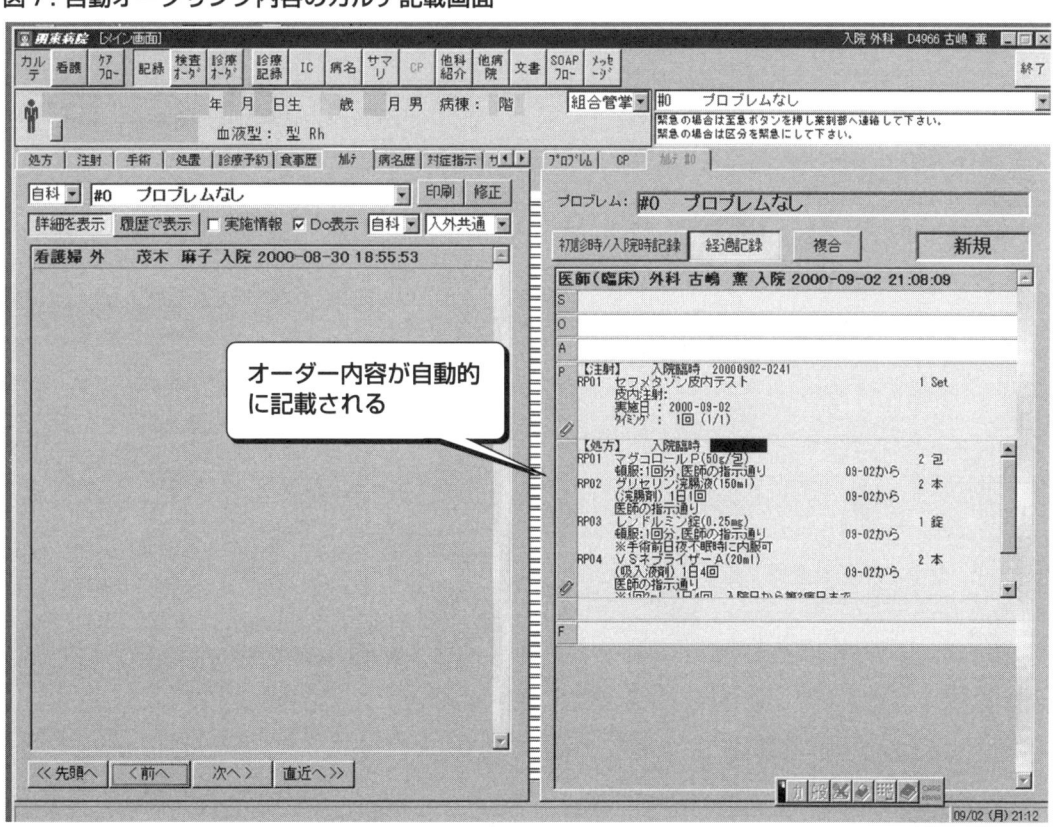

オーダー内容が自動的に記載される

図8. 採血オーダー画面

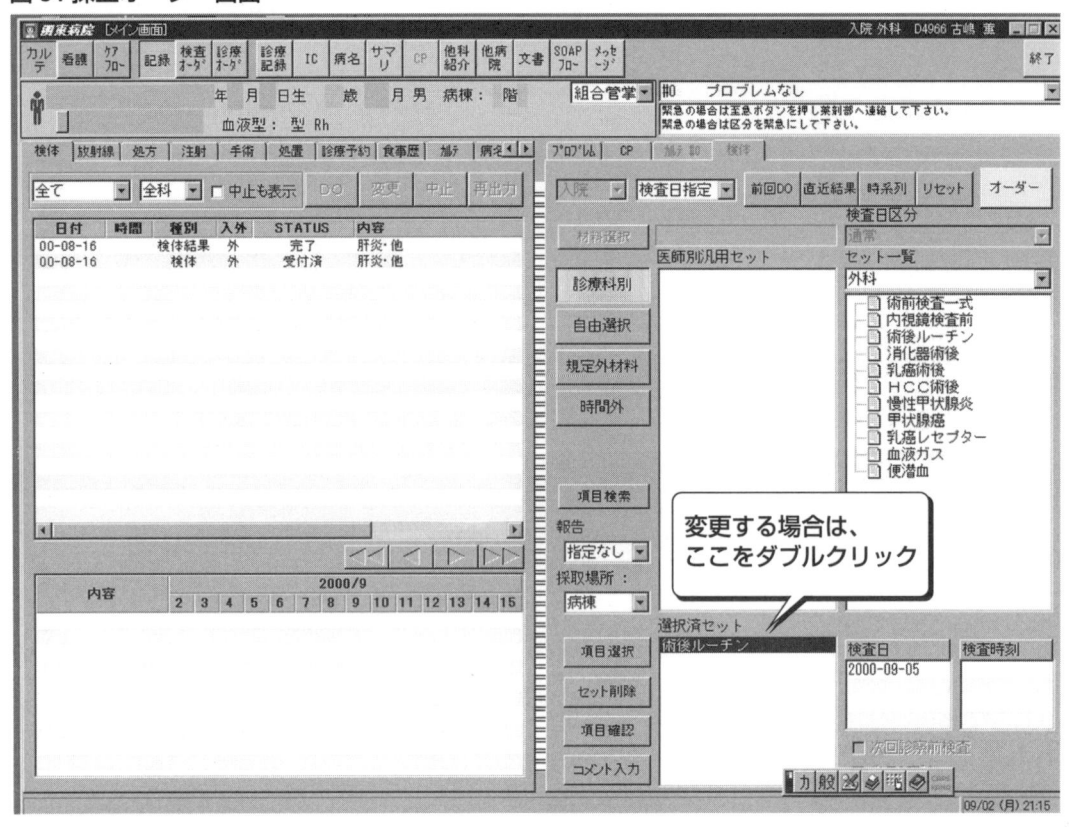

図9. 採血検査内容の確認画面

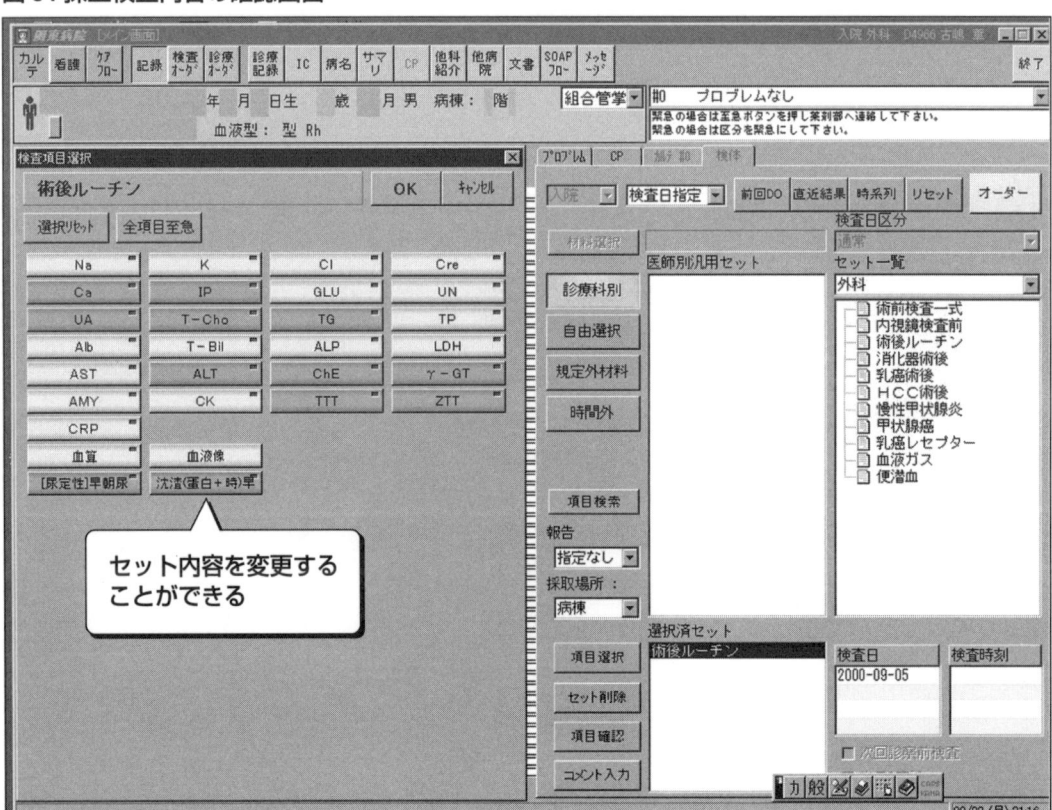

図10. 術後第1病日までのオーダー終了時基本画面（検査・処置）

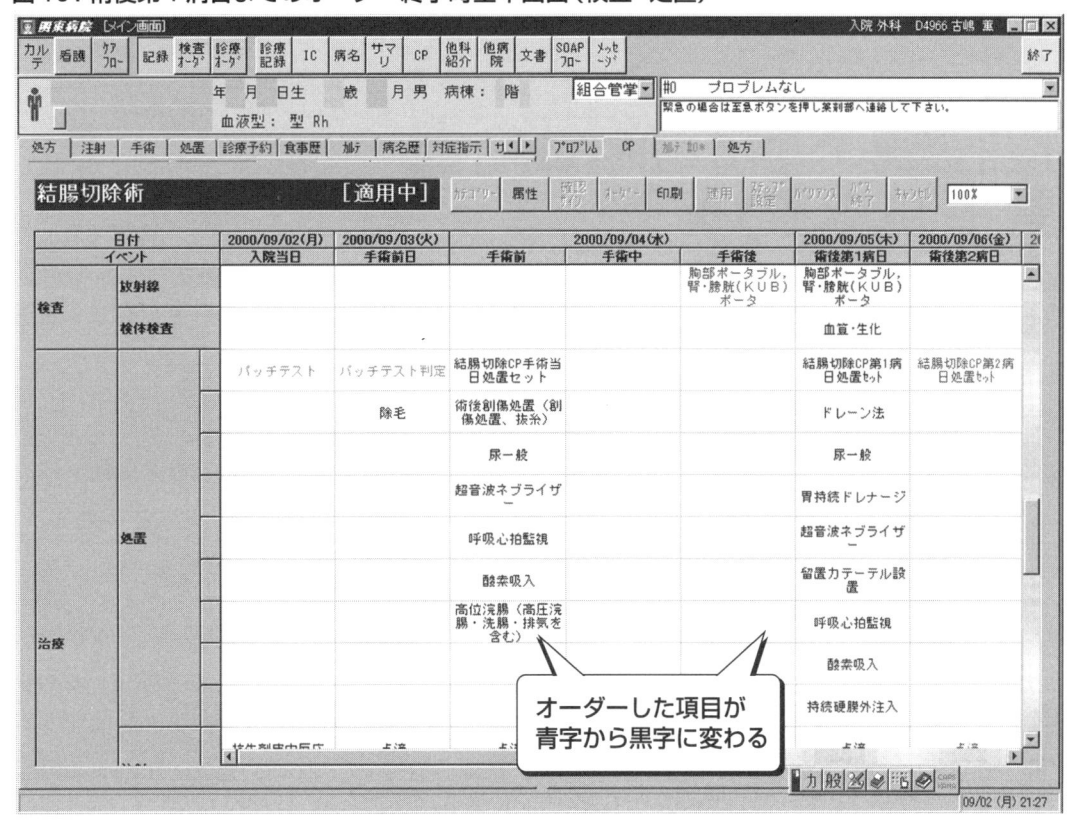

Electronic medical record and critical path

PART-3
電子カルテとクリティカルパス ●

NTT東日本関東病院
外科
三浦泰朗

腹腔鏡下胆嚢摘出術と電子パスの実際

当院のクリティカルパスのなかで、最初に電子カルテ上で運営されたのが腹腔鏡下胆嚢摘出術である。電子パス運用の実際と、導入で得られるさまざまなメリットを紹介する。電子パスはチーム医療、リスク管理などに有用である。

■クリティカルパスの電子カルテ上での運用を開始

　電子カルテとクリティカルパスは、これからの医療を考えていくうえで不可欠なツールである。

　NTT東日本関東病院では2000年12月4日の新病院オープンと同時に、完全なるペーパーレス・フィルムレスをめざした電子カルテシステムを導入した。また、翌2001年4月より、それまで紙ベースで使用していたクリティカルパスの、電子カルテ上での運用を開始した。

　外科における腹腔鏡下胆嚢摘出術は、当院において実際に適用された最初の電子パスである。本稿では、現在使用しているクリティカルパスの端末画面を供覧しながら電子パスの適用の実際を簡単に紹介し、その導入の経験から得られた意義について考察したいと思う。

■電子パスの運用の実際――登録から終了まで

▶電子パスの実例

　図1が当科における腹腔鏡下胆嚢摘出術の電子パスの全体を示したものである。実際の端末画面はもちろんカラーであり、計画された項目は青、オーダーされた項目は黒、実施された項目はグレーで表示される。

▶電子カルテへの登録

　各科ごとに作成したクリティカルパス原案は、毎月1回行われる全病院規模のパス連絡会において審査・承認されたのち、同パスにかかわる医師、看護師、薬剤師など全職種の立ち会いのもとで電子カルテシステムに登録される。

▶クリティカルパスの適用

　クリティカルパスのボタンをクリックすると、当科で登録されているパス一覧（図2）が

図1．腹腔鏡下胆嚢摘出術の電子カルテ版クリティカルパスの全体

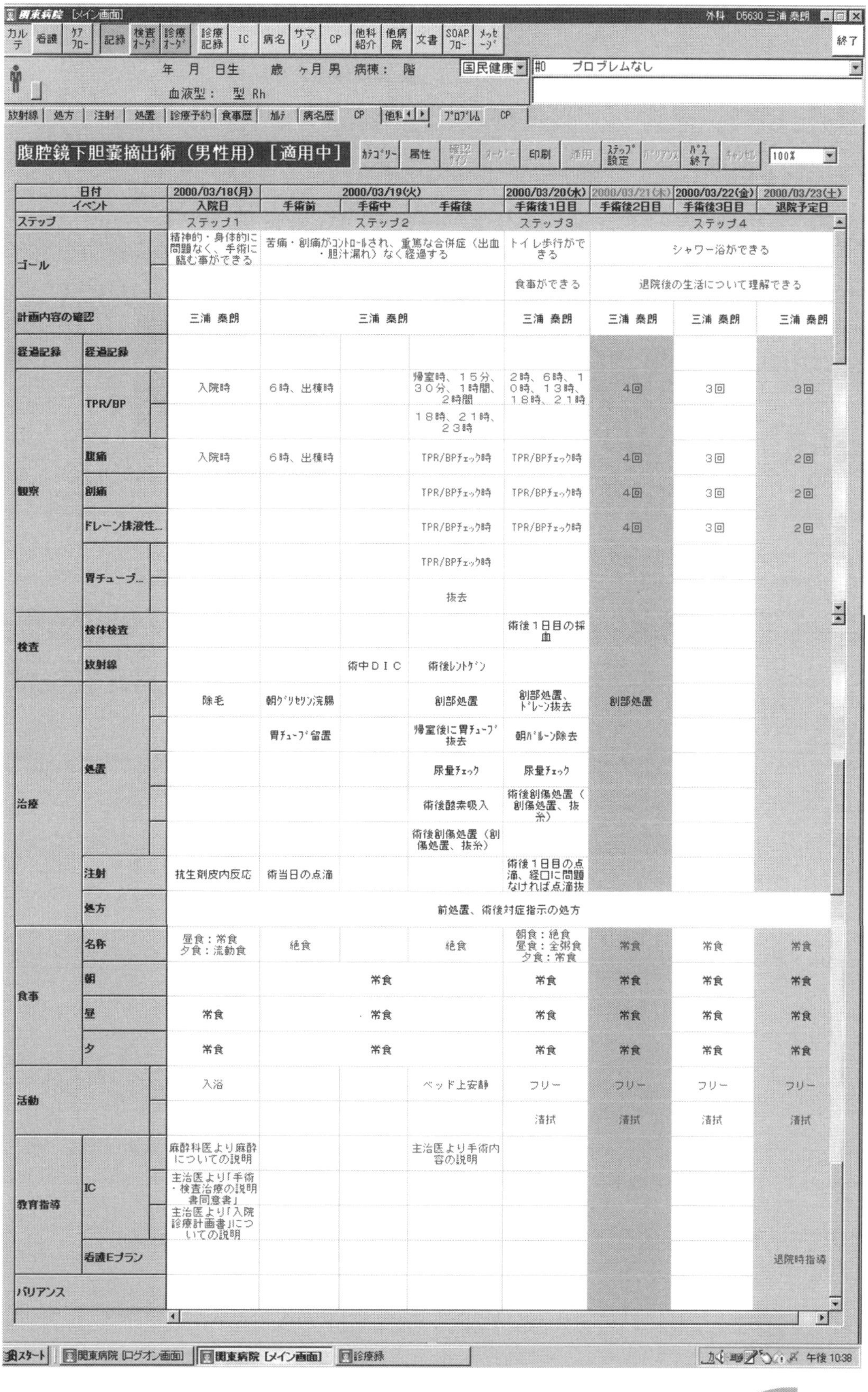
関東病院［メイン画面］ 外科 D5630 三浦 泰朗

カルテ 看護 ケアフロー 記録 検査オーダ 診療オーダ 診療記録 IC 病名 サマリ CP 他科紹介 他病院 文書 SOAPフロー メッセージ 終了

年 月 日生 歳 ヶ月 男 病棟： 階 国民健康 #0 プロブレムなし

血液型： 型 Rh

放射線 処方 注射 処置 診療予約 食事歴 カルテ 病名歴 CP 他科 プロブレム CP

腹腔鏡下胆嚢摘出術（男性用）［適用中］ カテゴリー 属性 確認サイン オーダー 印刷 適用 ステップ設定 バリアンス パス終了 キャンセル 100%

日付		2000/03/18(月)	2000/03/19(火)			2000/03/20(水)	2000/03/21(木)	2000/03/22(金)	2000/03/23(土)
イベント		入院日	手術前	手術中	手術後	手術後1日目	手術後2日目	手術後3日目	退院予定日
ステップ		ステップ1	ステップ2			ステップ3	ステップ4		
ゴール		精神的・身体的に問題なく、手術に臨む事ができる	苦痛・創痛がコントロールされ、重篤な合併症（出血・胆汁漏れ）なく経過する			トイレ歩行ができる	シャワー浴ができる		
						食事ができる	退院後の生活について理解できる		
計画内容の確認		三浦 泰朗	三浦 泰朗			三浦 泰朗	三浦 泰朗	三浦 泰朗	三浦 泰朗
経過記録	経過記録								
観察	TPR/BP	入院時	6時、出棟時		帰室時、15分、30分、1時間、2時間	2時、6時、10時、13時、18時、21時	4回	3回	3回
					18時、21時、23時				
	腹痛	入院時	6時、出棟時		TPR/BPチェック時	TPR/BPチェック時	4回	3回	2回
	創痛				TPR/BPチェック時	TPR/BPチェック時	4回	3回	2回
	ドレーン排液性...				TPR/BPチェック時	TPR/BPチェック時	4回	3回	2回
	胃チューブ...				TPR/BPチェック時				
					抜去				
検査	検体検査					術後1日目の採血			
	放射線			術中DIC	術後レントゲン				
治療	処置	除毛	朝グリセリン浣腸		創部処置	創部処置、ドレーン抜去	創部処置		
			胃チューブ留置		帰室後に胃チューブ抜去	朝バルーン除去			
					尿量チェック	尿量チェック			
					術後酸素吸入	術後創傷処置（創傷処置、抜糸）			
					術後創傷処置（創傷処置、抜糸）				
	注射	抗生剤皮内反応	術当日の点滴			術後1日目の点滴、経口に問題なければ点滴抜			
	処方	前処置、術後対症指示の処方							
食事	名称	昼食：常食 夕食：流動食	絶食		絶食	朝食：絶食 昼食：全粥食 夕食：常食	常食	常食	常食
	朝		常食			常食	常食	常食	常食
	昼	常食	常食			常食	常食	常食	常食
	夕	常食	常食			常食	常食	常食	常食
活動		入浴			ベッド上安静	フリー	フリー	フリー	フリー
						清拭	清拭	清拭	清拭
教育指導	IC	麻酔科医より麻酔についての説明			主治医より手術内容の説明				
		主治医より「手術・検査治療の説明書同意書」							
		主治医より「入院診療計画書」についての説明							
	看護Eプラン								退院時指導
バリアンス									

スタート 関東病院［ログオン画面］ 関東病院［メイン画面］ 診療録 午後 10:38

表示される。腹腔鏡下胆嚢摘出術を選択すると、同パスの雛形（図3）が表示される。この雛形パスは基本的には表計算ソフトと同様の要領で、縦軸のケア項目についても横軸の時間についても編集することができる。

▶自動オーダリングシステム

日にちごとに計画内容の確認の欄で右クリックすると、図4のような確認画面が表示される。次に確認のボタンをクリックすると、同日に雛形パスにおいて計画されている処方、処置、検査のオーダー画面が次々に展開される。

これらのオーダー画面を一つ一つ確認していくことで、自動的にオーダリングができる。もちろん、確認していく過程で各症例に応じたオーダーの変更をすることも可能である。

確認操作が終了すると、指示医師の氏名が計画内容確認の欄に書き込まれる。図5に、腹腔鏡下胆嚢摘出術における実際の処置オーダー画面を供覧する。

▶アウトカムの評価

図6に示すように、ステップごとにゴールが設定されている。

▶バリアンスの評価とパスの終了

雛形と異なるオーダリングをすると自動的に、たとえば麻酔科の前投薬などでも、仮の（青い）Ⓥ（バリアンス）マークが表示される（図7）。ちなみにⓇ（レポート）マークは検体検査などの結果表示があるというマークで、データ表示画面とリンクしている。この青いⓋマークの中から真のバリアンスを抽出・登録（赤いⓋマークに変わる）して、パスを終了する。

■電子カルテ版クリティカルパスにはさまざまなメリットがある

▶責任の所在が明確

図1のパスを一見して目につくのは、計画内容の確認欄にずらりと並んだ指示医師の氏名である。リスク管理という観点からも、電子カルテ版クリティカルパスは非常に有用といえる。

▶ダブルチェックができる

登録した雛形パスの計画内容を担当医師が確認するという操作が、自然にダブルチェックの役割を果たしており、指示漏れを減らすことができる。図1に示すように、比較的単純な腹腔鏡下胆嚢摘出術（術前1日、術後4日の6日間）の雛形パスで計画されている処置の指示だけでも、延べ13回（8種）に及んでいる。

▶時間の節約になる

オーダー内容が正確になるだけでなく、実際にオーダーを発行するのに要する時間を短縮することができる。

その一方で、オーダリングシステムがここまで自動化してしまうと、新人の教育上好ましくないのではと懸念される。しかし、何ごとも最初は模倣することからという観点からすれば、その模倣する対象として、より細部にわたって具体的にまとめられている雛形パスの存在は、むしろ好都合ともいえる（クリティカルパス自体の新人教育へのメリット）。何より、節約された時間をより有意義な勉強に充てることができる。

図2. 当科の電子カルテ版クリティカルパス一覧

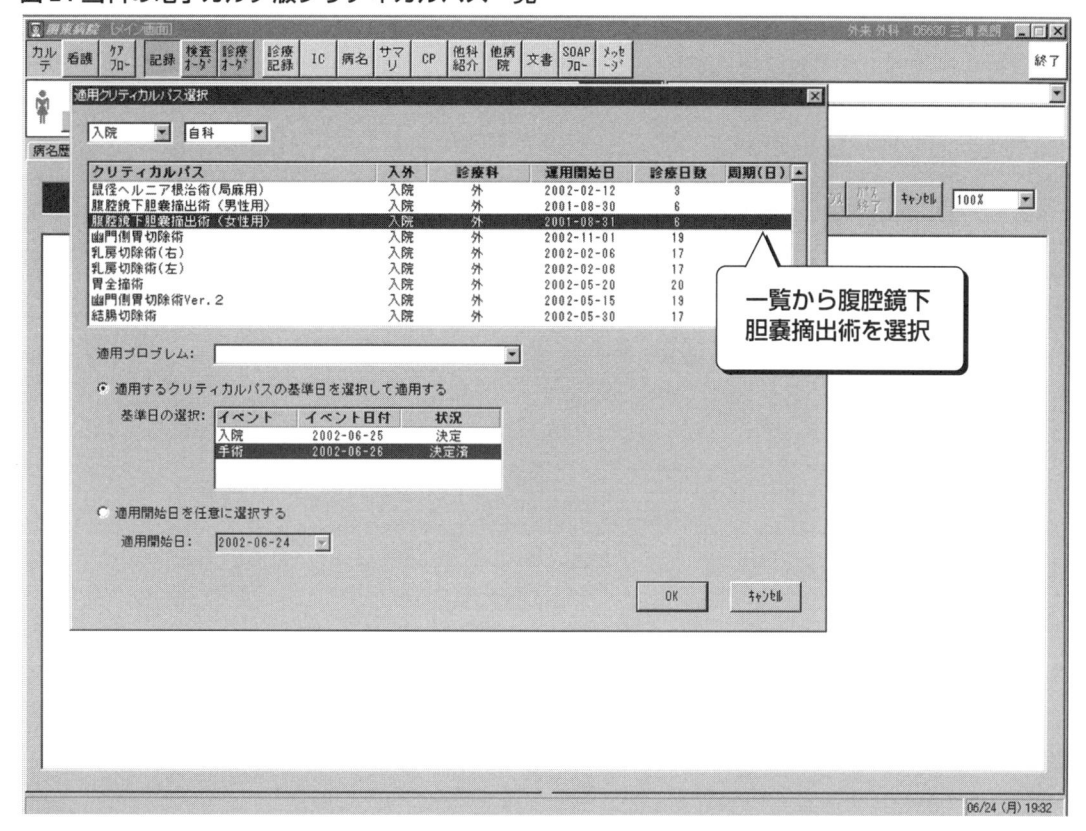

図3. パスの雛形

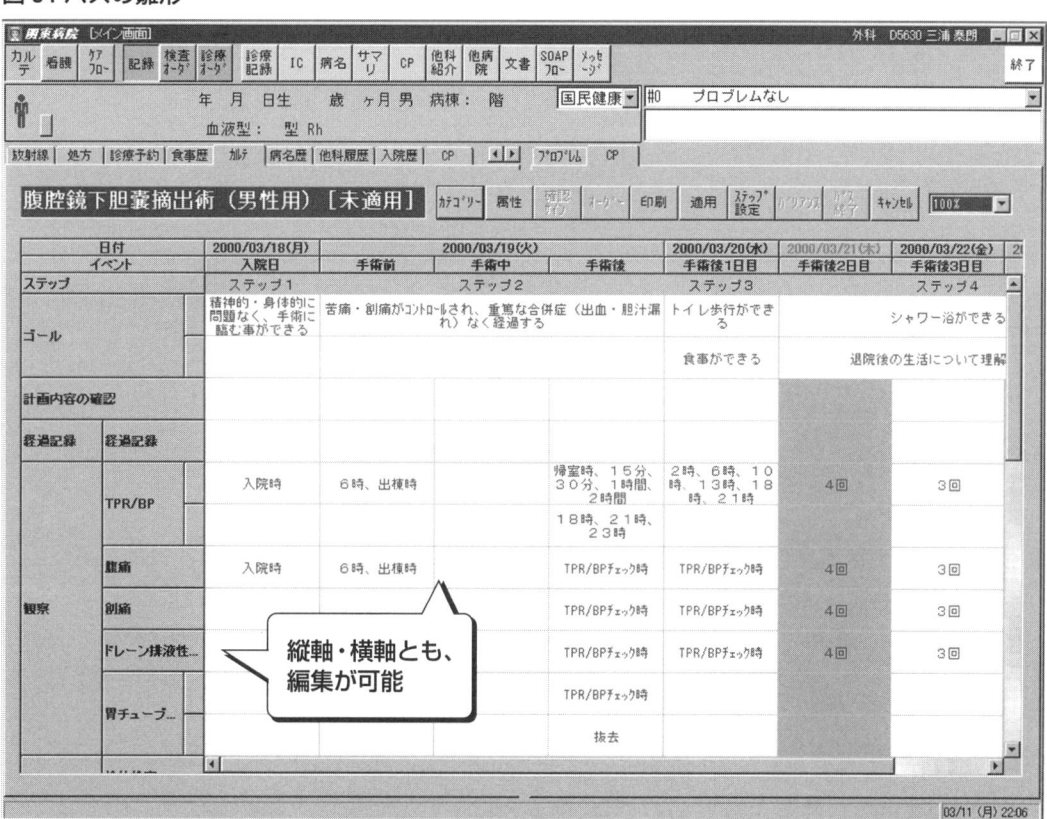

図4. 計画確認画面

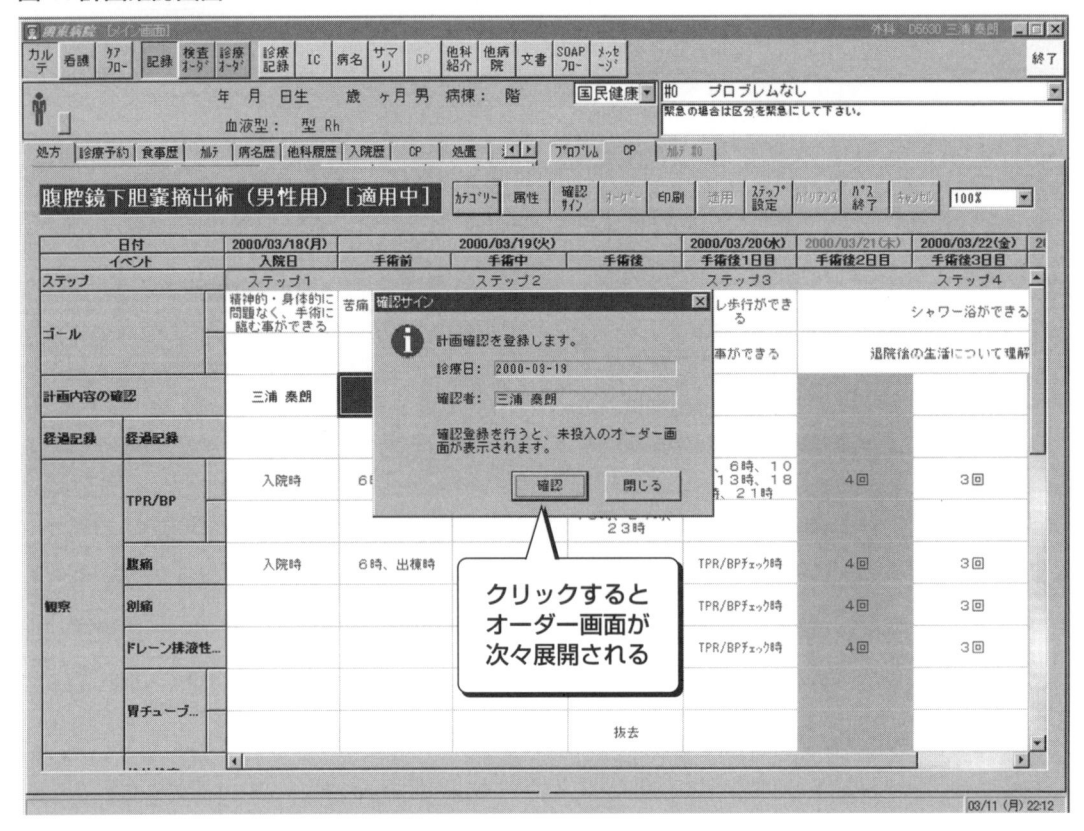

▶データの収集・整理が容易である

クリティカルパスは、そもそもある一定の時間を経てバリアンスを評価・検討するなどして進化させていくものである。当院における紙ベースの腹腔鏡下胆嚢摘出術のクリティカルパスも、このような過程を経て進化してきた。こうしたパスの評価・検討のためのデータ収集において、電子カルテシステムはきわめて有用である。

▶臨床研究のデザインに有用である

腹腔鏡下胆嚢摘出術について、電子カルテ版クリティカルパス導入の前後で抗生物質の使用日数に変化があるかどうかを検討した。導入前の29例と導入後の31例を比較すると、導入前にはばらつきが多かったのに対して、導入後では1例の入力ミスの症例を除いて100％統一化することができた（図8）。

患者中心の医療を展開していくうえで普及が期待される

電子パスは、チーム医療、リスク管理、さらには患者中心の医療を展開していくうえで大変有用である。

導入されたばかりのシステムだが、さらに進化させていくことにより、今後おおいに普及していくことと期待している。

図5. 処置オーダー画面

処置オーダーの詳細

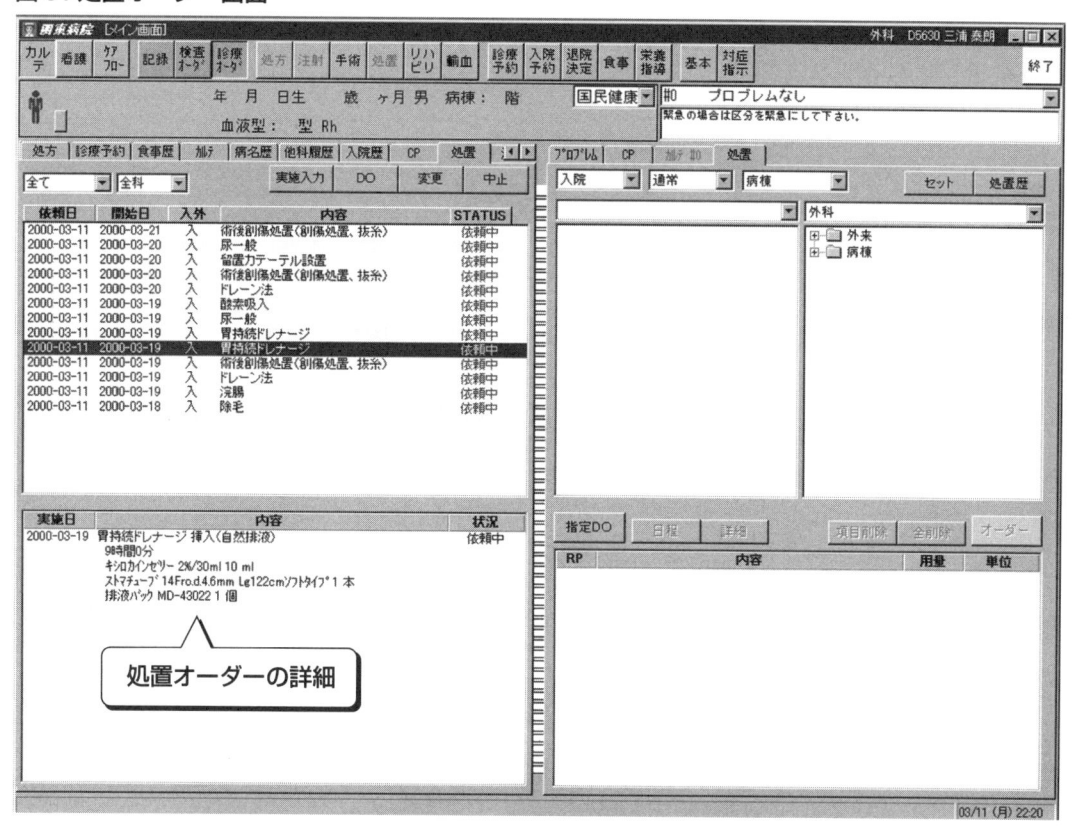

図6. アウトカム確認画面

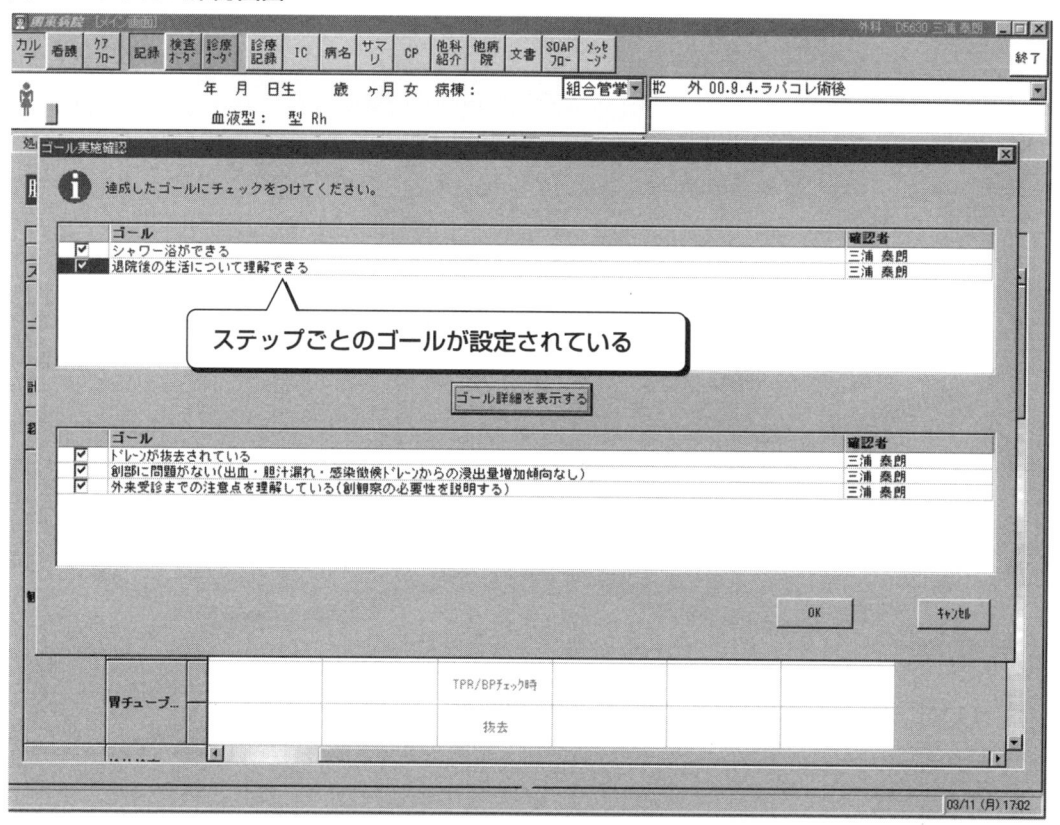

ステップごとのゴールが設定されている

図7. **Ⓥ**（バリアンス）と**Ⓡ**（レポート）マーク

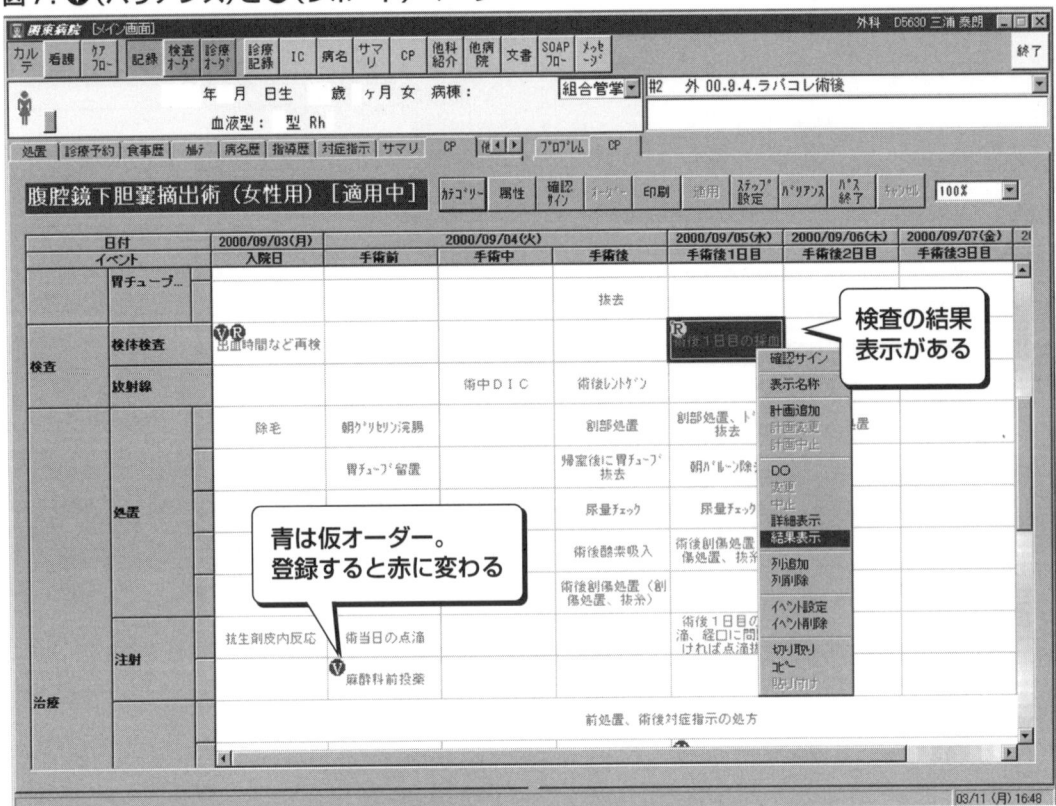

図8. 電子カルテ版クリティカルパス導入前後の抗生物質使用日数の変化

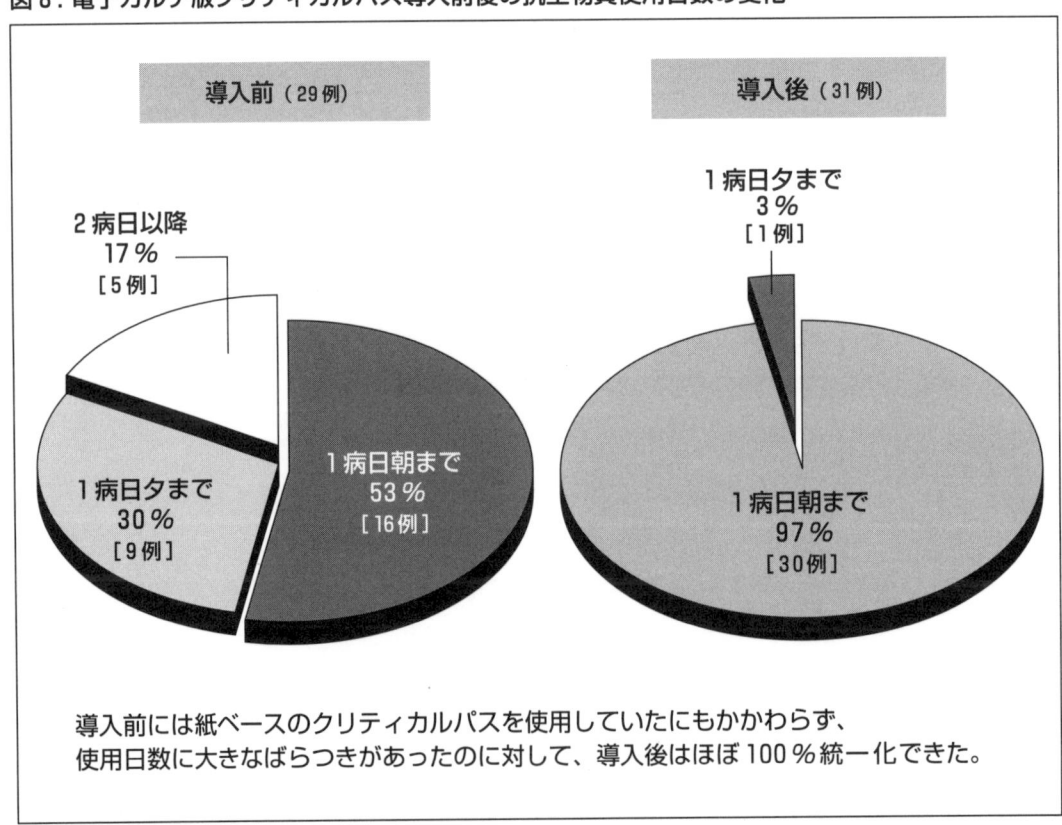

導入前（29例）
- 2病日以降 17% [5例]
- 1病日夕まで 30% [9例]
- 1病日朝まで 53% [16例]

導入後（31例）
- 1病日夕まで 3% [1例]
- 1病日朝まで 97% [30例]

導入前には紙ベースのクリティカルパスを使用していたにもかかわらず、使用日数に大きなばらつきがあったのに対して、導入後はほぼ100％統一化できた。

PART-3
電子カルテとクリティカルパス

心臓カテーテル検査と電子パスの実際

NTT東日本関東病院
循環器内科
現：横浜総合病院
桐蔭ハートセンター内科
菅原重忠

心臓カテーテル検査は、電子パスの中でももっとも多くの症例に適応されてきた。電子パス導入は、多忙な循環器医に飛躍的な省力化を可能にする。一方、治療の均一化の中で、患者一人一人にあった検査・治療の選択が求められる。

■ 心臓カテーテル検査の電子パスはもっとも多くの症例に適応

▶電子パス作成の経緯

心臓カテーテル検査は装置の向上や検査技術の一般化により、より身近で簡便なものとなった。transradial approach（経橈骨動脈的アプローチ）の発展や各種止血装置の出現は検査後の安静時間を短縮し、日帰り入院さえも可能とした。心臓カテーテル検査を行っている施設のほとんどが独自のクリニカルパスを利用し、効率の向上や検査水準の均一化を図っている。

NTT東日本関東病院でも1997年からクリニカルパスを導入し、心臓病学の進歩とともに、心臓カテーテル検査・クリニカルパスも常に進化を遂げてきた。2000年4月に新病院開設にあたり、外来および病棟すべてのカルテが電子化され、クリニカルパスは紙ベースから電子媒体に姿を変えることになった。

▶電子パスが扱う範囲

現在、NTT東日本関東病院にて実稼動している電子パスには、外科や耳鼻咽喉科の定例手術（腹腔鏡下胆嚢摘出術、扁桃腺摘出術など）を含め43形式が存在する。入退院ベッド稼動の早さから、心臓カテーテル検査の電子パスはもっとも多くの症例に適応されてきた。

▶電子カルテとクリニカルパス

電子カルテは、外来と病棟で統一され、同一の紙面（画面）に記載される。科別に独立したカルテを作成し、また、同一科の中でもプロブレム別にシリーズ化することができる。

心臓カテーテル検査入院では、パスが入院フローシートとして大きな役割を占め、循環器科カルテの中に一つの統一性をもたらしている。感覚的には、カルテ本文の記載や点滴指示、処置の指示などが、フローシート画面という門を通って行われることになる。

▶既存のクリニカルパスと電子パスの相違点

　既存の紙ベースのパスと電子パスのもっとも大きな相違点は、医師による指示、その実施、会計の三者が一体化したことである。

　たとえば電子パスが導入される以前のシステムでは、心臓カテーテル検査の場合、検査・処置の指示書、薬の指示書、点滴指示書の3種が存在した。また、検査伝票として心電図、血液検査、尿検査、血管造影検査申込書、放射線照射録などが存在した。これらが、電子カルテのパス内にすべて組み込まれ、伝票を記載するために必要な労力や紙資源は限りなく節約されることとなった。

　また、伝票の輸送にかかる業務労力はまったくなくなった。特に、会計業務が紙伝票を介して行われなくなった。すなわち、電子パス上の「指示」に対して、「実施」ボタンをクリックするのみで、自動的に料金計算が行われるシステムが確立したのである。

▶適応基準・除外基準・中止

　既存の紙ベースのクリニカルパスと同様に、入院時に担当医師が適応を決定する。基本的に入院の翌日に心臓カテーテル検査が行われ、検査翌日に退院となる。検査前後に休日や祝日をはさむ場合や、家人の都合で退院が数日以内延期になるような場合は、容易に日付を挿入することが可能である。ただし、カテーテル治療をその場で行った場合や、カテーテル検査後に血液透析やCCUなどでの加療が必要な場合は除外した。

　カテーテル検査の内容については、冠動脈造影を含めば、上記の基準に該当するすべての血管造影に適応した。入院後の経過で上記適応基準から外れる場合には、その時点でパス中止とし、通常カルテに移ることになる。紙ベースではないので、パス中止となり「保存」されたフローシートは常時、閲覧可能である。

パスは12の計画に分かれ、新しい指示の追加も可能

▶電子パスの実際

　パスは日付、イベント、ステップ、ゴール、計画確認、経過記録、観察、検査、治療、食事、活動、教育指導の計12の計画に分かれている。図1のようなフローシート内容に沿ってクリックをしていけば、指示漏れなく計画が完成する形になっている。検査や処置に追加を加えたい場合は、計画追加を行い、容易に独自の新しい指示を追加することができる。

・日付・イベント・ステップ

　追加が可能。検査当日は術前、術中、術後に分割される。

・ゴール

　計画追加にて、個々の症例に合ったテーマを追加できる。

・計画内容の確認

　医師が確認の指示を出して初めて、看護師の実施モードに移ることができる。

・経過記録

　心臓カテーテル記録（基本）はテンプレートにリンクしているが、実際の検査現場では別のゲートから入っている。

・観察

　必要な観察項目が設定されており、看護師がケアフロー上に記入する。

図1. 心臓カテーテル検査の電子パス

日付		2000/09/03(火)	2000/09/04(水)		2000/09/05(木)
イベント		入院日	手術前	手術中	手術後	退院日
ステップ		入院当日（CAG）	CAG当日			CAG後第1病日
ゴール		精神的・身体的に問題なく、CAGが受けられる	重篤な合併症がない			退院できる
			苦痛が緩和される			
計画内容の確認		鈴木 光	鈴木 光			鈴木 光
経過記録	テンプレート	簡略	心カテ記録<基本>			簡略
		心電図	心カテ記録<経過>			
	経過記録	経過記録あり	経過記録あり			経過記録あり
観察	TPR/BP	2回	検査前		2時間後まで1時間毎・夕方	○
	胸部症状	2回	検査前		2時間後まで1時間毎・夕方	○
	不整脈	2回	検査前		2時間後まで1時間毎・夕方	○
	足背A:L/R	入院時	検査前		2時間後まで1時間毎・夕方	○
	橈骨A:L/R	入院時	検査前		2時間後まで1時間毎・夕方	○
	四肢末梢冷感	入院時	検査前		2時間後まで1時間毎・夕方	○
	部位:				2時間後まで1時間毎・夕方	○
	穿刺部異常				2時間後まで1時間毎・夕方	○
	腰背部痛				2時間後まで1時間毎・夕方	
検査	検体検査	採血				スクリーニング項目一式
		入院時一式				
	生理検査	ECG（安静）				
		安静				
	放射線	胸部XP（2方向）	心臓カテーテル検査			
		胸部				
治療	処置	除毛	心カテーテル検査	尿量・比重	術後創傷処置（一般またはその他）	
		身長測定	心臓カテーテル検査			
		体重測定	尿一般			
	処方		常用薬の確認			
			入院臨時処方			
	注射		DIV			
食事	名称		朝止め	昼：食待ち	帰室より飲水可・帰室2時間後から可能	
				昼：主食おにぎり		
	朝		食止め（通常）			常食
	昼	常食	食待ち食（一般）			常食
	夕	常食	常食			
食種						
活動		フリー	入室後安静		腕：砂嚢圧迫（0.5kg/1h）絶対安静2h 2h後〜トイレ	フリー
		除毛後、入浴・洗髪			足：砂嚢圧迫（1kg/3h）絶対安静4h 8h後〜トイレ	入浴・シャワー禁止（翌日から可能）
					入浴・シャワー禁止	清拭
教育指導	栄養指導					
	指導					内服薬の説明・指導（薬剤師）
	IC	術前説明			結果説明	
		入院時説明				
	看護Eプラン	入院時オリエンテーション				退院時指導
		術前オリエンテーション				
	バリアンス					

・検査

採血とECG（心電図）、胸部X線写真はあらかじめ組み込まれているが、医師の判断にて計画追加、中止を行うことができる。心臓カテーテル検査のオーダーは、検査・放射線オーダーと治療・処置オーダーの両者が必要である。これは元来、放射線技師と看護師の2系統に、独立した指示が必要であったことに由来している。

・治療

処置、処方、注射に分割されている。処置と注射（カテーテル時の点滴）が、あらかじめ組み込まれており、医師は腎機能や心機能に合わせ若干の補正をするのみである。

・食事

患者の状態に合わせて選択できる。

・活動

安静度などを指示する。

・教育指導

栄養、IC（インフォームド・コンセント）、看護E（教育指導）プラン、バリアンスがあるが、実際にはいまだ的確に機能していない。

電子パスの課題――重要書類の取り扱い、治療均一化の問題

▶期待される改善点

パス内で医師が記載する経過記録は、ゲートをくぐって、通常の電子カルテに移動するのみであり、独自の記録用紙があるわけではない。特に、心臓カテーテル検査中の経過記録は血管造影室にて規定のテンプレートに沿って記入されるが、テンプレートにない物品や薬品を使用する頻度が高い検査室では、検査途中での中断（画面の中断保存）が必要となることが多い。

それゆえに、現時点では血管造影室で行う業務、検査経過の記録、使用物品や薬物の実施登録などは、フローシートのゲートを通らずに通常の電子カルテ上で処理されている。

電子カルテ内には、診断書や入院診療計画書、退院療養計画書などが組み込まれており、全科共通のフォーマットに記入して打ち出すことができる。また、IC（インフォームド・コンセント）用紙が存在し、病状説明内容などを自由な書式で記載することもできる。

しかし、承諾書としてこのIC用紙は利用しておらず、患者との信頼関係のもと、手書きで承諾書を作成している。機械的に自由に何枚でもコピーやプリントアウトができる電子カルテシステムでの、これら重要書類の取り扱いについては、早期に検討が必要であろう。

▶電子パスの落とし穴

多忙な循環器医師にとって電子パスの出現は、飛躍的な時間と労力の省略を可能とした。実際、訓練によって電子パスでの入院患者一人当たりに必要な入院時の指示一式にかかる時間は、5分程度である。

心臓カテーテル検査の電子パスが定型的である一方、循環器疾患治療の背景には糖尿病、腎障害、脳血管障害など多彩な疾患が存在することが多い。パスによる患者治療の均一化の流れの中で、患者一人一人にあった検査・治療を選択することが大切である。

PART-3
電子カルテとクリティカルパス ●

精神科電気けいれん療法と電子パスの実際

NTT東日本関東病院
精神神経科
野田寿恵

NTT東日本関東病院
精神神経科部長
秋山 剛

多様性、個別性が大きい精神科入院治療において、電子パスの導入は入院治療標準化を導入する試みとなる。
一方、電子化することで、医師との連携の必要性が高まり、チーム医療の発展がみられる。

■ 精神科において電子パスの導入は、治療標準化の試みである

▶mECTに電子パスを適用

　精神科入院治療は多様性、個別性が大きく、標準化作業が難しいとされている。電子パスは、精神科入院治療に標準化を導入する試みであり、当科では、精神科電気けいれん療法（modified Electroconvulsive Therapy：mECT）に電子パスを適用している。

　当科では電子パス導入前にも、看護中心に紙媒体でmECTパスを使用していた。しかし、電子化にあたって、各種オーダとリンクすることから、医師との連携の必要性が高まり、電子パス導入により、チーム医療がさらに発展することになった。

　なお、当科の電子パスは無けいれん通電療法と呼んでいるが（2001年9月）、本稿では総合病院精神医学会（2001年11月）で定められた呼称に従い、精神科電気けいれん療法としている。

■ mECTはパス時間軸の随時変更、「パス終了基準」が必要

▶mECTと外科系疾患の相違点

　mECTは手術として週1〜2回の頻度で行われ、ひとりの患者に合計回数5回を最頻値として、1から17回まで分布している。mECTは外科系疾患と異なり、手術を複数回施行することが大きな特徴である。さらに手術頻度、手術回数に多様性があり、パス時間軸の変更が随時必要となる。この点に対処するため、カルテ調査から時間軸に関する最頻値を算出し、これを雛形として設定した。そして、症例に応じて時間軸を追加削除できる構成とした。

　また、外科系疾患とのもう一つの相違点として、mECT終了後、薬物療法などに移行し、しばらくしてから退院する症例が多いため、パス終了時点があいまいであることがあげられる。外科系疾患では、退院基準がゴールとして明瞭に設定されるが、mECTの場合

は、「パス終了基準」を設け、パス終了のゴール設定とする必要がある。

▶ 95症例をカルテ調査

1996年4月から2000年3月の5年間に、当科でmECTを施行した95症例をカルテ調査した。任意入院で本人から告知同意を得ている症例が63例、医療保護入院で家族のみから告知同意を得ている症例が32例であった。

家族のみから告知同意を得た症例は、精神運動興奮のため、患者の同意能力に障害があった。診断の分布は、大うつ病性障害（34例）、精神分裂病（15例）、分裂感情障害（10例）、慢性疼痛（31例）、その他（5例）であった。

精神運動興奮の有無、診断により、mECTのゴールに違いが生じる。これらの要因によって、症例を「精神運動興奮」群、「慢性疼痛」群、「うつ病うつ状態」群に分類した。

ステップ1〜3ごとにゴールを設定。観察タイミングを表示

▶ ステップとゴール設定

mECTパスは、
ステップ1：術前検査、術前評価
ステップ2：mECT施行
ステップ3：認知障害からの回復
の三期間からなる。

一般的適応疾患である「うつ病うつ状態」のゴール設定が、他の群の基礎となる。ステップごとのゴールを表1に、実際のパス画面を図1に示した。ステップ3のゴールが「パス終了基準」でもある。

「精神運動興奮」のゴールの特徴は、家族が

表1. 各ステップのゴールとゴール詳細

ステップ1

本人・家族は治療を理解している
　目的・効果・副作用を理解している

投与中薬物が整理されている
　抗てんかん薬は内服していない
　リチウムは内服していない
　ベンゾジアゼピンは最小となっている
　ウブレチドは内服していない

術前検査にて相対的禁忌症がない
　頭蓋内病変（腫瘍，出血）がない
　最近の心筋梗塞がない
　アメリカ麻酔学会の水準が2以下である

ステップ2

手術日：安全にmECTが終えられる
　絶飲食が守られている
　呼吸循環動態が安定している
　発作後錯乱がコントロールされている
　安静時間が守られている
　端子接触部の発赤がコントロールされている

手術後：認知障害がコントロールされている
　記憶障害による混乱がない
　せん妄がコントロールされている

手術後：本人・家族は治療を理解している
　目的・効果・副作用を理解している
　治療環境に適応できている
　病棟の規則を守れている

ステップ3

うつ状態の改善が得られている
　HDS 15点以下に改善している
　GAFが1点以上改善している

認知障害がコントロールされている
　記憶障害による混乱がない
　せん妄がコントロールされている

HDS：Hamilton Depression Scale
GAF：Global Assessment Scale

図1. ゴールとゴール詳細画面

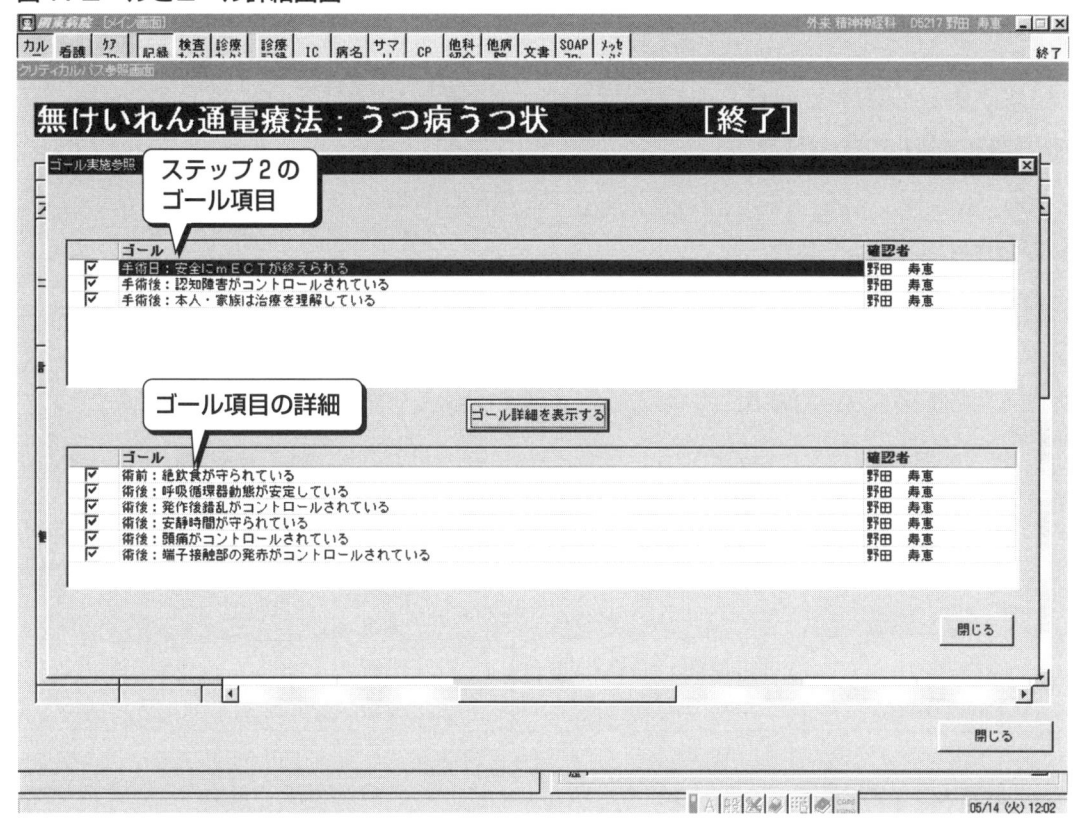

図2. ケアフロー画面の観察項目

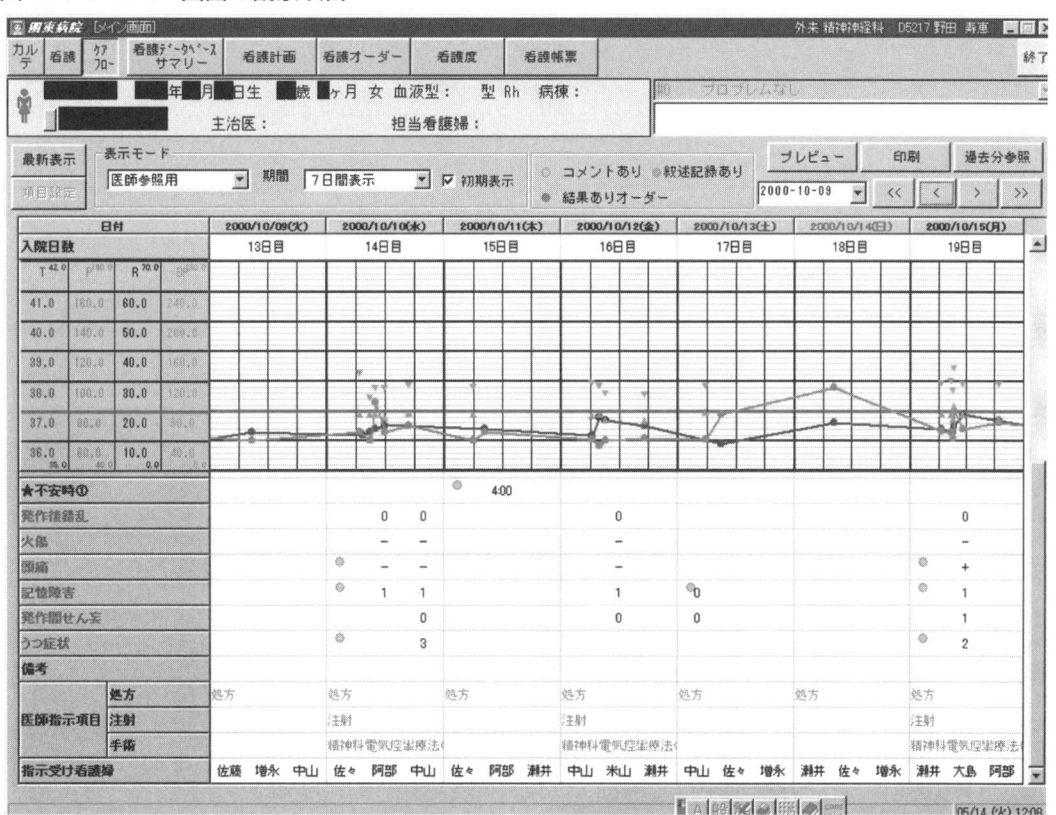

治療を理解している、改善後に本人がmECTを施行したことを理解することである。そして「慢性疼痛」の特徴は、治療環境に適応できる、病棟の規則を守れることである。

▶時間軸設定とカルテ調査

時間軸を設定するために、95症例のカルテ調査を行った。ステップ1に関しては「治療開始前入院期間」、ステップ2に関しては「施行回数」「施行頻度」を調査し最頻値を求めた（表2）。ステップ3の期間については、後方視的なカルテ調査は困難であった。電子パスでは、便宜的に3日と設定しているが、今後のバリアンス解析の課題の一つである。

▶観察項目と観察タイミング

ゴール内容に添った観察項目を設定し、その評価基準を作成し（表3）、観察タイミング

表2. 時間軸設定のための最頻値

	ステップ1	ステップ2	
	期間	施行回数	施行頻度
うつ病うつ状態	適応開始日を含め7日間	6回	週2回
慢性疼痛		10回	
精神運動興奮		5回	

表3. 観察項目と評価基準　　　　　　　　　　　　　　　　　*うつ病うつ状態　**慢性疼痛　***精神運動興奮

発作後錯乱	0：なし 1：軽度：薬剤使用せずに短時間の拘束が必要 2：中等度：薬剤使用にて拘束は不要 3：強度：薬剤使用し拘束も必要
火　傷	−：なし ＋：あり：軟膏処置
頭　痛	−：なし ＋：自制可 2＋：自制不可にて薬剤使用
記憶障害	0：健忘・逸脱行為どちらもなし 1：健忘はあるが逸脱行為はない 2：健忘による逸脱行為がある 3：健忘による逸脱行為が著明で迷惑行為に及ぶ
発作間せん妄	0：せん妄・逸脱行為どちらもなし 1：せん妄はあるが逸脱行為はない 2：せん妄による逸脱行為がある 3：せん妄による逸脱行為が著明で迷惑行為に及ぶ
うつ症状*	0：著明改善　　1：中等度改善　　2：軽度改善　　3：不変
疼　痛**	0：著明改善　　1：中等度改善　　2：軽度改善　　3：不変
興奮状態***	0：著明改善　　1：中等度改善　　2：軽度改善　　3：不変

図3. ステップ1の上段

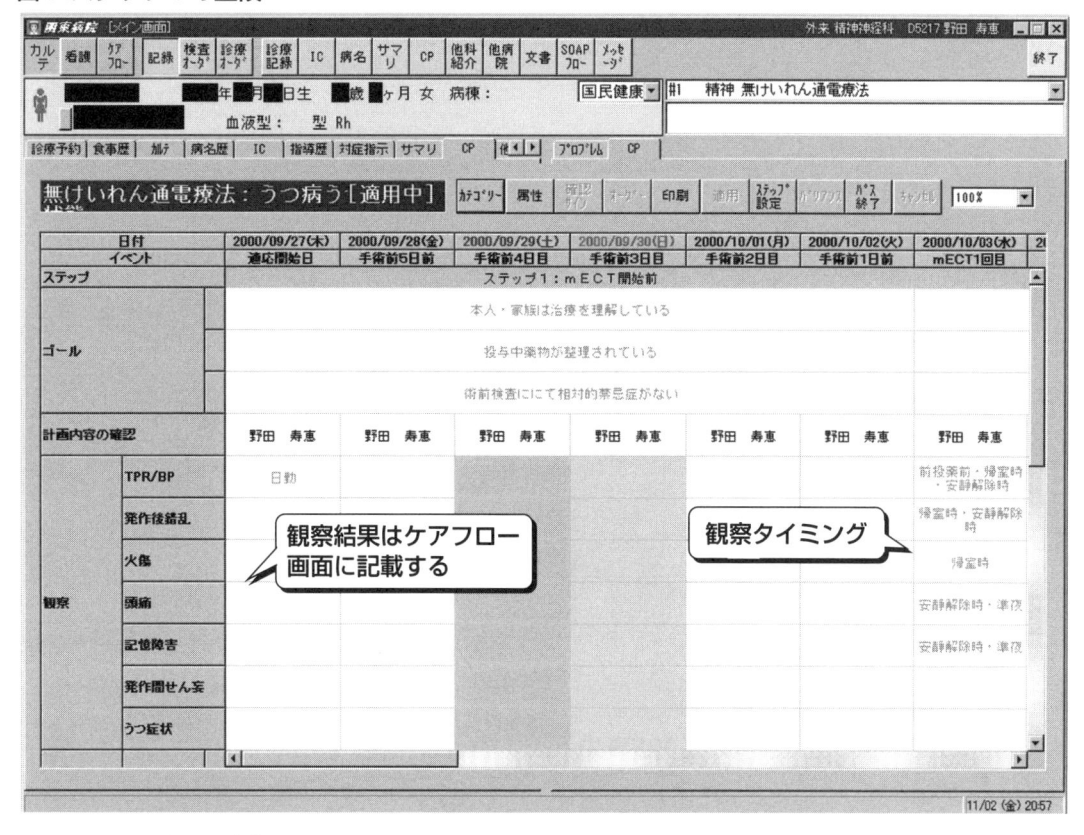

図4. ステップ1の中段

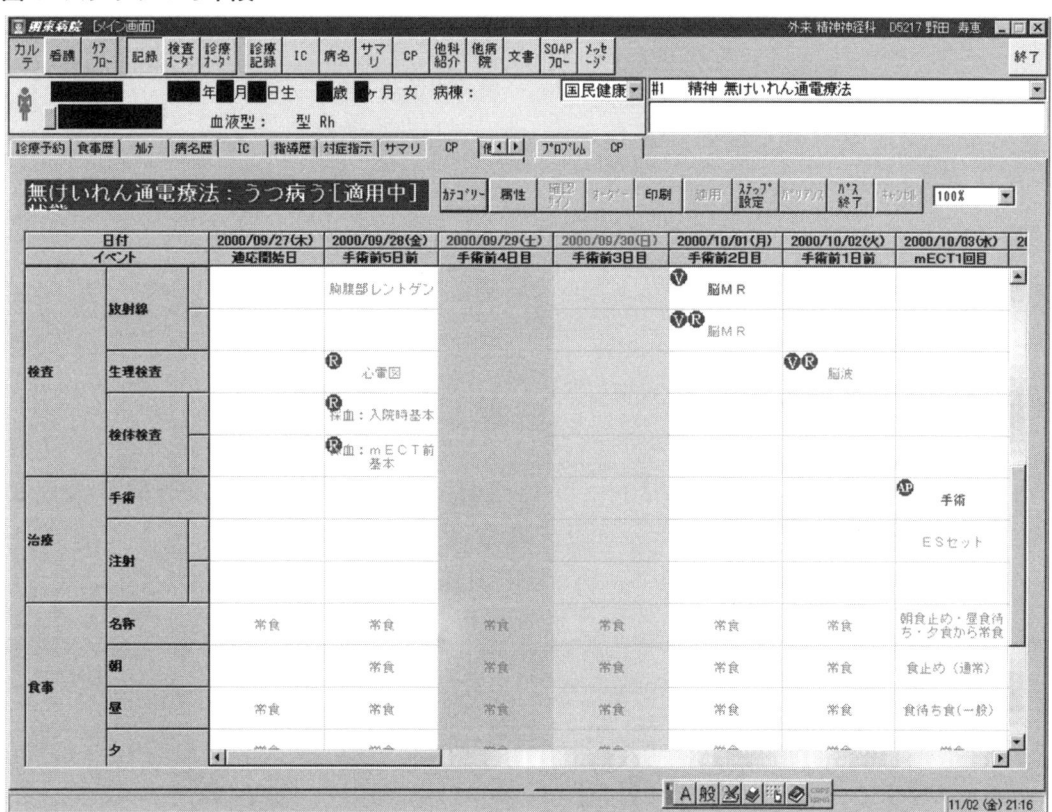

を電子パスに表示した。電子パスシステムでは、パス画面の観察項目が自動的にケアフロー画面に投入される。このため、パス画面の観察タイミングを参照して、ケアフロー画面で観察結果を記載する。

観察結果が記録されているケアフロー画面を図2に示した。mECT施行中の患者状態がケアフロー画面で共有されるため、状態に応じた迅速な対処がなされ、より安全なmECT施行が可能となる。

▶検査項目

検査項目には、相対的禁忌症を除外し、アメリカ麻酔学会の水準を定めるために必要なものを設定した[1]。当科では原則的に、これらの検査結果の検討なしにmECTを施行することはない。

全スタッフがmECT施行を意識。さらに、患者パスで情報を共有

▶mECT電子パスの実際例

当科では、mECT施行全例に電子パスを適応している。電子カルテを立ち上げると、最初にパス画面が表示されることから、mECT施行症例であることが全スタッフに明確に意識される。

医師はパス画面から検査オーダをもれなく行ったうえ、術前評価をする。そして、手術、注射オーダをパス画面から標準化された形で迅速に行う。また、看護師はゴールに達成するための観察項目をケアフロー上でも意識できる。実際のパス画面を示す。

図3：ステップ1の上段でゴールと観察項目
図4：ステップ1の中段で検査、治療、食事
図5：ステップ1の下段で活動、教育内容
図6：ステップ2の上段でゴール、観察項目
図7：ステップ3の上段でゴール、観察項目

▶患者パスを作成

身体疾患においては、パス導入による効果として治癒率、合併症発生率、再入院率、費用節減、在院日数短縮、患者満足度について検証されている。

精神疾患においては、老年期うつ病についてパス使用群と未使用群に分け比較したところ、在院日数が短縮されたとの報告がある。しかし、mECTパスに関する研究報告は、現在のところほとんど皆無である。

現在、当科では治療スタッフのための電子パスに基づいて、患者パスが作成され、看護スタッフが患者に説明と交付を行っている。患者パスの施行によって、患者・医療スタッフ間での情報共有が深まると考えられる。

患者パス交付が、患者にとって実際に有用であることを検討するために、説明前後で「治療への不安と期待」「説明への満足」が変化するか、現在調査を行っている。

▶今後の検討課題

最後に、システム上の問題点として、パス適応患者の電子カルテ動作が遅延することがあげられる。外科系疾患のパスに比べ、設定パス日数が長いこと（うつ病うつ状態29日、慢性疼痛43日、精神運動興奮25日）、時間軸の追加削除が多く行われることが原因である。電子カルテ画面の動作遅延をどのように解決できるかは、今後の検討課題である。

図5. ステップ1の下段

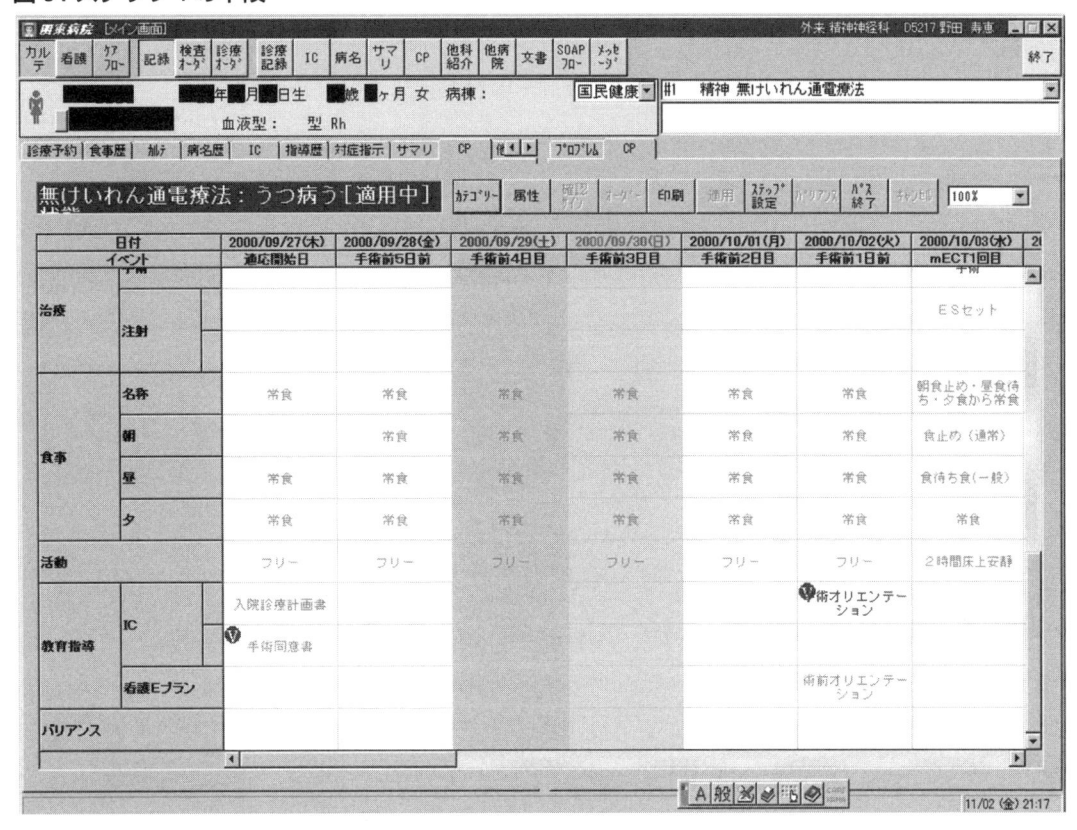

図6. ステップ2の上段

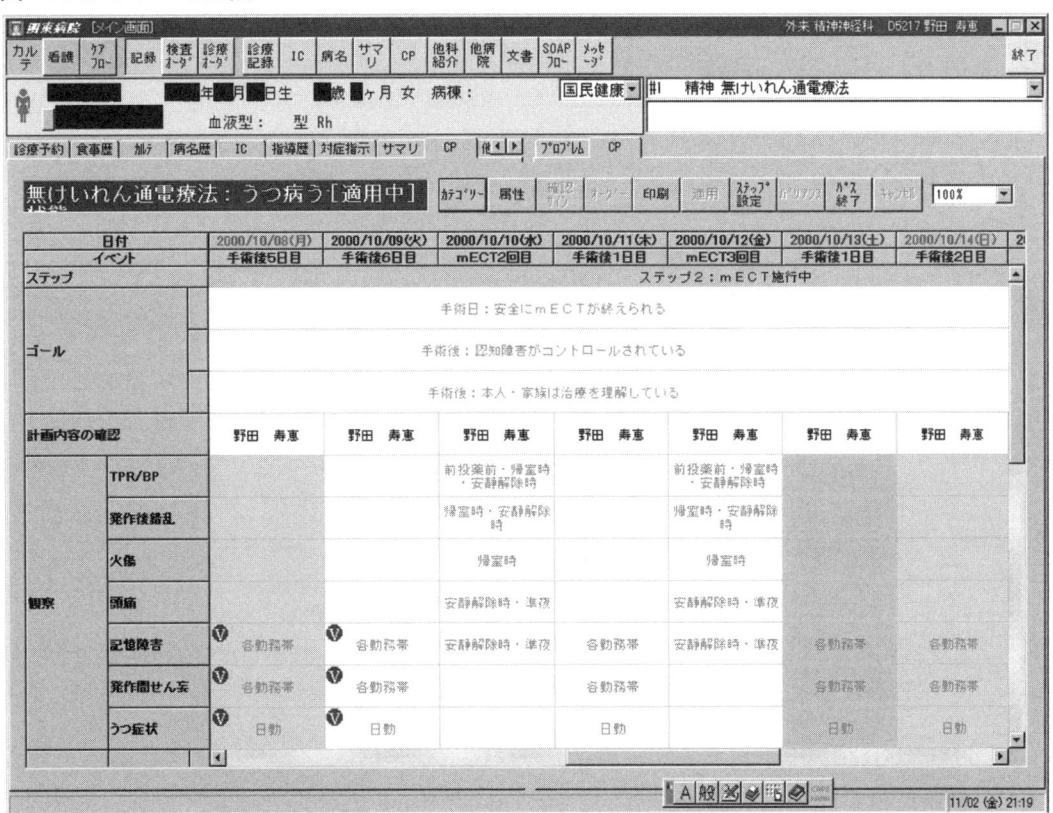

図7. ステップ3の上段

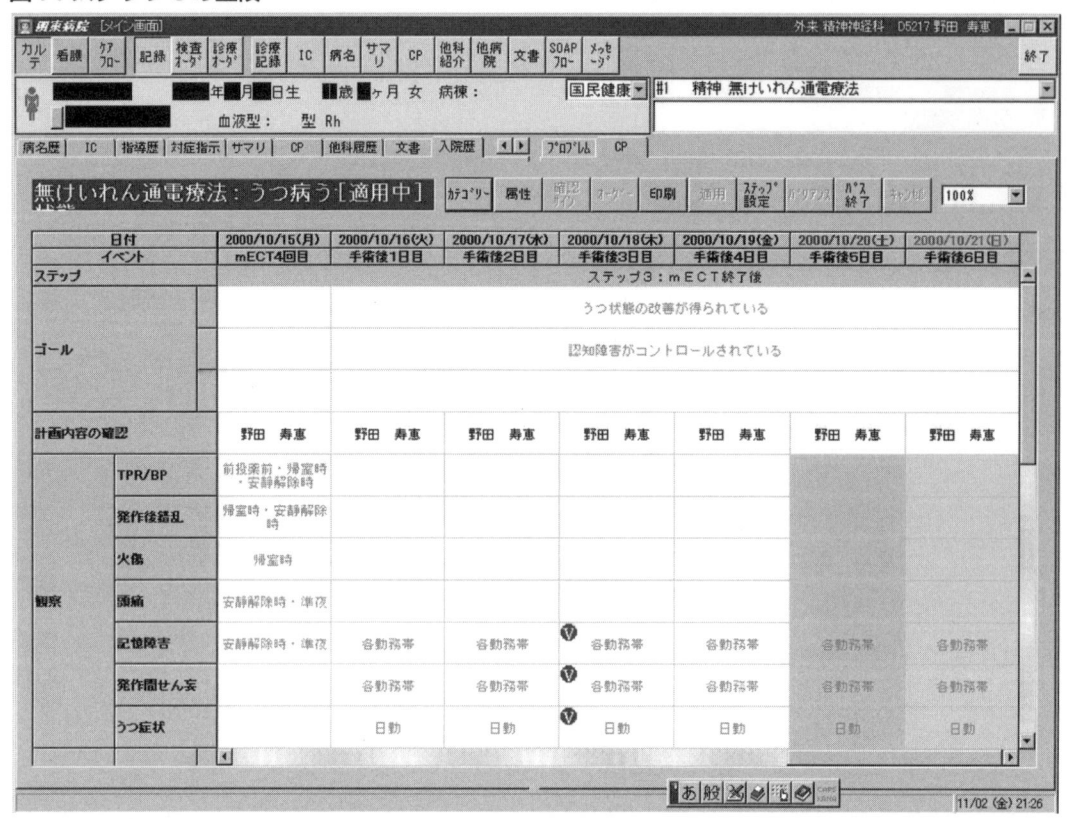

文献
1) 本橋伸高：ECTマニュアル，医学書院，2000．
2) 高瀬浩蔵,阿部俊子編集：エビデンスに基づくクリニカルパス，医学書院，2000．

あ と が き

　今、日本の医療は大きく変革を求められており、電子カルテの導入に取り組む病院が急速に増えている。医師・看護師が一体となって、コメディカルの方々とともに、患者様中心の医療を提供するシステムへと改革する必要がある。世界に冠たるマルチメディア病院を目指して新病院をオープンしたNTT東日本関東病院では、いち早く電子カルテを導入し、完全なペーパーレス・フィルムレスでの診療を行っている。患者様がたからは「電子カルテで自分の病気がよくわかる」、「医師の説明が納得しやすい」、「日本中の病院にこのシステムが広まるべきだ」、「これからの医療にはこの電子カルテはぜひ必要ですね」との声が連日聞こえてくる。

　当院の電子カルテが日本の病院の中でもっとも機能を発揮しているとすれば、石原呼吸器科・肺外科部長を中心とした医療者が、情報通信のNTTの技術者とともにシステムを開発・維持・改善していることもあるが、臨床現場の医師・看護師・コメディカルが協調してチーム医療を推進していることがもっとも重要と思われる。たしかに、電子カルテシステムの導入にはパソコンやITに通暁した「パソコンおたく」の医師や技師の超能力は必要である。しかし、電子カルテを毎日の診療に使うには、数人の特異な「おたく」だけが使える道具であっては絶対にうまく機能しない。熱意のある高齢のドクターやベテランの婦長・主任も使えるシステムでないと、日常の診療に生かされないであろう。老若男女の医療者が一体となって、皆で協調しながら電子カルテを使用する文化を病院の中で醸成していくことがこれからのIT化時代に必要であろう。その観点からいえば、NTT東日本関東病院では数年前からクリティカルパスの導入に医師・看護師・コメディカルが一体となって取り組んできたので、あらかじめ多職種にわたる協調性・コミュニケーションの向上がすでに達成されてきていた。

　電子カルテのスムーズな導入には、医師相互だけに限らず、患者を含めて病院にかかわるすべての人々の中に、クリティカルパスの奥にある相互に尊敬する気持ちを持つことが絶対に必要であることをあとがきに加えておく。

平成14年11月27日　小西敏郎

電子カルテとクリティカルパスで医療が変わる

今始まる、21世紀の医療改革

2002年12月20日　初版第1刷発行
2004年3月25日　初版第2刷発行

[監　修] 小西敏郎・石原照夫
[発行者] 赤土正幸
[発行所] 株式会社インターメディカ
　　　　〒102-0072
　　　　東京都千代田区飯田橋2-14-2
　　　　TEL 03-3234-9559
　　　　FAX 03-3239-3066
　　　　URL http://www.intermedica.co.jp
[印　刷] 凸版印刷株式会社

ISBN 4-89996-084-0 C3047
定価はカバーに表示してあります。